AF591526

MÉMOIRES

DE MÉDECINE

ET DE CHIRURGIE-PRATIQUE.

LYON, IMP. DE RUSAND, HALLES DE LA GRENETTE.

MÉMOIRES

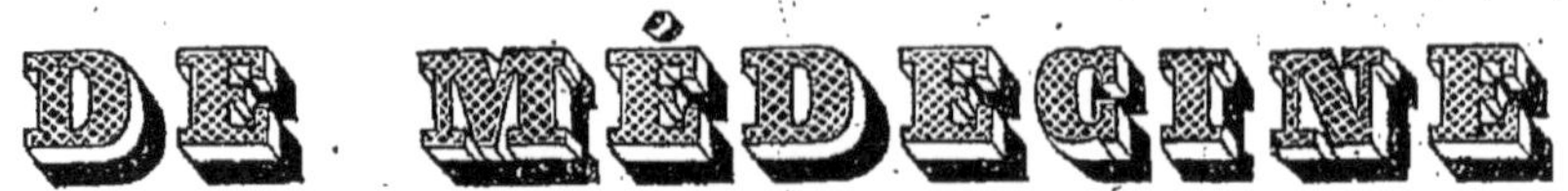

ET DE CHIRURGIE-PRATIQUE

SUR

PLUSIEURS MALADIES ET ACCIDENS GRAVES

QUI PEUVENT COMPLIQUER

la Grossesse, la Parturition et la Couche ;

PRÉCÉDÉS

D'UN COMPTE-RENDU ANALYTIQUE

DES MALADIES OBSERVÉES A L'HOSPICE DE LA CHARITÉ DE LYON,

PENDANT UN EXERCICE DE SEPT ANNÉES ;

PAR LE DOCTEUR **MARTIN** LE JEUNE,

Chevalier de la Légion-d'Honneur, médecin de la Faculté de Montpellier, ex-professeur de maladies des femmes et des enfans, ancien chirurgien en chef de l'Hospice de la Charité, président honoraire de la Société de Médecine, membre de l'Académie Royale des Sciences, Belles-Lettres et Arts de la ville de Lyon, médecin-consultant du Dispensaire, administrateur de l'Hospice de l'Antiquaille et de celui des vieillards de la Guillotière, ex-membre du Jury Médical et président du Conseil de Salubrité du département du Rhône, associé correspondant de l'Académie de Médecine de Paris, de l'Académie Impériale Joséphine de Vienne en Autriche, des Sociétés de Médecine de la Nouvelle-Orléans, Mexico, Paris, Bordeaux, Montpellier, Marseille, Grenoble, de la Société d'Agriculture, des Sciences, Arts et Commerce du Puy, et de celle d'Émulation de Bourg, etc.

Recueillir des faits pathologiques, les comparer entre eux, les réunir ensuite et en déduire des principes : voilà, je crois, la marche naturelle et sûre pour ne pas s'égarer dans la pratique de la Médecine, et pour favoriser les progrès de cette science.

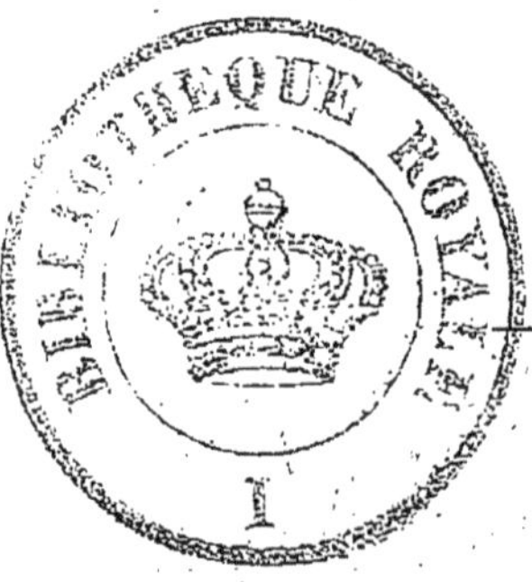

A PARIS,

CHEZ J. B. BALLIÈRE, LIBRAIRE,

Rue de l'Ecole de Médecine, n. 13 (bis).

1835.

AVANT-PROPOS.

Les révolutions des doctrines médicales n'ont pas été moins nombreuses, dans notre siècle, que celles des doctrines politiques, et jamais le vers du poète latin :

> Multa renascentur quæ jam cecidêre, caduntque,

n'eut d'application plus fréquente que de nos jours : on dirait que les conceptions de l'esprit humain tournent dans un cercle au-delà duquel elles ne peuvent s'élancer sans se résoudre en fumée.

Cela est surtout vrai pour les sciences dont les principes reposent sur l'observation et la connaissance d'un certain nombre de faits, que le raisonnement coordonne pour en former un corps de doctrine. Toutes les fois que les hypothèses y prennent la place des déductions rationnelles des faits comparés, elles enfantent des systèmes plus ou moins ingénieux qui séduisent un instant les imaginations ardentes, et jouissent d'une vogue éphémère, mais qui n'obtiennent jamais la sanction de l'expérience et de la réflexion silencieuse.

Il est à remarquer toutefois que parmi les nombreux systèmes qui ont tour à tour envahi le domaine des doctrines médicales, il n'en est pas un seul auquel la science ne soit redevable de quelques principes auparavant méconnus ou mal appréciés.

Mais en y regardant de près, on s'aperçoit que ces vérités, ces principes nouveaux, ne sont, en dernière analyse, que des observations rectifiées, que des manières plus justes de voir des faits, et de saisir leurs rapports avec l'ensemble de l'économie animale. Le père de la Médecine a dit, en parlant de l'expérience, qu'elle induisait souvent en erreur : *Experientia fallax;* non que l'erreur vienne de l'expérience ou de l'observation en elle-même, mais parce que le jugement qu'on en porte est empreint des qualités, des défauts et des erreurs de l'intelligence de celui qui observe : *Judicium difficile.*

Que conclure de ces vérités incontestables, sinon qu'il y a de bons et de mauvais observateurs, tout comme il y a de bonnes et de mauvaises vues?

Faut-il donc pour cela cesser de prendre l'observation pour guide de la pratique médicale? Non assurément ; car l'observation des faits comparés est, en dernière analyse, la base des véritables doctrines médicales et la source unique de leurs progrès. Il y a plus, nul principe en médecine ne peut être déclaré positif s'il n'a passé par l'épreuve souvent réitérée d'observations donnant des résultats au fond identiques, ou ne présentant que des variations légères, dépendant de quelques circonstances temporaires clairement appréciables.

S'il n'est pas donné à tous les hommes de coordonner dans un système général l'immensité des faits divers dont se compose le tableau de l'économie animale, et des rapports qui la lient avec les phénomènes de la nature ; si cette tâche n'appartient qu'à un petit nombre de génies supérieurs; si l'imperfection de l'intelligence humaine est telle que, dans ces grands tableaux exécutés pour mettre en lumière les règles ou préceptes de l'art de guérir, l'erreur se place souvent à côté de la vérité, et les fausses conséquences à la suite des prémices vraies, mais mal connues ou mal exposées; quelle sera la marche rationnelle à imprimer à la science pour qu'elle saisisse et n'abandonne jamais le fil qui doit la guider dans ce labyrinthe, pour que le temps et la réflexion dissipent les erreurs, et purgent les vérités positives de l'amalgame des préventions systématiques, et des créations fantastiques de l'imagination? Je ne sais si je me trompe, mais je crois fermement que pour atteindre ce but il n'est qu'un chemin à suivre, c'est celui que le chancelier Bâcon a indiqué comme conduisant à la perfection des sciences naturelles :

Déduire les théories de l'ensemble des faits observés, au lieu de contraindre les observations à rentrer dans les cadres des théories préétablies, ou, comme il le dit, asseoir la pyramide sur la base et non sur la pointe.

Un pareil travail exige le concours d'un grand nombre d'ouvriers : les uns en recueillent et en choisissent les matériaux, les autres les emploient à la construction lente et successive de l'édifice. Je suis de ceux qui ont passé leur vie à fouiller dans les mines de la pratique, et à en suivre quelques filons qui, peut-être, n'ont pas été suffisamment explorés.

Je me décide à livrer au public quelques matériaux que j'ai recueillis sur certaines affections des femmes. Il est possible que je me fasse illusion sur leur valeur relative; en tout cas, mon amour-propre d'auteur en souffrira seul, et j'ai passé l'âge où l'irritabilité de l'écrivain n'est pas à l'épreuve des attaques justes ou injustes de la critique.

Je pourrais, selon un usage banal, et pourtant

sans mentir, dire que les conseils de mes amis et de plusieurs de mes confrères m'ont encouragé à cette publication, que les faits et les réflexions qui les accompagnent leur ont paru présenter de l'intérêt, et jeter des lumières nouvelles sur quelques points de doctrine. Mais à cela les lecteurs répondraient, comme à l'ordinaire : « C'est ce qu'il faudra voir ; » et ils auraient raison.

Un sentiment intime, que chacun est libre d'interpréter à sa manière, m'a seul déterminé à cette publication. Prêt à quitter la pratique médicale pour me vouer au repos de la retraite, j'ai considéré comme un devoir sacré de remplir la promesse que je fis, il y a près de trente ans, dans le compte-rendu que je lus en séance publique à l'expiration de mes fonctions de chirurgien en chef de l'hospice de la Charité de Lyon, et que je joins à ce travail. Je livre à la science quelques-uns des fruits de mon expérience et de mes méditations pendant une assez longue pratique. Sans doute le legs que je lui fais n'est pas d'un grand prix ; mais le trésor public, en s'enrichissant des tributs de l'opulence, ne repousse pas le denier de la veuve.

COMPTE-RENDU

ANALYTIQUE

DES MALADIES

Observées à l'Hospice de la Charité de Lyon,

Pendant un Exercice de 7 années,

Lu en Séance publique le 27 Août 1806.

Messieurs,

Au moment où j'arrive au terme d'une carrière dans laquelle j'ai été guidé par le désir d'être utile à mes semblables, qu'il me soit permis de jeter mes regards en arrière, et de rassembler les fruits épars de mon expérience et de mes observations. Ne pensez pas, Messieurs, que je vienne me faire ici un trophée de mes succès, et m'enorgueillir à vos yeux des résultats de mon zèle et de mon ardeur à m'acquitter des devoirs qui me furent imposés; vous dédaigneriez autant que moi ces vaines ressources de l'amour-propre, cet art facile de se faire valoir, qu'on peut tout au plus pardonner aux hommes dont la profession est d'amuser le public, et de lui plaire par la représentation des ridicules et des travers de la société ; je veux atteindre un but plus noble et plus utile. Le tableau de ce que j'ai vu et de ce que j'ai fait pendant les sept années qui viennent de s'écouler, présentera également mes succès et mes revers, mes pensées justes et mes erreurs ; c'est un tribut que je paie au perfectionnement du service ; c'est un legs que je dois à mes successeurs, un avis pour les encourager à faire mieux que moi.

Je ne sais si je me trompe, mais je crois que tous ceux qui remplissent des fonctions médicales ou chirurgicales dans les hôpitaux, devraient, à leur expiration, rendre un compte semblable de leur gestion, et le soumettre au jugement de l'opinion publique. L'idée de cette obligation se présentant continuellement à leur esprit pendant la durée de leur exercice, serait un aiguillon puissant, bien propre à exciter leur zèle et à les mettre en garde contre le relâchement et la séduction (1).

Dans la science médicale, le champ immense des observations présente toujours de nouveaux terrains à fertiliser, de nouvelles landes à défricher ; un des premiers devoirs de ceux qui la cultivent, est de recueillir et de transmettre à leurs successeurs les vues utiles et instructives que le hasard, les circonstances, les méditations, et quelquefois le génie leur ont fournies. C'est en amassant des matériaux qu'on préparera de plus en plus l'élévation d'un édifice, dont

(1) Ce vœu a été rempli ; les médecins et les chirurgiens en chef des hôpitaux de Lyon présentent des comptes-rendus à la fin de leur exercice.

la postérité doit un jour régler les formes et les ornemens; et à qui plus qu'à nous, Messieurs, cette obligation est-elle imposée? à nous qui, placés comme des sentinelles vigilantes dans l'asile ouvert par la bienfaisance à toutes les infirmités humaines, devons sans cesse diriger toute notre attention sur les moyens de les guérir ou de les soulager; à nous qui, pendant plusieurs années, sommes à portée de recueillir une si riche moisson de faits curieux et rares, d'observations utiles et précieuses. En renfermant dans un cadre étroit le tableau général de mes observations pendant la durée de mon service, je ne me dissimule point que je me prive de l'avantage de déployer dans cette occasion solennelle les ressources de l'éloquence et les richesses de l'érudition; mais je prie mes auditeurs de se souvenir que je me borne à rendre un compte fidèle de ce que j'ai observé et de ce que j'ai pensé, et que mon but est d'être utile et non brillant.

Je commencerai cette analyse par les maladies des filles enceintes qui viennent accoucher dans cet hospice; j'exposerai les affections des enfans nouveaux-nés, je parlerai ensuite des maladies des enfans d'un âge plus ou moins avancé, dont la réunion forme ce qu'on appelle la communauté; enfin je terminerai ce précis par les maladies observées sur les vieillards des deux sexes.

Parmi les branches du service médico-chirurgical de l'hospice de la Charité, l'infirmerie des filles en couche présente la plus abondante moisson d'observations et de faits intéressans. Cette infirmerie est composée de deux salles vastes et commodes, pourvues chacune d'une double rangée de lits en fer. Son exposition du nord au midi est vicieuse, parce que la face méridionale est placée sous le vent de l'île de Perrache, ce qui y multiplie les fièvres intermittentes et rémittentes pendant la saison chaude. La ventilation, si nécessaire pour entretenir la salubrité, y est très-mal établie; les percés de la face nord ne correspondent point à ceux du sud, dont ils sont séparés par un corridor: ce double inconvénient mérite l'attention de l'administration; les complications des maladies endémiques et épidémiques avec la fièvre qui suit les couches, constituant un ordre d'affections infiniment graves, surtout dans les hôpitaux.

Le nombre des filles qui viennent annuellement accoucher dans ces salles appelées *cas fortuits*, varie entre cinq cent cinquante et six cents. Le passage ou la station des troupes dans la ville le fait augmenter sensiblement; la même cause accroît aussi la proportion des accouchemens laborieux et des cas difficiles, qui, dans les temps ordinaires, est à peu près d'un cinquantième; ce dont on ne sera pas étonné si on réfléchit sur le grand nombre de rachitiques de la classe ouvrière, et sur les excès de la dépravation qui soumet à ses goûts bizarres les objets les plus difformes.

Les réglemens accordent aux filles enceintes le droit d'entrer à l'hospice un mois avant le terme de la grossesse. Pendant ce séjour, le défaut d'exercice, et le régime gras, donnent souvent lieu à un embarras des voies de la digestion, et préparent les fièvres puerpérales gastriques. Les évacuans, tant supérieurs qu'inférieurs, sont les seuls moyens de parer à ces accidens, quand on remarque une disposition à cet état saburral avant l'accouchement; ils manquent rarement alors leur effet, comme j'en ai eu la preuve dans une épidémie qui se manifesta en 1802, et dont j'arrêtai les progrès par ce traitement. L'émétique peut au surplus être donné, en cas de besoin, sans aucun inconvénient, aux époques les plus rapprochées de l'accouchement; son innocuité m'a été démontrée par une multitude d'observations. J'ai vu des fièvres gastriques épidémiques attaquer les filles enceintes avant l'accouchement, et manifester à peu de chose près la même série d'accidens qu'à la suite des couches.

Quant à la pléthore sanguine, suite de l'usage d'un régime trop nourrissant et de l'inaction, elle existe aussi, mais plus rarement, chez les sujets forts et vigoureux : il faut bien alors recourir à la saignée; mais je dois dire que ces cas de pléthore ont été peu nombreux.

Je noterai ici brièvement ce que j'ai observé d'extraordinaire pendant le dernier mois de la grossesse :

1.° Des inflammations des seins se terminant souvent par des dépôts purulens;

2.° Des varices des jambes et des cuisses compliquées de fortes douleurs, que la saignée de bras seule parvenait à calmer;

3.° L'infiltration œdémateuse des extrémités inférieures, parvenue à un degré monstrueux, principalement dans la double conception, sans apporter aucun obstacle ni retard dans le travail de l'enfantement, et se dissipant avec promptitude après la couche;

4.° La résistance que les parois antérieures de l'abdomen opposent à la distension que le développement de l'utérus leur fait éprouver pendant la première grossesse, résistance qui est quelquefois telle que le repos le plus absolu peut seul, dans quelques cas, soulager les vives douleurs que la femme éprouve aux différens points d'insertion des muscles abdominaux;

5.° Des hémorragies nasales salutaires, des pertes utérines menaçant d'accouchemens prématurés, et suspendues pardes saignées révulsives et par le repos;

6.° Des affections nerveuses variées, entre autres la danse de St-Guy, l'épilepsie et l'aliénation mentale, disparaissant quelquefois avec la grossesse qui les avait produites, et d'autres fois aussi subsistant après la couche.

Les causes les plus fréquentes d'avortement dans notre hospice, sont les affections morales et les maladies vénériennes chroniques et invétérées; sous l'influence de cette dernière cause j'ai presque toujours trouvé les produits de la conception macérés et comme décomposés, sans odeur infecte, à moins que la rupture des membranes n'eût permis depuis quelque temps à l'air extérieur de pénétrer dans l'utérus. Il est si vrai que l'air atmosphérique est un agent nécessaire à la fermentation putride, que j'ai rencontré un cas d'accouchement dans lequel l'utérus renfermait un enfant à terme, vivant, tenant sous son bras gauche un avorton macéré et flétri, sans odeur fétide, dont le développement annonçait qu'il avait vécu jusqu'au cinquième mois de la grossesse. Cette pièce vraiment curieuse, conservée dans l'alkool, est déposée au cabinet de l'hospice. Peut-être que les superfétations extraordinaires dont les auteurs ont recueilli tant d'exemples, tiennent, comme celle-ci, à une conception jumelle, dont un des produits a péri avant terme, tandis que l'autre a subsisté. Le fait suivant est une nouvelle preuve que l'enfant mort dans le sein de sa mère ne subit la décomposition putride que lorsqu'il éprouve le contact de l'air atmosphérique. Une fille qui accoucha dans nos salles, portait depuis long-temps un enfant mort dans son sein. Dès que par le travail de l'accouchement les membranes furent rompues, et que l'air put pénétrer dans l'utérus, le ventre doubla tout-à-coup de volume, les douleurs s'arrêtèrent, et cette fille tomba dans une extrême faiblesse; je crus, ainsi que plusieurs de mes collègues, appelés en consultation, que cet état était l'effet d'une hémorragie interne; mais au moment où je terminai l'accouchement, un gaz fétide, qui occupait l'utérus, s'échappa avec grand bruit, et j'amenai un petit cadavre décomposé par la fermentation putride. Malgré tous nos soins, cette malheureuse succomba peu d'heures après l'accouchement (1).

Les avortemens, déterminés par des efforts, des chutes ou toute autre cause extérieure, sont souvent précédés de la rupture des membranes et de l'écoulement successif des eaux de l'amnios, sans que l'enfant périsse immédiatement; j'ai même vu deux ou trois cas de ce genre où il a été conservé, la grossesse ayant suivi son cours. Mais il est probable que dans ces cas il s'est fait une transsudation dans la duplicature des membranes, dont l'une s'est rompue, tandis que l'autre est restée intacte: ce que j'ai remarqué souvent dans les grossesses avancées où des femmes,

(1) On trouvera cette observation détaillée dans le Mémoire sur les altérations organiques du fœtus qui périt dans le sein maternel.

un mois et plus avant l'accouchement à terme, avaient perdu beaucoup de sérosité par le vagin; ce qui n'empêchait pas la formation de la poche des eaux, signe certain que les deux membranes n'avaient pas été rompues. Souvent aussi l'enfant est frappé de mort sans que l'arrière-faix perde sa vitalité; d'où naît une disproportion frappante de volume relatif entre le placenta et l'avorton. Si le fœtus s'échappe seul, l'arrière-faix peut rester et s'accroître dans la matrice, et j'ai lieu de penser que c'est l'origine la plus fréquente des faux germes et des môles (1).

Les cas de fausses grossesses se présentent rarement dans cet hospice; j'en ai cependant remarqué une espèce que je crois devoir signaler. Elle consiste dans une turgescence de l'abdomen, qui commence dans la partie inférieure et suit dans sa progression la marche d'une grossesse ordinaire, dont elle a d'ailleurs les signes équivoques, sauf la suppression des menstrues qui sont quelquefois plus abondantes; le ventre s'affaisse ordinairement sur la fin du huitième mois, et souvent avec une précession de coliques qui rend l'erreur plus complète, lorsque surtout les femmes ont éprouvé des mouvemens nerveux intérieurs qu'elles ont confondus avec les mouvemens du fœtus. Cette fausse grossesse m'a paru dépendre d'un état spasmodique, fixé sur l'utérus et ses dépendances, et qui se complique d'une pléthore ou fluxion sanguine (2).

---

(1) Voyez le Mémoire sur certains corps étrangers développés dans la matrice.

(2) Cette fausse grossesse a été décrite depuis, sous le nom de grossesse nerveuse.

Je dois citer parmi les faits extraordinaires observés pendant mon exercice, celui d'une tumeur anomale qui m'en imposa pour une conception tubale, parce qu'il prouve combien on doit être circonspect dans le diagnostic des erreurs de la nature. En faisant l'extraction de l'arrière-faix à la suite d'un accouchement naturel, la sœur accoucheuse sentit, à travers l'épaisseur des parois de l'utérus, une tumeur extraordinaire; ce qui l'engagea à me faire appeler. Je vérifiai sa remarque, et je trouvai cette tumeur si insolite en effet, que je crus devoir appeler à mon aide quelques accoucheurs habiles, qui pensèrent, comme moi, que la tumeur présentait les signes d'une conception tubale, soit en raison de sa position, soit encore d'après la forme qu'elle affectait. Cependant nous ne les trouvâmes point assez univoques pour hasarder l'opération cœsarienne. La femme succomba un mois après sa couche, et l'ouverture du cadavre me fit voir, au lieu d'une conception extra-utérine soupçonnée, une tumeur comme squirrheuse, de forme irrégulièrement arrondie, et du poids de six livres, placée dans la région iliaque, et adhérente par un pédoncule à la face externe de la matrice (1).

J'ai rencontré une descente de l'utérus tout-à-fait complète, cet organe étant hors de la vulve, ce qui n'avait point été un obstacle à la fécondation. L'avortement eut lieu au troisième mois de la grossesse, et présenta à mes regards et à celui de quelques assistans

---

(1) Voyez le Mémoire sur diverses affections organiques de l'utérus et de ses annexes, où se trouve cette observation détaillée.

le spectacle assez curieux de l'ouverture graduelle de l'orifice utérin, par les contractions du corps de cet organe.

J'ai vu plusieurs femmes affectées de prolapsus de la matrice, que la grossesse a délivrées de cet accident, moyennant les précautions que j'ai prises d'attendre la délivrance naturelle après l'accouchement, de relever l'organe, s'il était descendu dans le vagin, enfin de faire garder long-temps après la couche la position horizontale, le siége étant plus élevé que la région lombaire.

J'ai observé plusieurs rétroversions de la matrice, qui ont produit l'avortement; mais ce qui est peut-être unique dans les fastes de l'art, c'est une rétroversion survenue six jours après l'accouchement, que j'aurais confondue avec une métrite, si la rétention d'urine qu'elle avait déterminée, n'avait nécessité les recherches qui me mirent à portée de connaître ce déplacement (1).

L'époque à laquelle la femme commence ou cesse de devenir féconde dans nos climats, n'est pas tellement fixe, qu'elle ne présente des variations. J'ai vu la grossesse à treize ans et demi; je l'ai observée sur une fille plus âgée, mais qui n'était pas encore nubile lorsqu'elle fut imprégnée, et j'ai accouché une fille de cinquante-quatre ans, décrépite comme on l'est à soixante.

J'ai plus d'une fois constaté que, toutes choses égales d'ailleurs, les femmes de petite stature accouchaient

---

(1) Voyez le Mémoire sur la rétroversion de la matrice.

plus aisément et plus promptement que les femmes d'une grande taille, parce que le bassin a moins de hauteur chez les premières.

J'ai vu trois fois l'obturation du col de la matrice au terme de l'accouchement, et deux fois j'ai opéré avec succès, en suivant le procédé employé par mon frère dans le premier de ces cas (1).

Les douleurs nerveuses ou fausses douleurs qui tourmentent si cruellement les femmes en couche sans avancer le travail, comme celles qui précèdent l'accouchement d'un mois et plus, m'ont paru devoir être assimilées à des crampes; je les ai souvent calmées avec les bains, les lavemens émolliens, les boissons antispasmodiques, l'exercice, etc.; quelquefois cependant elles n'ont été suspendues et soulagées que par la saignée de bras.

Quelques femmes supportent patiemment les douleurs de l'enfantement, d'autres poussent des cris affreux. Les accoucheurs ont assez l'habitude d'encourager ces cris, dans l'idée qu'ils aident à l'expulsion de l'enfant. J'ai la conviction que les cris excessifs ne sont pas sans danger. J'ai vu une fille se déchirer, en criant, le larynx ou la trachée-artère; ce qui donna lieu à un emphysème qui occupait toute la moitié supérieure du corps, et qui s'accompagna d'accidens qui mirent sa vie en danger (2).

Dans l'accouchement naturel, j'ai retiré de grands

---

(1) Voyez le Mémoire sur l'occlusion ou l'obturation du col de la matrice.

(2) Voyez l'observation consignée dans ces Mémoires.

avantages des changemens répétés de position. Cette espèce de ballottement du ventre rend les douleurs plus actives, et m'a paru propre à favoriser l'engagement de la tête dans le conduit qu'elle doit parcourir.

Quoiqu'on ait établi en règle générale qu'il fallait, pour favoriser l'accouchement, faire coucher la femme sur le côté opposé à l'obliquité du ventre, je me suis convaincu un grand nombre de fois, que les douleurs perdaient souvent de leur force en suivant ce précepte, et que, lorsque la tête n'était point évidemment retenue sur un des côtés du bassin, l'obliquité était bien éloignée d'être un obstacle à l'accouchement.

La reconnaissance des diverses positions de la tête et des mouvemens qu'elle exécute en parcourant le bassin, est un point de pratique très-important; et l'ignorance seule a pu sur ce point critiquer la théorie des accoucheurs français. J'ai souvent eu la satisfaction de changer de mauvaises positions en de meilleures, et de favoriser à propos certains mouvemens de la tête de l'enfant, pour rendre l'accouchement plus prompt et plus heureux qu'il ne devait l'être.

J'ai souvent constaté que dans un travail avancé, la tête étant près de la vulve, et l'accouchement n'étant retardé que parce que le col de l'utérus ne s'effaçait pas, en faisant tenir debout la femme, le poids de l'enfant qui pesait sur ce col en opérait promptement la complète dilatation. J'ai vu cet effet être souvent aussi le résultat d'un heureux vomissement. Le génie de l'invention, dirigé par les connaissances physiologiques, ne pourrait-il tirer aucun parti de cette observation, pour accélérer une dilatation tardive du col de l'uterus, et fixer les cas où on pourrait à propos exciter le vomissement ?

J'ai remarqué que, lorsque la tête de l'enfant est très-petite, et le bassin grand par rapport à la tête, celle-ci plongeait souvent dès les premières douleurs dans l'excavation, poussait au-devant d'elle le col de la matrice non dilaté, dont elle se formait une espèce de coiffe, s'opposait ainsi à la formation de la poche des eaux, et rendait l'accouchement plus douloureux et plus long.

Dans un premier accouchement, la tête, parvenue à l'entrée de la vulve, peut rester plusieurs heures à la même place, le cuir chevelu paraissant déjà; son expulsion n'est prochaine que lorsqu'elle s'est formé une enveloppe ou espèce de coiffe des parties molles extérieures, et qu'elle est hors du canal osseux du bassin. C'est dans ce cas surtout qu'il faut soutenir le périné et retarder l'accouchement, si l'on veut éviter ces déchirures graves qui s'étendent quelquefois jusqu'au rectum. Dans une circonstance de ce genre, j'ai vu les douleurs entièrement suspendues par l'effet d'une hémorragie intérieure; ce qui nécessita l'application prompte et heureuse du forceps.

Si le col de la matrice est complètement ou en grande partie effacé, que la tête ne soit pas engagée dans l'excavation du bassin, et que la poche des eaux soit très-saillante, il ne faut pas ouvrir les membranes pendant une contraction utérine: le flot du liquide qui s'écoule avec force, entraîne presque toujours une anse du cordon qui vient précéder la partie qui s'offre la première, et rend l'accouchement contre nature.

Lorsque le cordon précède la tête, et que celle-ci n'est point encore engagée dans l'excavation, on peut le refouler et le soutenir jusqu'à ce que la tête, descendue et bouchant le canal, s'oppose à sa sortie. J'ai plusieurs fois rempli cette indication avec succès. On échoue dans cette tentative lorsque la tête est engagée et ne peut être refoulée ; le cordon comprimé donne ordinairement lieu à la mort de l'enfant. J'ai cependant vu un cas dans lequel le cordon fortement pressé n'offrait pas de battemens; je crus l'enfant mort, je confiai à la nature le soin de la délivrance, et, contre tout espoir, l'enfant vint au monde vivant.

Le cordon peut être noué dans un ou plusieurs points, sans que l'enfant en souffre; cette remarque s'est souvent présentée à mon observation.

Dans presque tous les cas où j'ai trouvé le cordon entourant le col de l'enfant, la tête a mis beaucoup de temps à sortir; d'où je conclus, avec les anciens accoucheurs et contre l'opinion des modernes, que cette circonstance peut retarder l'accouchement; j'ai fait la même remarque lorsque j'ai trouvé le cordon très-court.

Quand la tête est encore placée au détroit supérieur et que les eaux sont très-abondantes, elle peut changer de position, soit à la suite des mouvemens qu'exerce la femme, soit par les contractions de la matrice. Le fait suivant prouvera même que ce changement de position peut avoir lieu d'une extrémité de l'ovale que représente l'enfant, à l'autre extrémité. Chez une femme dont le ventre était extrêmement dilaté par les eaux de l'amnios, ayant reconnu les pieds et une main à travers les membranes, je me disposais à terminer l'accouchement : sur la demande du mari, je fis appeler un confrère ; mais il n'était pas encore rendu à mon invitation, lorsque, touchant de nouveau la femme, je reconnus la tête au lieu où j'avais trouvé les pieds et une main ; je perçai aussitôt les membranes, ce qui fixa la tête au détroit supérieur et rendit l'accouchement naturel.

Lorsque, dans les premiers momens du travail, j'ai reconnu que l'enfant présentait la face, les eaux n'étant pas encore évacuées, je suis souvent parvenu à corriger cette mauvaise position, à l'aide des doigts et d'une situation convenable pour changer l'obliquité de la matrice toujours existante dans ces cas. Lorsque j'ai trouvé la face engagée dans le bassin, les eaux s'étant écoulées, tous mes efforts ont échoué, même en employant le levier, et j'ai souvent été obligé de terminer l'accouchement avec le forceps. Plusieurs faits m'ont cependant démontré, contre l'assertion générale, que l'accouchement par la face n'est pas essentiellement contre nature : je l'ai vu souvent se terminer sous mes yeux par les seules forces de la nature, et j'ai observé qu'elle suivait une marche constante et uniforme, suivant les diverses espèces de position de la face. Je dois cependant avertir que, dans ces cas, le bassin était bien conformé ; ce qui n'empêchait pas que le visage ne fût toujours tuméfié et échymosé, comme dans tous les accouchemens où la face se présente (1).

(1) Ce que j'avance ici a été démontré depuis, l'accouchement par la face n'étant plus regardé aujourd'hui comme un accouchement contre nature.

Dans les accouchemens naturels comme dans les laborieux, j'ai observé et reconnu plusieurs fois le relâchement des symphyses après l'accouchement, soit sur la femme vivante, soit sur le cadavre : le cabinet anatomique de l'hospice offre une pièce de ce genre, et j'ai fait remarquer plus d'une fois aux élèves le glissement des surfaces articulaires des os pubis sur elles-mêmes, après des accouchemens naturels. Un bandage de corps méthodiquement serré, et le repos dans une position horizontale, suffisent pour remédier à cet accident, que je n'ai vu qu'une ou deux fois accompagné de douleurs lorsque les femmes exécutaient dans leur lit de grands mouvemens, ou se hâtaient de marcher. Mais à la suite des accouchemens laborieux, j'ai remarqué que, lorsque les capsules avaient été déchirées, il se formait derrière le pubis une espèce de cal ligamenteux qui rendait les accouchemens suivans plus difficiles. J'ai vu aussi des dépôts purulens suivre le déchirement des capsules du pubis et des ligamens du sacrum, et donner lieu à des accidens qui le plus souvent ont été mortels.

La main, le bras même précédant la tête de l'enfant, peuvent être replacés aisément, si la tête n'est pas trop engagée : j'ai exécuté plusieurs fois cette manœuvre avec succès. Si la tête est dans le petit bassin, il faut y renoncer; mais l'accouchement ne se termine pas moins heureusement si le bassin est grand, comme trois faits me l'ont confirmé. Dans un cas de cette espèce, le bassin me paraissant trop étroit, j'appliquai le forceps avec succès.

Je ne puis approuver le conseil de tous les accoucheurs, sur la position à donner à la femme quand il s'agit de manœuvrer un accouchement par les pieds; la position horizontale à la renverse me paraît la plus commode, parce qu'alors le bras de l'accoucheur peut s'introduire dans toute la longueur convenable, et que d'ailleurs le fond de l'utérus n'est nullement comprimé par l'abaissement de la poitrine. Dans la position ordinaire, le tronc faisant presqu'un angle droit avec le bassin, l'introduction du bras de l'accoucheur est d'autant plus difficile, qu'obligé de changer de direction lorsque la main pénètre dans la cavité utérine, elle éprouve la plus grande difficulté pour arriver aux pieds de l'enfant. On sentira surtout l'utilité de la position que je recommande, dans les cas d'obliquité antérieure qui exigent si fréquemment la délivrance par les pieds. Dans cette opération, il arrive souvent que lorsque le tronc est hors de la vulve, le col de l'utérus, resserré sur celui de l'enfant, s'oppose à la sortie de la tête, et que, par l'effet des tractions qu'on exerce, la matrice s'avance du côté de la vulve et fait craindre un déplacement dangereux. Dans ces cas, les ablutions ou injections d'eau froide sur la circonférence du col utérin m'ont presque constamment réussi pour détruire cet obstacle, en faisant cesser la contraction spasmodique des fibres du col et en opérant sa rétraction.

La cessation des douleurs, l'hémorragie, les convulsions, les mauvaises positions de l'enfant, les viciations du bassin, m'ont souvent forcé à recourir aux manœuvres et opérations variées propres à terminer l'accouchement.

Le doigt indicateur m'a presque constamment suffi pour reconnaître les viciations du bassin, et surtout la dimension du diamètre antéro-postérieur. Je dois cependant dire que le pelvimètre de Baudelocque m'a toujours donné une certitude plus précise encore et presque mathématique.

Les vices du bassin que j'ai le plus souvent rencontrés sont : le rapprochement des tubérosités sciatiques et des branches de l'arcade du pubis, la saillie trop prononcée en dedans de la symphyse pelvienne, l'avancement contre nature de l'éminence sacro-vertébrale, la proéminence des cavités cotyloïdes du côté de l'excavation du bassin, le recourbement du coxis et la solidité presque osseuse des cartilages qui unissent les pièces qui le forment, l'aplatissement en devant du sacrum, et les tumeurs osseuses dans la circonférence du détroit supérieur et de l'excavation du bassin. J'ai recueilli plusieurs pièces de ce genre qui constatent ces remarques : elles sont déposées dans le cabinet anatomique de l'hospice. Je dois faire observer que les femmes les mieux faites en apparence m'ont souvent présenté ces vices de conformation ; tandis que plusieurs des femmes rachitiques, boiteuses, bossues et déformées à l'extérieur, chez lesquelles je les soupçonnais, avaient souvent un bassin bien conformé.

Lorsque j'ai trouvé des cas d'application du forceps, j'ai toujours, de préférence, employé celui de Lyon, connu sous le nom de forceps de Thenance. J'y ai fait plusieurs corrections qui ont ajouté à son utilité ; elles consistent dans l'allongement des cuillers ; dans leur courbure rendue plus considérable sur le champ, dans la diminution de la vive arête, dans l'allongement des branches, ce qui augmente la force du levier, et permet de le manier avec plus d'aisance; enfin dans l'utilité que j'ai donnée à ses crochets, en changeant leur forme et leur direction, et les rendant à volonté mousses et aigus. Lorsque j'emploie cet instrument, je ne suis pas le précepte de ne diriger la cuiller qu'avec un ou deux doigts; j'introduis la main entière dans le vagin, ce qui rend plus facile et plus sûre l'application de l'instrument, garantit les parties de la femme de son action, et rend ses rapports avec la tête de l'enfant beaucoup plus exacts. J'ai reconnu la nécessité de varier la direction de l'instrument, suivant que la tête est encore au détroit supérieur, dans l'excavation, ou au détroit inférieur. J'ai plus d'une fois senti qu'on devrait peut-être donner au forceps la forme droite ou courbée, suivant qu'on applique cet instrument au détroit supérieur, dans l'excavation, ou au détroit inférieur.

Toutes les fois que j'ai employé le forceps, le petit diamètre du bassin ayant moins de trois pouces, j'ai amené l'enfant mort; dans les cas où il n'avait pas trois pouces moins un quart, l'extraction a été impossible, à moins de vider la tête de l'enfant et d'exposer la mère. Je crois avec le professeur Baudelocque qu'aucun procédé ne peut dans ce cas remplacer l'opération cœsarienne.

J'ai remarqué que les femmes qui accouchent laborieusement sont d'autant plus en danger que c'est pour la première fois, comme si les parties s'accoutumaient aux violences que nécessitent les moyens qu'on emploie.

La délivrance ou l'expulsion du placenta m'a paru d'autant plus prompte et plus facile que les eaux se sont écoulées plus tardivement, c'est-à-dire, près de l'instant de la sortie de l'enfant. L'action de l'utérus sur les eaux qui distendent les membranes et agissent conséquemment sur tous les points d'union du placenta, expliquent, je crois, cette remarque.

L'adhérence du placenta m'a paru tenir à une disposition pathologique de la surface interne de l'utérus, car il est bien rare qu'après l'avoir observée dans une couche, je ne l'aie pas rencontrée dans les suivantes : je l'ai vu quatre fois de suite chez la même femme. Dans un cas d'adhérence, l'extraction de l'arrière-faix ayant été faite péniblement par un accoucheur qui m'avait fait appeler en consultation, je distinguai à la paroi postérieure de l'utérus une saillie qu'il prenait pour une portion de placenta, parce que c'était sur ce lieu qu'il adhérait; heureusement je reconnus l'erreur, car les tentatives qu'il voulait faire pour le détacher auraient été aussi inutiles que dangereuses pour la femme.

L'adhérence totale ou partielle est une des plus fréquentes causes du déchirement du placenta et de la rétention d'une de ses parties dans l'utérus. La fréquence de cet accident est, peut-être, plus grande qu'on ne pense, et j'ai lieu de croire, par les nombreuses ouvertures de cadavres que j'ai faites, que bien des femmes en sont victimes. L'examen fort attentif du placenta pour en reconnaître l'intégrité, et l'introduction de la main dans la cavité utérine toutes les fois qu'il n'est pas entier, sont d'une importance telle qu'un praticien instruit ne doit jamais s'en dispenser.

L'attache du placenta sur le col de la matrice détermine presque toujours une hémorragie interne avant le terme ordinaire de l'accouchement; elle est le résultat du développement des fibres du col qui servent à l'ampliation de la cavité utérine; je l'ai vue survenir quelquefois à la fin du sixième mois, plus souvent dans le cours du septième, et plus rarement dans le huitième ou neuvième. La plupart des moyens proposés pour arrêter cette hémorragie ne font que la suspendre; en se renouvelant à des intervalles plus ou moins rapprochés, elle affaiblit la femme et rend souvent sans succès, pour elle et son enfant, le seul moyen de les conserver tous les deux, la délivrance artificielle : je l'ai toujours opérée avec avantage quand la femme n'était pas épuisée par la perte de sang; hors ce cas, j'ai rarement eu du succès. Je conseille donc, d'après mon expérience, d'agir promptement, si l'on veut conserver la vie à la mère et à l'enfant. J'ai vu deux fois la totalité du placenta, dans des cas de ce genre, precéder la sortie du fœtus.

L'hémorragie est aussi un des accidens les plus ordinaires de la rétention d'un fragment de placenta dans l'utérus; je l'ai fréquemment observée, mais elle n'a pas d'époque précise pour son apparition. Quelquefois elle a lieu immédiatement après l'accouchement, lorsque le fragment s'engage dans l'orifice du col uterin; mais le plus ordinairement elle ne se manifeste que quelques jours après : je l'ai remarquée au troisième, cinquième, septième, neuvième, onzième, dix-septième jour. Un mouvement, la sortie du lit, un effort pour aller à la selle, la provoque, parce que le fragment détaché ou simplement mobile vient au col de l'utérus, en dilate l'orifice, le maintient béant et favorise ainsi l'écoulement du sang.

Quand la portion est adhérente dans tous ses points, elle ne donne pas lieu à l'hémorragie ; mais en se putréfiant, elle produit l'espèce de fièvre puerpérale qui devient promptement adynamique. C'est dans ces cas que les injections détersives et antiseptiques, portées dans l'utérus à l'aide d'une seringue à long syphon, m'ont réussi pour amener les débris putréfiés du placenta, et diminuer les symptômes d'absorption putride.

Souvent, avec l'extrémité du doigt indicateur ou avec des pinces à longues branches, je suis parvenu à amener le corps étranger lorsqu'il était en partie détaché, et cela, depuis le troisième jusqu'au dix-septième jour. Dans les cas où je n'ai pas pu l'atteindre, et dans lesquels l'hémorragie avait lieu en favorisant l'accumulation du sang dans l'utérus par le moyen du tamponement, j'ai décidé la contraction de cet organe, et par suite l'expulsion du morceau de placenta avec le caillot formé dans le centre de la cavité : j'ai souvent employé ce moyen rationnel avec succès (1).

Après la délivrance, je fais assez souvent coucher la femme sur le côté, malgré le précepte donné de la laisser dans la position horizontale, situation d'autant plus fatigante pour elle, qu'elle l'a gardée pendant presque tout le travail : je puis assurer que je n'ai jamais eu à me repentir de cette méthode, qui délasse promptement l'accouchée.

---

(1) Je fis connaître ce procédé à un de mes amis qui en a parlé dans une thèse sur la délivrance, soutenue à la faculté de Montpellier, le 26 thermidor an XII (14 août 1803).

De toutes les maladies qui surviennent après les accouchemens, celles qui ont le plus fixé l'attention des médecins, celles encore sur lesquelles les opinions sont le plus partagées, sont sans contredit les fièvres puerpérales (1). Je les ai vues assez fréquemment, pour me rendre raison de la diversité des sentimens

---

(1) Elles ont été désignées depuis par les nosologistes modernes sous le nom de *péritonite puerpérale*. Les nosographies systématiques ont toutes des inconvéniens, qui se montrent spécialement dans les nomenclatures qu'elles consacrent. Ces inconvéniens seraient de peu d'importance si les noms imposés aux maladies, se bornant à en indiquer le caractère et le siége, n'exerçaient pas une influence fâcheuse sur l'œtiologie et le traitement rationnel de l'affection morbide qu'ils désignent.

Depuis les travaux du célèbre Pinel et de l'illustre Bichat, depuis surtout la dissertation du docteur Gasc, dont les principes furent puisés dans les leçons de ce dernier, le nom de fièvre puerpérale a disparu du langage nosologique, et a été remplacé par celui de péritonite puerpérale, en raison de l'inflammation de la membrane séreuse du péritoine, qui s'observe presque constamment dans les fièvres aiguës qui suivent les couches. En vain M. Gastelier et plusieurs autres médecins soutinrent que la péritonite n'était que consécutive à l'inflammation des organes générateurs que le péritoine enveloppe, le nom exclusif de péritonite puerpérale prévalut, et les diverses maladies aiguës qui suivent les couches furent toutes rapportées à la phlegmasie de la membrane péritonéale.

Je suis loin de nier la péritonite en général, et la péritonite puerpérale en particulier ; ma pratique m'a démontré trop souvent leur existence : mais je crois fermement, d'après mes observations, qu'on a trop généralisé la péritonite puerpérale, en la rendant la maladie aiguë presque exclusive des suites de couches ; n'est-il pas plus rationnel de placer le point de départ de ces fièvres aiguës si variées, dans les organes qui viennent de remplir les

sur ce point important de pratique. Il me paraît certain que cette maladie, comme les autres, a d'abord un caractère épidémique, dépendant du génie des constitutions et des qualités dominantes de l'air ; et qu'ensuite elle revêt des formes variées, suivant les dispositions du sujet, son état moral et physique, et les circonstances accidentelles qui ont précédé, accompagné ou suivi l'accouchement. Ce que j'avance ici

---

fonctions pénibles et douloureuses de la grossesse et de l'accouchement, et de croire que l'inflammation commence par ces organes, et se réfléchit ensuite sur la membrane qui leur sert d'enveloppe dans la cavité abdominale? Cette assertion me paraît confirmée par la pratique : en effet, les symptômes généraux qui précèdent les fièvres puerpérales, se remarquent souvent avant ceux qui caractérisent la péritonite ; le trouble et l'irrégularité des fonctions de l'utérus et des mamelles s'observent aussi fréquemment avant le météorisme et la sensibilité douloureuse de l'abdomen. La douleur qui prélude à l'inflammation se fait très-souvent sentir dans la matrice, ce qui a forcé les modernes à admettre la métro-péritonite ; concession qui justifie en partie au moins l'opinion des médecins anciens, qui pensaient que la péritonite n'était pas primitive, mais consécutive à l'inflammation de l'utérus et de ses annexes.

Quand j'ajoute à ces remarques pathologiques les observations cadavériques que de nombreuses nécropsies m'ont permis de faire, et dans lesquelles j'ai presque toujours reconnu les traces d'une inflammation profonde, soit dans les tissus de la matrice, des ovaires et des trompes, soit sur la surface de la membrane muqueuse qui tapisse leur cavité, et souvent aussi des dépôts purulens, résultat de cette inflammation, je ne peux croire que ces accidens aient été le produit de la péritonite, que j'ai, à la vérité, également constatée avec ses phénomènes ordinaires, tels que l'épaississement avec granulation de cette membrane séreuse,

est fondé sur des observations nombreuses qui m'ont permis de signaler les espèces suivantes :

1.° La fièvre gastrique saburale la plus fréquente de toutes, compliquée très-souvent d'affection vermineuse. Ses signes les plus tranchans sont : le météorisme de l'épigastre seul, la sensibilité de cette partie augmentée par la pression, la douleur fixe de la région frontale, la croûte blanche-jaunâtre de la langue, le pouls plein et ondulant, rarement la suppression des lochies ; c'est dans cette espèce que convient le trai-

---

ses adhérences avec les intestins, une matière albumineuse plus ou moins condensée, tapissant plusieurs points de sa surface, de la sérosité épanchée dans la cavité abdominale, etc., etc.

En attribuant à l'irrégularité et au trouble des fonctions des organes générateurs soumis à tant d'influences fâcheuses, l'inflammation qui les frappe, et qui, par irradiation sympathique, détermine de graves accidens, on explique rationnellement, comme un de ses résultats les plus ordinaires, l'extension de la phlegmasie sur le péritoine qui recouvre ces organes dans la cavité abdominale, ainsi que sur divers autres viscères de cette cavité ; on se rend raison des causes variées qui peuvent troubler les fonctions utérines, ce qui permet d'y remédier de suite ; on admet, non une seule et unique affection aiguë à la suite des couches, mais des affections diverses dépendantes du tempérament et de la constitution des malades, des influences hygiéniques, des épidémies, etc., etc., qui réclament des traitemens différens.

Toute la question soulevée dans cette note ne se réduit donc pas, comme on pourrait le croire, à décider si, dans les fièvres aiguës qui surviennent à la suite des couches, la phlegmasie du péritoine est essentielle et primitive, ou seulement consécutive à l'inflammation de l'utérus et de ses annexes, ou encore si elle envahit simultanément ces deux ordres d'organes ; ce qui, suivant moi, sera long-temps en litige. Il en ressort une vue de phi-

tement de *Doulcet*, dont j'ai obtenu les plus grands avantages.

2.° La saburrale intestinale. Elle est presque toujours accompagnée de la présence des vers lombrics : elle se manifeste par le météorisme général du ventre, les borborygmes ; le plus souvent la diarrhée paraît dès le principe; croûte grisâtre et peu épaisse sur la langue, pouls petit et serré, seins affaissés, lochies très-séreuses, fétides, ordinairement peu abondantes, quelquefois supprimées.

Ces deux espèces sont souvent confondues ; mais je les ai vues très-distinctes, et cette distinction doit être la base de leur traitement : ce qui explique peut-être pourquoi des auteurs ont loué beaucoup les évacuans

---

losophie médicale d'un ordre plus élevé et d'une importance telle en pratique, qu'elle me semble digne de l'attention des nosologistes et des praticiens auxquels je la soumets, en ces termes :

1.° La dénomination de péritonite puerpérale, appliquée à toutes les fièvres aiguës qui surviennent dans la période des suites de couches, est-elle rationnelle et conforme aux observations pratiques ?

2.° Cette dénomination exclusive ne peut-elle pas, dans une infinité de cas, égarer le jugement du médecin dans l'appréciation physiologique de la cause et de la nature des accidens, et dans le choix et l'emploi des moyens curatifs ?

J'ai cru devoir ajouter cette note, parce qu'elle exprime mon opinion sur les maladies aiguës qui surviennent à la suite des couches, et explique l'ordre que j'ai suivi pour les classer. Je puis assurer consciencieusement que cet ordre n'est point systématique, mais basé sur des observations nombreuses et exactes, recueillies dans un grand hospice de filles en couche, et confirmées par une pratique de plus de trente années dans la seconde ville de France.

inférieurs dans les fièvres gastriques, tandis que d'autres ont conseillé exclusivement les vomitifs.

3.° La puerpérale par inflammation de l'utérus survient ordinairement à la suite des accouchemens laborieux; je l'ai cependant remarquée après des accouchemens très-naturels : c'est celle que les modernes ont appelée métrite. Ses signes sont : la douleur fixe dans la région de l'utérus, revenant par intervalle comme les douleurs de l'enfantement, et souvent assez vives pour arracher des cris à la malade; la suppression des lochies, l'absence du mal de tête, la dureté du pouls, la rougeur des bords de la langue, l'altération, la sécheresse de la peau, les vomissemens d'une bile porracée que la malade rend en abondance et comme par regorgement.

4.° La puerpérale épidémique qui suit le génie de la constitution régnante, et en prend ordinairement le caractère. Les aberrations laiteuses qu'elle produit ne sont plus alors qu'une complication qui mérite l'attention du médecin, mais ne doit point, comme quelques-uns l'ont pensé, la fixer exclusivement.

5.° La puerpérale par rétention du placenta devient promptement une véritable fièvre adynamique, après avoir été inflammatoire dans le principe : elle se manifeste par des frissons irréguliers; l'hypogastre est dur et douloureux, les lochies sont supprimées lorsque le placenta est adhérent, il y a perte lorsqu'il est détaché en totalité ou en partie; la langue est rarement saburale; mais dans un degré avancé de la maladie la bouche exhale une odeur putride, le pouls devient petit et serré, la douleur du front n'est point fixe ou n'existe pas, les lochies ont une odeur septique, et entraînent des portions de placenta décomposé ; des lypothimies, des douleurs, et souvent la paralysie des extrémités se réunissent aux autres accidens; enfin, des sueurs d'expression surviennent dans les paroxismes de la fièvre, et se soutiennent jusqu'à la mort, que j'ai vu arriver aux cinquième, septième, neuvième, onzième et dix-septième jours. Le moyen le plus sûr à employer pour prévenir et arrêter ces funestes accidens, est d'aller chercher dans l'utérus le fragment de placenta retenu.

6.° La fièvre adynamique ou putride succède aussi aux autres espèces de fièvres puerpérales signalées plus haut : elle n'est alors qu'une complication de ces fièvres, facile à reconnaître, mais très-souvent funeste.

7.° La fièvre puerpérale qui survient après les profondes affections de l'ame, les grandes hémorragies, les suppurations extérieures et abondantes, ou les dépôts intérieurs qui altèrent ou détruisent la composition des organes, est une véritable fièvre nerveuse. Les sujets qui en sont atteints, périssent ordinairement avec tous les symptômes ataxiques. C'est surtout dans celles qui succèdent aux profondes affections morales, qu'on remarque la dégradation du principe de vie, et l'extinction des fonctions animales et vitales se faire par degrés, sans que les excitans les plus énergiques puissent en réveiller le jeu. J'ai rapporté dans un de mes discours des observations curieuses sur cette espèce, observations qui prouvent que la cessation spontanée de la vie n'est pas toujours indépendante de la volonté.

8.° La rémittente pernicieuse que j'ai eu occasion

de voir quelquefois, m'a bien paru décidément produite par un effluve ou miasme malin : de ce genre était, je crois, celle que mon frère a décrite dans les Actes de la Société de médecine de Lyon. C'est dans cette espèce qu'on emploie avec succès les différentes préparations de quinquina : ses symptômes ne doivent pas trouver place ici, puisque ce n'est pas une fièvre qui tienne immédiatement à la couche ; j'en dirai autant des fièvres milliaires blanches ou rouges, des rougeoles, des scarlatines, etc., qui sont plutôt des complications que des fièvres puerpérales particulières : aussi n'ai-je jamais considéré ces éruptions que comme des symptômes qui n'apportaient que peu ou point de changement dans la fièvre dont j'avais reconnu le caractère. La fièvre intermittente, qu'on peut envisager de la même manière, mérite cependant d'être considérée sous deux points de vue, selon moi, assez importans : ou elle existe avant l'accouchement, ou elle survient pendant la couche. La première doit être détruite avant l'accouchement, ou au moins avant l'invasion de la fièvre laiteuse ; parce qu'il arrive souvent que l'accès coïncidant avec le mouvement fébrile qui dirige le lait sur les seins, il trouble ce mouvement et produit une aberration laiteuse. La deuxième est presque toujours la suite des fièvres puerpérales gastriques, et en devient comme la crise. L'une et l'autre cèdent aisément aux amers ou au quinquina après les évacuations préalables, si elles ont été jugées nécessaires.

Je n'étendrai pas davantage ce tableau ; mais je crois devoir présenter rapidement quelques-uns des signes généraux, indicateurs de l'invasion des fièvres puerpérales et de leurs terminaisons funestes, que je trouve dans mes notes.

1.° On doit en général se méfier d'un accouchement trop précipité, de la turgescence hâtive des mamelles après l'accouchement, des frissons irréguliers pendant les premiers jours, de l'affaissement subit des seins, de la diminution ou de la suppression des lochies avant la fièvre de lait.

2.° Le vomissement d'une bile porracée qui a lieu comme par regorgement, est d'un mauvais présage dans les fièvres puerpérales.

3.° Lorsqu'après l'emploi des vomitifs, le ventre reste météorisé ou douloureux, sans amendement des symptômes fébriles, c'est un mal, et l'on a à craindre que les signes indicateurs de l'état gastrique aient été ou trompeurs, ou mal observés.

4.° La fixité de l'œil et la dilatation de la pupille doivent faire porter un pronostic fâcheux; la cécité qui y succède est un symptôme que j'ai vu constamment mortel, et qui indique, d'après mes observations cadavériques, une suppuration à la partie postérieure de la matrice.

5.° L'impotence des extrémités, que j'ai remarquée deux ou trois fois, est un symptôme dangereux.

6.° Un délire tranquille et un pouls intermittent, m'ont paru constamment des signes qui annoncent une mort prochaine.

Lorsque les fièvres puerpérales se sont terminées d'une manière funeste, l'ouverture des cadavres m'a constamment fait reconnaître les traces d'une inflammation intense, sur divers organes abdominaux et sur les membranes qui les tapissent. Ainsi, le péritoine et la membrane muqueuse de l'estomac et du tube digestif étaient phlogosés, souvent même en suppuration avec des taches gangréneuses ; mais c'est surtout dans la matrice et ses annexes, point de départ de l'inflammation, qu'on remarquait ces désordres organiques, résultat évident du trouble déterminé par ces fièvres dans les fonctions utérines : aussi j'ai plusieurs fois rencontré des suppurations, soit dans la cavité, soit dans l'épaisseur même de la matrice, et constamment dans les trompes, les ovaires et les ligamens larges qui les enveloppent.

Les fièvres puerpérales peuvent se terminer par des métastases, qu'on appelle improprement laiteuses, qui décident des dépôts purulens de très-mauvaise nature et fort difficiles à guérir, surtout lorsqu'ils se manifestent aux environs des grandes articulations, et qu'on a l'imprudence de donner issue au pus par de larges ouvertures. Ces dépôts commencent presque toujours par une infiltration ou œdème, au centre duquel s'établit un foyer purulent susceptible de s'accroître avec rapidité ; des douleurs vives précèdent et suivent ordinairement leur formation, et ces douleurs existent long-temps encore après que le fer a donné issue au fluide purulent. La résolution de ces jetées puerpérales se fait quelquefois spontanément ; souvent je l'ai obtenue à l'aide d'évacuans par haut et par bas lorsqu'il n'y avait pas de phlegmasie évidente, et par des linimens volatils et des fomentations alkalines ; le vésicatoire a aussi produit seul cet effet, et a constamment diminué la quantité du pus, quand le foyer était vaste.

Souvent aussi les fièvres puerpérales se terminent

par des dépôts dans le bassin, aux environs de la matrice. Les ligamens larges, les ovaires, les trompes, sont ordinairement le siége de ces dépôts; j'en ai vu dont le pus s'est évacué par les voies utérines; j'en ai remarqué qui se sont ouverts spontanément à l'extérieur, et d'autres dont le pus, écoulé dans la cavité du ventre, a promptement donné lieu à la mort (1).

Je termine les maladies qui suivent les couches, par un cas de paralysie de l'intestin rectum, que j'ai observé sur une fille de nos salles, à la suite d'un accouchement dans lequel la tête de l'enfant avait longtemps séjourné dans le bassin. Les matières fécales, retenues pendant plus de vingt jours, s'étaient ramassées en si grande quantité, qu'elles égalaient le volume de la tête d'un enfant à terme et avaient acquis une extrême consistance. Les lavemens ne pouvaient être introduits, les suppositoires irritans et les purgatifs furent sans action, et je ne parvins à délivrer cette malheureuse qu'en introduisant une curette dans le rectum, à l'aide de laquelle je divisai et amenai par parcelles cette énorme quantité de matières fécales endurcies. Après cette opération, qui fut assez pénible, l'intestin ne reprit pas de suite ses fonctions; mais, par le moyen des lavemens irritans, on empêcha une accumulation nouvelle d'excrémens, et la contractilité de l'intestin était rétablie lorsque la malade sortit de l'hôpital, vingt-neuf jours après cette dégoûtante opération.

---

(1) Voyez le Mémoire sur les dépôts des annexes de l'utérus.

Je vais esquisser le tableau des maladies dont l'homme est assailli à son entrée dans la vie, et quoique je n'indique que celles que j'ai observées dans l'hospice, ce qui est loin de compléter l'histoire de ces maladies, on les trouvera déjà bien nombreuses et bien pressantes, et on pensera sans doute avec moi que l'homme ne semble recevoir la vie que pour devenir tributaire de la douleur et de la mort.

L'hospice renferme un grand nombre d'enfans nouveaux-nés, dont les uns, exposés, lui viennent non-seulement de la ville, mais encore des départemens environnans, et les autres naissent dans l'hospice même. Ces enfans séjournent peu de temps dans la maison; chaque jour, par les soins de l'administration, on les distribue à des nourrices des départemens circonvoisins; elles les transportent, dans toutes les saisons, à des distances considérables, sans qu'ils en souffrent beaucoup. Le faible salaire qu'on donne à ces nourrices devient un secours très-important pour les pauvres habitans des départemens de l'Ardèche, de l'Ain, de l'Isère et du Mont-Blanc, aujourd'hui la Savoie. Comme ils sont destinés à faire partie de la population de ces pays, où la corruption des villes n'a pas encore pénétré, il nous est spécialement recommandé de les visiter chaque jour, et de veiller à ce qu'ils n'y portent point le germe de cette maladie qui a puni l'ancien monde de la découverte du nouveau.

Immédiatement après la naissance, l'enfant semble rechercher le sein qui doit le nourrir. Ses lèvres exécutent divers mouvemens, et souvent même elles exercent la succion avant qu'elles soient mises en contact avec le mamelon. Cette faculté, ou plutôt cet instinct animal, semblerait devoir appartenir à tous les enfans, à moins qu'ils n'apportassent en naissant des vices de conformation des lèvres ou de la bouche. J'ai vu cependant deux enfans bien conformés, privés de cette faculté instinctive; ni la présence du mamelon dans la bouche, ni l'excitation provoquée par le doigt promené sur les gencives, ne purent déterminer l'action des lèvres et de la langue, en vertu de laquelle la succion s'opère. Cependant, chez ces deux enfans, la déglutition s'exécutait parfaitement, et ils avalaient le lait que la nourrice leur faisait couler dans la bouche; aussi fut-on obligé de les nourrir de cette manière.

Plusieurs enfans présentent en naissant toutes les apparences de la mort; les uns, parce que le jeu des poumons ne s'établit pas, ce qui constitue l'asphyxie; d'autres, parce que le cerveau, comprimé par l'engorgement des vaisseaux sanguins, n'exerce pas son influence vitale sur les organes, ce qui produit l'apoplexie.

J'ai, le plus souvent, remédié avec succès à l'asphyxie, en débarrassant promptement la bouche et le pharynx des glaires qui les obstruaient; en exposant ces enfans à l'air libre, en titillant le larynx à l'aide d'une plume, en frictionnant la peau avec des linges chauds, en agitant tout le corps et en percutant les fesses d'une main, tandis que je soulevais les pieds de l'autre; enfin, en les plongeant dans un bain de vin chaud, et surtout en faisant sur la région précordiale des frictions ou des douches avec l'alkool ou des eaux spiritueuses aromatiques.

La saignée par le cordon m'a presque toujours suffi pour dégorger le cerveau et faire cesser l'état apoplectique. Au reste je puis affirmer, d'après mes observations, que les apparences d'une mort absolue chez les enfans nouveaux-nés, sont extrêmement trompeuses; j'en ai rappelé à la vie, à force de soins, qui présentaient tous les signes de la mort; j'en ai vu un, entre autres, qui, après avoir exercé ma patience pendant deux heures entières, se ranima au moment où j'allais l'abandonner.

J'ai vu périr plusieurs enfans qui depuis l'instant de leur naissance n'ont cessé de pousser des cris plaintifs, sans que l'examen le plus approfondi et l'ouverture de leurs cadavres m'aient révélé la cause de leur mort, sur laquelle je ne peux pas même hasarder des conjectures.

Quelques auteurs ont parlé d'une inflammation érysipélateuse particulière aux enfans nouveaux-nés, régnant épidémiquement dans certains hôpitaux. Aucun ne me l'a présentée dans le grand nombre de ceux qui ont passé sous mes yeux; un seul éprouva quelque chose de semblable, mais il fut reconnu que cette inflammation était l'effet de la malpropreté des linges dans lesquels on l'avait enveloppé lorsqu'on le plaça dans le tronc de l'exposition.

L'engorgement des glandes mammaires, commun aux deux sexes, occasione souvent aux nouveaux-nés de vives douleurs qui leur font pousser des cris. Cet état, qui n'a peut-être pas assez fixé l'attention du médecin physiologiste, n'est pas grave; une simple pression faite avec les doigts y remédie promptement, en évacuant un peu de lymphe ou sérosité lactescente.

Les premiers symptômes de la syphilis, si commune dans notre hospice, se manifestent dans les enfans nouveaux-nés par l'inflammation et l'exsudation purulente des paupières et de la conjonctive ; ce n'est jamais que secondairement que la bouche, les parties génitales, l'anus et les autres surfaces cutanées en sont infectées ; ce qui me porte à croire, avec quelques auteurs, que l'infection a lieu pendant l'accouchement, par le contact de la face avec les parties génitales de sa mère, et non dans son sein par intus-susception : c'est d'après cette opinion que j'ai eu soin de faire pratiquer, dans les parties génitales des femmes infectées, des lotions huileuses avant et durant le travail, moyen par lequel j'ai souvent prévenu l'infection de l'enfant. Peut-être cependant ce mode d'infection n'a-t-il lieu que lorsque la mère a été contaminée depuis la conception ; car les femmes qui sont affectées de cette maladie depuis long-temps, et chez lesquelles le vice paraît attaquer la masse des humeurs, accouchent presque toujours d'un enfant mort et décomposé, et le plus souvent avant le terme révolu de la grossesse. J'ai cependant vu une fille qui vivait avec un homme qui avait eu plusieurs maladies vénériennes, accoucher d'un enfant bien portant, quoiqu'on pût la soupçonner atteinte d'une vérole constitutive, la vulve étant couverte de porreaux. Contre mon avis, cet enfant fut confié à une nourrice saine, à laquelle il ne communiqua aucun mal, et lui-même ne présenta aucun symptôme syphilitique pendant le cours de son allaitement.

Mais un fait d'un autre genre, qui m'a paru plus extraordinaire et d'une explication impossible, est le suivant. Un enfant né d'une femme qui ne présentait aucun symptôme vénérien, mais dont le mari avait été affecté anciennement d'une vérole dont il se croyait bien guéri, présenta, peu de jours après sa naissance, les signes évidens d'une syphilis, qui commença par des chancres aux lèvres qui se communiquèrent bientôt au sein de la nourrice avec engorgement des glandes de l'aisselle. Les parens, examinés, ne présentant aucun accident vénérien, refusèrent de faire un traitement spécifique qui leur fut conseillé dans une consultation où j'avais appelé le docteur Petit et mon frère ; nous ne doutions pas, avec ce refus, que les enfans qui naîtraient encore de leur union, ne vinssent au monde contaminés. Eh bien ! le contraire eut lieu ; ils eurent successivement plusieurs enfans qui ne présentèrent aucun symptôme vénérien. Ne dirait-on pas que le premier enfant infecté a été comme un dépôt critique qui a terminé la maladie du père (1) ?

Tous les enfans entachés de la syphilis sont gardés dans la salle appelée la Crèche, et y périssent au bout de quelques jours. L'allaitement artificiel, qui réussit si bien en Suisse et dans quelques contrées du Nord, a presque constamment manqué l'effet que j'en espérais ; je n'ai vu que deux enfans échapper par son secours. Ce n'est pas qu'on n'ait essayé toutes les manières d'imiter les procédés de la nature dans l'acte de l'allaitement ; qu'on n'ait appelé à son secours la

---

(1) Depuis cette époque ma pratique m'a présenté plusieurs cas analogues.

mécanique pour imiter l'élasticité des seins, et la pharmacie pour donner au lait des animaux des qualités analogues à celui des femmes.

Les chèvres par lesquelles on a cru pouvoir remplacer les nourrices, soumises aux frictions mercurielles, pour fournir en même temps à l'enfant l'aliment et le remède, languissaient et périssaient dans l'espace de quelques jours. Il est probable que plusieurs causes, dont les principales sont le mauvais air des hôpitaux et l'état morbide des enfans infectés, rendront toujours inutiles dans l'hospice toutes les tentatives nouvelles d'allaitement artificiel auxquelles on pourra se livrer par la suite. Je ne connais qu'un moyen de sauver ces innocentes victimes, et je l'ai proposé à l'administration. Il consisterait à forcer les mères infectées à rester dans l'hôpital pour y subir un traitement, et à donner leur sein à l'enfant jusqu'à parfaite guérison de l'un et de l'autre. Il faudrait pour cette branche de service une infirmerie particulière ; il faudrait surtout un ordre de l'autorité supérieure pour exercer cette contrainte envers des femmes immorales et corrompues, dans le cœur desquelles tout sentiment de tendresse maternelle est éteint, et qui ne cèderont jamais ni à la voix de la religion ni au cri de la nature (1).

L'endurcissement du tissu cellulaire, vulgairement connu à l'hospice sous le nom de durétisme, en raison de la dureté qu'il imprime à la peau, s'observe surtout sur les enfans exposés dans les grands froids de

---

(1) Cette mesure a été adoptée par l'administration actuelle.

l'hiver et les nuits fraîches de l'automne et du printemps.

Quoiqu'il paraisse le résultat de l'action d'un froid vif et subit sur le système cutané, je soupçonne cependant qu'il a quelque analogie avec la syphilis; du moins ai-je observé qu'il s'est manifesté chez les enfans infectés de ce vice, nés dans l'hospice, sans que l'impression de l'air froid y fût pour rien. Je regarde cette affection comme spasmodique: elle marche et agit sur la peau comme le tétanos sur les muscles; elle commence par les joues, la région du pubis, la face dorsale des pieds, et s'étend successivement à tout le corps: la voix de ces enfans devient grêle, la peau indurée et roide, d'un rouge violet et comme marbrée, la constipation opiniâtre, symptôme qui a échappé à beaucoup d'auteurs. Cette maladie est presque constamment mortelle dans notre hôpital. Cependant quelquefois je l'ai combattue avec succès par les bains tièdes, les lotions huileuses, les peaux d'animaux récemment écorchés, dans lesquelles je faisais envelopper les petits malades; j'ai aussi d'autres fois employé des fomentations aromatiques, après l'usage des émolliens, mais toujours des lavemens laxatifs et des potions purgatives, en raison de la constipation opiniâtre.

J'ai rarement observé l'éclampsie, et je l'ai combattue avec succès, lorsqu'elle s'est présentée, par une application de sangsues derrière les oreilles, les bains et les laxatifs. Je n'ai jamais vu à la Crèche l'éclampsie vermineuse, parce que les enfans sont envoyés à la campagne avant que les lombrics, ces funestes insectes, aient pu se développer dans les entrailles.

L'ictère des nouveaux-nés ne m'a paru dangereux que quand il est produit par une lésion ou maladie organique du foie ; j'ai vu deux enfans qui y ont succombé. Il ne faut pas confondre avec cette jaunisse, cette couleur ictérique de la peau, commune à tous les enfans quelques jours après leur naissance, et qui cède à l'emploi des laxatifs, ainsi que les tranchées intestinales occasionées par la rétention du méconium.

Nos enfans sont souvent atteints d'une maladie connue sous le nom de *millet* ou *blanchet*. Cette affection, qui me paraît dépendre d'un état gastrique, se manifeste par des boutons milliaires d'un blanc laiteux sur la langue, la face interne des joues, les lèvres et le palais. Quelques doses de sirop de rhubarbe seul ou combiné avec la magnésie, un pansement qui consiste à frotter les boutons avec un linge fin et à les enduire ensuite de miel rosat, suffisent pour en triompher. Je n'ai jamais vu que l'espèce bénigne ; mais il en est une plus dangereuse, dans laquelle les boutons dégénèrent en aphtes et même en escarres gangréneuses ; elle est épidémique, et mon prédécesseur, qui l'observa pendant son majorat, en a donné une description dans le recueil des Actes de la Société de médecine de Lyon.

J'ai souvent observé le carreau ou l'engorgement des glandes du mésentère chez les enfans confiés à de mauvaises nourrices, et qu'on rapporte de la campagne, depuis que l'administration a sagement rétabli les visites. Une nourrice nouvelle et sûre est le meilleur remède qu'on puisse administrer à ces enfans, comme l'expérience me l'a démontré. Quand cela a été impossible, j'ai employé avec des succès variés, tantôt le sirop ou la teinture de rhubarbe combinés avec l'acétate de potasse, tantôt un mélange de sirop de quinquina et de cloportes, l'éthiops martial à petite dose, les cataplasmes et les fomentations toniques sur le ventre.

J'ai remarqué que les plaies, les infiltrations, les dépôts sanguins du cuir chevelu, et les fractures des os des extrémités, suite des accouchemens contre nature ou laborieux, guérissent avec une inconcevable rapidité.

La section du filet est une opération rarement nécessaire, à en juger par le petit nombre des cas qui se sont présentés à ma pratique : je ne l'ai pratiquée que lorsque le frein était attaché immédiatement à la pointe de la langue et bridait ses mouvemens, bien persuadé que, dans la majeure partie des enfans, la difficulté de prendre le sein tient au défaut de développement de la langue dans les premiers jours qui suivent la naissance. Les simples mouvemens de cet organe, résultat de la succion, sont suffisans pour y remédier : il serait à désirer que cette vérité fût plus généralement connue et détruisît l'habitude banale parmi le peuple de faire couper le filet à tous les enfans, opération qui n'est pas toujours exempte de dangers.

Les topiques spiritueux et astringens, appliqués dès le principe sur les hydrocèles congéniales des enfans nouveaux-nés, m'ont toujours suffi pour les guérir. La combinaison qui m'a le mieux réussi est le mélange du vin aromatique avec l'eau de chaux.

J'ai vu souvent des hernies congéniales de l'ombilic

chez les enfans : lorsqu'elles étaient récentes et peu volumineuses, je les ai traitées avec succès, au moyen d'une pelote fixée au centre d'un emplâtre de diachylum gommé, étendu sur de la peau, et maintenu par un petit bandage de corps ; mais quand elles étaient anciennes, présentant un long sac configuré comme un doigt de gant, qui s'érigeait pendant les cris de l'enfant, et formait un appendice de deux à trois pouces de long, je n'ai obtenu aucun résultat avantageux, ni de ce moyen, ni des brayers que les enfans ne peuvent que difficilement supporter ; dans ces cas je me suis convaincu, comme l'avait fait avant moi l'illustre Desaut, que ces hernies ne peuvent guérir que par la ligature et le retranchement du sac herniaire. Ma méthode qui diffère de celle du chirurgien de Paris, consiste, après avoir fait rentrer l'intestin, à pincer le sac entre les doigts, et à le percer au centre de sa base avec une aiguille enfilée d'un double fil, et à faire ainsi deux ligatures latérales : par ce moyen, j'obtiens une ligature plus égale et plus rapprochée de l'anneau ombilical. Au reste, l'opération ainsi pratiquée n'est ni douloureuse ni dangereuse (1).

Quant aux hernies inguinales, je les maintiens avec un seul suspensoir, jusqu'à ce que l'accroissement de l'enfant permette l'application du brayer.

Dans le grand nombre de défauts de conformation

---

(1) Voyez le Mémoire que j'ai publié sur ce sujet, inséré dans le journal de la Société de médecine de Paris, année 1811, page 41.

qui se sont présentés pendant la durée de mon exercice, je dois noter l'imperforation de l'anus que j'ai opérée une fois avec succès, les becs de lièvre simples ou compliqués de division de la voûte palatine, que j'ai toujours réunis dans les premiers jours de la naissance, sans avoir eu occasion de m'en repentir. Chez un enfant nouveau-né qui présentait ce vice de conformation, j'opérai la réunion de la lèvre, et après un mois, j'observai que l'écartement des os de la voûte palatine avait sensiblement diminué, ce qui me donnait l'espérance d'un rapprochement complet, lorsque cet enfant mourut à la suite de l'allaitement artificiel qui ne réussit presque jamais dans notre hospice. J'ai laissé cette pièce pathologique dans le cabinet que j'y ai fondé. Je dois noter encore les doigts réunis naturellement ou accidentellement, qu'il faut séparer et ramener à l'état normal par des incisions; opération que j'ai faite avec avantage, et pour laquelle j'ai imaginé une main de bois avec des appendices sur lesquels des lacs fixent les doigts séparés, de manière à en prévenir le recolement ou le reploiement; les doigts surnuméraires dont l'extirpation m'a toujours paru sans danger, mais qui exige beaucoup de ménagement, quand le doigt contre nature est enté sur la même articulation que son voisin; les pieds tordus ou bots par l'effet du défaut d'ossification de la partie inférieure du tibia, qui laissait sans appui les muscles adducteurs, difformité à laquelle j'ai remédié par le moyen aussi simple qu'ingénieux de notre célèbre mécanicien M. Jambon; enfin, les petites tumeurs contre nature, charnues, enkystées, osseuses, placées tantôt au bas des lobules de l'oreille, tantôt à la proximité des articulations; en général, l'expérience m'a appris que la soustraction de ces tumeurs, comme la plupart des opérations que l'on fait aux enfans nouveaux-nés, a rarement des suites fâcheuses, et que la plaie guérit rapidement, sans doute parce que chez eux la sensibilité n'est point encore assez exaltée pour que le sentiment de la douleur réagisse sur la totalité du système, et prépare les accidens nerveux et inflammatoires que nous redoutons si justement dans les grands sujets.

J'ai observé plusieurs fois le nœvus maternus ou tache de naissance; cette altération congéniale de la peau change sa nature et la transforme, dans les lieux où elle existe, en un tissu érectile, évidemment alimenté par des vaisseaux artériels qui lui donnent une couleur tantôt rouge, tantôt violette, avec ou sans élevure. Son siége le plus ordinaire était à la face, aux paupières, au front, aux joues, aux lèvres; je l'ai vu une fois sur le dos de la main, près du pouce.

Je n'ai jamais attaqué le nœvus avec l'instrument tranchant; mais lorsqu'il était placé sur un point qui offrait au-dessous une résistance qui rendait la compression possible, je l'ai exercée à l'aide d'une pelote fixée sur une tige d'acier élastique qui s'appliquait en forme de cercle sur le crâne, et je suis quelquefois parvenu par ce moyen à effacer le nœvus, et toujours à arrêter ses progrès, lorsque je ne l'ai pas détruit.

Parmi les maladies congéniales des enfans, qui peuvent apporter des obstacles à l'accouchement, j'ai noté plusieurs cas d'hydrocéphale, dans lesquels j'ai été obligé de pratiquer la perforation du crâne; deux cas d'hydropisie du ventre, dans l'un desquels je fus obligé d'inciser les parois de cette cavité, pour donner issue à une abondante collection de sérosité qui s'opposait à l'accouchement par les pieds; deux de spina bifida caractérisés par des tumeurs fluctuantes, l'une au bas de l'occiput, l'autre dans la région lombaire, assez volumineuses pour rendre difficile la sortie de ces enfans, qui n'ont pas survécu à cette maladie.

J'ai reçu deux acéphales, et, dans ces deux faits, les enfans n'ont donné aucun signe de vie.

Je terminerai ces observations par le narré d'une tentative infructueuse dirigée contre une maladie réputée incurable; elle fut faite sur un enfant de dix-huit mois, attaqué d'une hydrocéphale monstrueuse, dont la tête, conservée dans le cabinet de l'hospice, présente vingt-trois pouces de circonférence du front à l'occiput. L'eau paraissait à travers les fontanelles; et comme l'enfant éprouvait de fréquens mouvemens convulsifs, et exprimait ses souffrances par des cris lamentables, plus pour le soulager que dans l'espérance de le guérir, je hasardai de faire une ponction, au moyen de laquelle je donnai issue à une chopine de fluide séreux; une canule de gomme élastique que je plaçai dans l'ouverture, et dont je bouchai l'orifice, me permit de répéter chaque jour cette évacuation, que je favorisai par l'action d'un bandage compressif fait autour de la tête: ce moyen diminua l'intensité des douleurs, les cris cessèrent, le volume de la tête fut moindre; et je me félicitais d'avoir obtenu ce soulagement, lorsque le cinquième jour de l'opération l'enfant succomba. A l'ouverture du cadavre, je ne trouvai, dans cette énorme cavité du crâne, que quelques onces de substance cérébrale complètement macérée et sans consistance. Comment cet enfant a-t-il pu vivre si long-temps dans cet état ? La physiologie systématique serait fort en peine d'en rendre raison. Le célèbre Lecat avait essayé la même opération, il ne fut pas plus heureux que moi ; mais c'est dans les cas désespérés que les tentatives les plus hasardeuses sont permises (1).

Si les succès de la vaccination n'étaient pas aussi généralement connus, je pourrais faire ici l'histoire de son introduction dans notre cité, et des expériences solennelles faites sous ma direction dans cet hospice. Mais le procès est jugé, les adversaires ont disparu, et si les nombreux écrits publiés à cette occasion n'ont ni tout prévu, ni tout observé, il faut s'en prendre au temps ; qu'il nous suffise de savoir et de dire qu'il n'y a plus aucun doute sur la qualité préservative et l'innocuité de la vaccine, et que cette assertion dans ma bouche est le résultat de plus de douze cents expériences (2).

Après avoir passé en revue les maladies que j'ai observées sur les enfans nouveaux-nés, je vais noter les observations que m'ont fournies ceux des enfans qui sont élevés dans l'hospice, ou qui y sont retenus pendant leur vie par cause d'infirmités incurables. Leurs affections sont presque toutes chroniques.

---

(1) Cette observation a été imprimée avec tous ses détails dans le journal de la Société de médecine de Paris.

(2) C'est moi qui, le premier, ai vacciné à Lyon, le 5 germinal an IX (26 mars 1801).

J'ai vu les scrophules sous toutes les formes et dans tous les degrés, et je me crois en droit de conclure que ce vice particulier de la lymphe, qu'on nomme encore strumeux, est souvent produit par des causes bien différentes. C'est sans doute à cette différence de causes productrices, souvent très-difficiles à reconnaître, faute de renseignemens, qu'il faut rapporter le défaut de succès des traitemens généraux que les auteurs ont le plus particulièrement recommandés.

J'ai distingué à l'hospice deux espèces générales de strumes, l'une qui tient à un vice particulier de l'appareil de la digestion et de la nutrition, et l'autre qui n'est qu'une succession du vice vénérien héréditaire; ce qui m'a rendu raison des succès que j'ai obtenus tantôt par les amers et les martiaux (1), tantôt par les sudorifiques et les préparations mercurielles. Le seul moyen qui, quoique préconisé dans ces derniers temps, ne m'a jamais réussi, c'est le muriate de baryte; je l'ai cependant employé assez long-temps pour n'avoir pas à me reprocher d'avoir jugé son mérite trop légèrement.

La teigne, maladie assez fréquente parmi nos enfans, m'a présenté beaucoup de variétés dans ses espèces; souvent je l'ai vu exister avec une éruption comme dartreuse, répandue sur tout le corps; elle n'a jamais cédé qu'à l'application de la calotte, moyen douloureux, mais indispensable, que j'ai voulu vainement remplacer par les vésicatoires et les topiques

---

(1) De tous les amers, celui que j'ai employé avec le plus d'avantage est le vin de gentiane avec le carbonate de potasse.

de tout genre, sans en excepter celui que Saucerotte donne comme un remède assuré dans ses Mélanges de Chirurgie. J'ai constamment secondé l'effet des topiques par l'administration des dépuratifs donnés à l'intérieur, que j'ai variés suivant les altérations humorales que j'ai cru reconnaître.

J'ai vu deux éléphantiasis, maladie rare, confondue par quelques auteurs avec la lèpre dont elle diffère essentiellement. Dans les deux sujets qui me l'ont offerte, et dont l'un est encore à l'hospice, cette maladie ressemblait moins à celle dont Hippocrate a décrit les caractères dans son deuxième livre des Prognostics, qu'à celle qui est commune en Egypte et sur la côte du Malabar, et dont Avicenne a fait un tableau très-ressemblant.

Les engorgemens lymphatiques des grandes articulations, désignés sous le nom de tumeurs blanches, reconnaissent presque tous pour cause, chez nos jeunes gens, le vice scrophuleux; et comme il se lie presque constamment à la diathèse strumeuse, il est bien rare de pouvoir en obtenir la résolution par les dégorgemens sanguins, les sachets de plâtre mêlé avec le quinquina, la poudre de tan et le sel ammoniac, moyens que j'ai employés avec succès dans les tumeurs blanches de cause rhumatismale. Presque toujours ces engorgemens se terminent par la suppuration et la carie des cartilages et de la partie spongieuse des os, d'où il résulte des fistules et une diathèse purulente, qui ne laisse guère d'autres ressources que l'amputation. J'ai observé, contre l'opinion de quelques auteurs, qu'il fallait recourir de bonne heure à ce moyen extrême; car si l'on donnait à la fièvre lente le temps d'user les forces vitales, les malades succombaient quelques jours après l'opération. J'ai pratiqué dans le premier cas, avec beaucoup de succès, des amputations de cuisses et de bras, et j'ai été étonné de la promptitude avec laquelle les malades reprenaient et la santé et l'embonpoint; dans le second cas, au contraire, j'ai eu souvent des revers.

J'ai combattu avec succès la gibbosité vertébrale, l'un des symptômes les plus graves du rachitis, par le moyen conseillé par Pott, c'est-à-dire, l'ouverture des cautères aux environs de la courbure, que j'ai préférés aux moxas qui déterminent de plus vives douleurs sans produire des effets plus sûrs.

La nécrose des extrémités est fréquente parmi les enfans de l'hospice, et je l'ai souvent opérée avec succès en enlevant le séquestre à l'aide de la gouge et du maillet. J'en ai rencontré une de l'oreille interne, de la guérison de laquelle la nature fit tous les frais. Le séquestre contenait évidemment les canaux demi-circulaires et le limaçon; je l'ai déposé dans le cabinet de l'hospice.

Nos enfans sont rarement sujets à la pierre; je n'en ai rencontré que deux cas pendant la durée de mon service : je les ai opérés avec succès.

Je n'ai vu qu'un polype des fosses nasales, il était vésiculaire; j'en fis utilement l'arrachement, ce qui mit fin à une hémorragie nasale habituelle qui n'était pas sans danger pour la fille attaquée de cette maladie incommode.

J'ai observé une brûlure de la cornée transparente, qui avait blanchi et entièrement rendu opaque cette membrane, et conséquemment intercepté tout rayon de lumière. Elle se guérit en peu de jours, contre mon espérance, par l'exfoliation de la lame devenue opaque. Je n'employai pour obtenir cette guérison que des cataplasmes émolliens placés entre deux linges et arrosés avec de l'eau blanche.

J'ai préservé de l'hydrophobie une de nos filles qui, placée à la campagne, avait été mordue par un loup enragé, en cautérisant profondément avec le beurre d'antimoine sept à huit plaies faites à différentes parties de son corps, quoiqu'il se fût écoulé deux jours entre la morsure et l'application du caustique. Plusieurs autres personnes mordues par le même animal moururent enragées.

Les affections nerveuses sont très-fréquentes parmi nos filles de communauté. J'ai vu souvent l'hystérie et la catalepsie, que je crois en être un symptôme. Cette dernière maladie, devenue célèbre dans notre ville depuis quelque temps, ne m'a point offert les phénomènes merveilleux qu'on annonce, et que j'ai cependant recherchés de la meilleure foi du monde; mais en revanche, ce que je puis assurer, c'est que j'en ai fait cesser souvent les accès comme par enchantement, par le moyen de la saignée de bras.

J'ai combattu l'épilepsie, assez commune dans notre hospice, par les traitemens rationnels et par les moyens purement empiriques; les uns ne m'ont pas mieux réussi que les autres. Je dois cependant dire que l'établissement des exutoires a constamment amendé l'épilepsie, et que sur deux enfans ce moyen employé après beaucoup d'autres procura la guérison. L'ammoniac cuivreux, si fort vanté depuis quelque temps comme un spécifique de cette affection, m'a paru agir sur la sensibilité, de manière à éloigner et quelquefois à diminuer l'intensité de l'accès; mais je ne l'ai jamais vu produire une guérison radicale.

Si je m'en tiens au résultat de mes observations, hors un petit nombre de cas, l'épilepsie ne guérit que par l'effet de la crise de la puberté; si elle subsiste ou si elle naît après cette époque, je la crois incurable.

J'ai vu plusieurs fois la danse de St-Guy (Chorée): chez les enfans atteints de cette maladie, l'huile animale de Dippel est l'antispasmodique qui m'a le mieux réussi. Un garçon de la communauté, affecté à un haut degré de cette affection, a été guéri par l'opium. Ce fait m'a paru digne de remarque, à cause de l'âge du malade qui avait cinquante-quatre ans.

Le mouvement général imprimé aux solides et aux fluides du corps humain, au moment où l'homme et la femme deviennent aptes à se reproduire, a des effets surprenans sur les maladies chroniques et périodiques. Ce n'est pas seulement sur l'épilepsie et les autres affections nerveuses que cette turgescence des organes et des liqueurs exerce son empire; les maladies de tous les appareils fibreux, de tous les systèmes du corps se ressentent de son action. Ce surcroît de vie, habilement dirigé, peut en opérer la solution complète ou partielle. J'ai vu des caries, des fistules anciennes, des gonflemens dans les os, des engorgemens profonds, des dépôts froids, se dissiper sans qu'on pût en attribuer la cause à d'autres raisons qu'au développement de la puberté; tant il est vrai que la nature sait ménager des ressources là où l'art n'en aperçoit plus aucune; tant est bien fondée cette vérité, que le médecin n'en est que le ministre, et qu'il doit prendre pour règle de sa conduite le *quò natura vergit, eò ducendum.*

De toutes les institutions qui honorent l'humanité de nos pères, il n'en est peut-être aucune comparable à celle qui prépara à la vieillesse infirme et indigente l'asile où elle vient attendre, à l'abri des besoins, l'instant qui doit terminer sa carrière. Lyon est, je crois, la première ville qui a donné l'exemple d'un établissement de ce genre. En voyant rassemblés dans la même enceinte des vieillards de tous les états, le philosophe observateur peut suivre de l'œil la dégradation opérée sur l'esprit par le progrès des ans, et calculer les effets des causes accessoires qui la précipitent ou la ralentissent dans les différens individus; et le médecin, suivant la même marche, lier à ces observations tout ce qui se rapporte à l'action vitale, et à l'ensemble des phénomènes dont la vie animale se compose : car la vie de l'ame, quoique distincte de celle du corps, lui imprime les mouvemens qu'elle éprouve, et lui communique également sa force et sa faiblesse d'une manière plus évidente, lorsque l'une et l'autre arrivent à leur terme. J'ai été à même, plus qu'aucun autre de mes prédécesseurs, de faire sur cet objet des observations comparatives. La révolution, en bouleversant toutes les fortunes, a conduit dans cet hospice des vieillards qui n'étaient point destinés à l'habiter; des hommes des classes élevées et opulentes, réduits à la misère, ont recherché un asile jadis réservé à la classe ouvrière; et le pain du pauvre a été à cette époque l'unique ressource du riche.

Dès le mois de février, nos vieillards sont sujets à des hémorragies nasales qui se prolongent pendant la durée du printemps, et qui leur sont en général salutaires, sans doute parce qu'elles dégorgent le système veineux du cerveau, devenu variqueux par les progrès de l'âge. C'est à cet état variqueux, au moins autant qu'à la diminution de l'énergie du cerveau, qu'il faut rapporter la cause des étourdissemens dont ils se plaignent presque tous, et qui les rendent si sujets aux chutes. Le plus souvent j'ai laissé agir la nature dans ces hémorragies; une ou deux fois seulement, j'ai été obligé de recourir aux injections d'eau de Rabel, et au tamponnement des fosses nasales, en raison de l'extrême faiblesse causée par une abondante perte de sang.

J'ai remarqué que les hémorragies artérielles accidentelles sont aussi fâcheuses que les veineuses spontanées le sont peu : ces premières produisent presque aussitôt la résolution des forces, comme je l'ai observé souvent à la suite des plaies dans lesquelles des branches artérielles avaient été ouvertes.

Les apoplexies sont assez fréquentes dans nos infirmeries ; il est rare qu'elles ne soient pas suivies d'hémiplégie. Si le malade échappe une ou deux fois à cet accident, une récidive rapprochée ne tarde pas à l'emporter. Cette affection m'a paru presque toujours reconnaître pour cause des indigestions, genre d'accident que la frugalité du régime de la maison devrait prévenir, et qu'elle préviendrait réellement si les communications extérieures étaient entièrement défendues ; mais les plaisirs de famille sont les seuls qui restent à la vieillesse, et il serait trop dur de l'en priver, même pour prolonger de quelques jours un reste d'existence.

Les vieillards sont sujets aux indigestions, par deux

raisons : la première, c'est que, redevenus enfans, toutes leurs sensations semblent se concentrer dans celle du goût, ce qui les rend à la fois gloutons et gourmands ; la seconde, c'est que l'appareil de la digestion, usé et affaibli chez eux dans toutes ses parties, n'exécute plus qu'avec peine cette importante fonction ; aussi sont-ils encore sujets à des constipations opiniâtres, contre lesquelles toute la médecine purgative vient échouer, et qui sont pour eux les avant-coureurs de l'apoplexie. Ces constipations dépendent autant de la faiblesse des membranes intestinales que du défaut de la bile, qui tend chez eux à s'épaissir et à se cristalliser avec tant de force, qu'il n'y a rien de si commun que de trouver leurs vésicules pleines de calculs. Je dois citer l'observation curieuse d'une vieille femme très-maigre, chez laquelle on distinguait des pierres biliaires à travers les parois amincies de l'abdomen.

L'apoplexie, chez les vieillards, reconnaissant presque toujours les causes que je viens de signaler, c'est aux voies digestives que j'ai presque constamment adressé les remèdes propres à combattre cette maladie ; celui qui m'a le mieux réussi, c'est le tartrite antimonié de potasse à forte dose, étendu dans un véhicule cordial, auquel j'ai souvent associé des lavemens purgatifs.

Les catarrhes, avec ou sans fièvre, qui paraissent dès les premières fraîcheurs de l'automne et se continuent pendant l'hiver et le printemps, nous enlèvent un grand nombre de malades. Le peu d'énergie des systèmes vasculaires et exhalans en rend ordinairement, chez les vieillards, la crise très-longue et très incertaine; il en est cependant qui succombent promptement avec tous les symptômes du catarrhe suffoquant, et d'autres chez lesquels l'inflammation des membranes muqueuses prenant un caractère chronique, la maladie se termine par un épanchement séreux dans le thorax, qui devient également funeste. L'expérience m'a prouvé que, dans ces affections catarrhales, les béchiques incisifs, les préparations scillitiques et kermétisées, et même les toniques alexitères, étaient préférables aux émolliens et mucilagineux, qui conviennent tout au plus dans le principe ou au début de la maladie, lorsqu'elle est accompagnée de fièvre.

Les fièvres putrides ou adynamiques, que j'ai assez rarement observées chez nos vieillards, sont ordinairement devenues mortelles lorsqu'on n'a pas employé promptement les toniques, et qu'on a cru devoir préalablement combattre l'état saburral par des évacuans répétés.

Les diarrhées et les dyssenteries, que nous avons surtout remarquées dans l'automne, déterminent promptement un état de faiblesse qui devient funeste si on ne modère pas les évacuations alvines. La décoction blanche de sydenham, la conserve de rose, celle d'églantier, et surtout la thériaque vieille sont les moyens dont nous avons obtenu le plus de succès.

La paresse et la malpropreté sont deux vices ou plutôt deux habitudes de la vieillesse: on ne s'en étonnera point si on réfléchit à l'état de faiblesse et de stupeur dans lequel les organes du mouvement et le principe de la chaleur tombent progressivement; aussi les maladies de la peau sont-elles fréquentes à cette époque de la vie.

Le *prurigo senilis*, démangeaison des vieillards, est très-commun à l'hospice : il se complique quelquefois de la maladie pédiculaire ; le plus souvent il se borne à un dessèchement de l'épiderme, qui se réduit en une poussière farineuse ; souvent aussi des ampoules, et même des croûtes, succèdent à cette desquamation. Quelquefois des catarrhes opiniâtres cèdent à l'apparition, et se reproduisent avec la guérison de cette maladie. Nous la soulageons par des sudorifiques, des antiscorbutiques et des amers ; nous lui avons opposé, à l'extérieur, la pommade de manganèse avec succès.

Nous avons observé la zône milliaire, *pimphigus zona*. La cicatrice des vésicules ulcérées a conservé, jusqu'à la mort des sujets, le sentiment de chaleur brûlante qui accompagne l'apparition des vésicules.

Nos vieillards sont très-sujets aux érysipèles des extrémités inférieures, et rarement à ceux de la face. Ceux dont la teinte est jaunâtre cèdent aux applications toniques et aux vésicatoires : ceux qui se présentent avec un aspect livide ou bleuâtre, sont sans douleur vive ; ils se terminent ordinairement par gangrène, et éludent les moyens de guérison. J'ai lieu de penser qu'ils ne sont que les symptômes d'une diathèse scorbutique.

J'ai souvent remarqué l'engorgement et la suppuration des glandes maxillaires chez les vieillards. La marche de cet accident est lente et sans douleur vive. Je crois pouvoir, d'après la similitude des symptômes, en rapporter la cause à un principe strumeux, de la même nature que celui qui se développe dans l'enfance ; il reste à décider si c'est une maladie de nouvelle formation, ou, comme j'incline à le croire, le réveil d'un principe morbide assoupi par les forces de la vie pendant l'adolescence et l'âge mûr.

Toutes les évacuations spontanées, et surtout celles que la nature a établies depuis long-temps, doivent surtout être respectées, et sont en général favorables aux personnes âgées. J'ai souvent observé que, lorsque imprudemment nos vieillards laissaient cicatriser des ulcères qu'ils portaient depuis long-temps, des accidens graves se développaient dans toute l'économie, et on ne parvenait à les faire cesser que par le renouvellement artificiel de ces véritables émonctoires. J'ai vu deux fois des ulcères des membres inférieurs, qui s'étaient manifestés à la suite d'engorgement du foie et de la rate dont ils avaient été comme la crise, reproduire la maladie de ces organes en se cicatrisant. Dans ces deux cas, le renouvellement des ulcères par l'application d'un vésicatoire, dont on entretint avec soin la suppuration, dissipa promptement le nouvel engorgement.

En parlant des ulcères, je ne dois pas passer sous silence un fait extrêmement rare. Une femme très-âgée portait au-dessus de l'ombilic une tumeur, qui s'abcéda et donna lieu à un ulcère qui communiquait avec l'estomac. Elle vécut quatre mois avec cette ulcération; et j'ai souvent observé, dans l'appareil levé le matin, des alimens mangés la veille.

Les verrues carcinomateuses sont assez fréquentes chez nos vieillards, mais plus particulièrement chez les femmes. L'extirpation ou la ligature, lorsque le pédicule est mince, sont les deux moyens d'arrêter les progrès de leur ulcération, qui sont souvent très-rapides.

J'ai observé deux fois le ganglion nerveux accompagné d'excessives douleurs, chez des vieillards presque octogénaires; j'en fis l'extirpation avec succès.

Les plaies de tête offrent en général peu de dangers chez nos vieillards; les plus graves, celles même que nous avons vues accompagnées de dénudation et de fracture, se sont guéries assez promptement. Rarement nous avons observé qu'elles fussent compliquées de désordres consécutifs dans les premières voies, et surtout dans l'organe hépatique. A quoi cela tient-il? la compacité des os du crâne affaiblit-elle l'effet de la commotion sur l'organe cérébral? ou faut-il en chercher la cause dans le peu d'énergie de la sensibilité nerveuse, et dans la diminution du jeu des sympathies?

Les fractures des os longs s'observent souvent chez nos vieillards; mais les plus ordinaires sont celles du col du fémur, soit qu'ils tombent de leur hauteur ou de leur lit. La résistance des appareils musculaires étant presque nulle chez eux, il n'est pas étonnant que le centre de gravité, dans la chute, porte sur le grand trochanter, et que l'effort, divisé sur les deux branches de l'espèce de compas que le fémur forme par la rencontre de son col avec son corps, agisse sur la plus faible et la rompe.

L'impossibilité d'employer chez nos vieillards décrépits les bandages à extension permanente, qu'aucun d'eux n'a pu supporter, m'engagea d'abord à ne prescrire que le repos dans la situation horizontale, en fixant le pied à la traverse inférieure du lit, au moyen d'un lien; mais ayant bientôt reconnu que ce lien ne bornait que très-imparfaitement les mouvemens de l'extrémité fracturée, et qu'il avait encore l'inconvénient d'attirer en bas le corps du malade, j'eus recours à un expédient que je crois plus rationnel et plus commode ; c'est un coussin de balouffe placé sous la cuisse, de manière à ce qu'en la soulevant elle se trouve, ainsi que la jambe, dans un état de flexion. Ce procédé, qui ne fatigue pas le malade, est celui que j'ai adopté avec assez peu de succès, nos malheureux vieillards faisant rarement les frais de la durée si longue du traitement de ces fractures.

C'est avec raison qu'on a avoué que la formation du cal était très-retardée dans la vieillesse ; je puis affirmer que dans deux sujets morts, au soixantième jour, d'une fracture du col du fémur, je n'ai trouvé dans les points de contact des pièces fracturées qu'une humeur rougeâtre peu consistante, nullement glutineuse, et quelques brides ligamenteuses qui traversaient la fracture en divers sens. Je n'entreprendrai pas de décider quelle est la nature de cette humeur, dans laquelle certains auteurs n'auraient pas manqué de voir un suc osseux mal élaboré. Je dois dire que l'un de ces deux vieillards, qui s'était fracturé le col du fémur, près la porte du faubourg Saint-Clair, marcha jusqu'à l'hospice, soutenu seulement par un de ses parens, qui l'y ramena. Cette circonstance aurait pu éloigner l'idée d'une fracture ; mais il me fut aisé de la reconnaître par les signes qui la caractérisaient.

Les hernies étranglées que nous observons très-souvent, donnent lieu assez ordinairement à des accidens funestes : la lenteur avec laquelle l'inflammation se développe dans l'anse de l'intestin étranglé, retarde le développement des accidens, et fait que l'opération est rarement pratiquée à propos ; lorsque même l'intestin, mis à découvert, paraît sain à l'œil, le plus souvent les accidens gangréneux se manifestent après sa réduction, et emportent le malade. Je crois pouvoir attribuer cet effet au défaut d'énergie vitale, et peut-être aussi à la crainte morale du danger ; cette action de la crainte sur le moral des vieillards, qui semblerait devoir se ralentir en raison proportionnelle de la diminution de la sensibilité, est cependant extrêmement puissante, et plus peut-être, toutes choses égales d'ailleurs, dans cet âge de faiblesse et de décrépitude, que dans celui de la vigueur et de la jeunesse. La vérité de cette assertion est bien prouvée dans les fièvres intermittentes et rémittentes que le voisinage des marais Perrache rend quelquefois épidémiques dans notre hospice. Plusieurs vieillards qui en ont été attaqués dans les années qui ont suivi les désastres de notre malheureuse ville, ceux dont la conscience n'était pas nette des reproches faits aux anarchistes, exprimaient une crainte violente de la mort, et succombaient dans des accès pernicieux, malgré les secours les plus prompts et les plus énergiques, dans un espace de temps très-limité, tandis que les autres éprouvaient le bénéfice d'un traitement méthodique. Mais jamais l'effet de cette terreur ne m'a paru plus frappant qu'à l'époque où un crime affreux fut commis dans l'hospice; et, sans nommer ici personne, je dirai qu'un vieillard, qui n'était peut-être pas étranger au complot dont l'infortuné M. Joyeux (1) fut victime, surpris d'une fièvre tierce ordinaire qui régnait alors, succomba au troisième accès, avec tous les signes d'une profonde terreur, sans que les excitans les plus énergiques pussent le tirer de l'horrible stupeur qui imprimait à tous ses traits l'image d'une mort anticipée.

Le cancer des mamelles est assez fréquent parmi nos vieilles femmes. Sa marche n'est pas toujours lente, comme leur âge avancé semblerait l'indiquer : j'en ai observé dont les douleurs étaient extrêmement aiguës, et qui marchaient avec rapidité vers l'état funeste ; cependant je n'ai jamais osé pratiquer l'opération dont l'issue, dans une extrême vieillesse, ne pouvait être que douteuse. Je me suis borné à employer le traitement palliatif, qui a consisté à stupéfier la sensibilité de la tumeur ulcérée par l'application des préparations d'opium et par un régime convenable. Je puis assurer que j'ai obtenu des succès fort satisfaisans pour calmer la douleur et borner l'érosion des parties, des pommades et des emplâtres opiacés.

Une maladie, que j'aurais cru devoir être plus fréquente parmi nos vieillards, est le sphacèle des extrémités, la gangrène sénile de Pott ; je ne l'ai rencontré que deux fois : dans le premier cas, il s'annonça par des douleurs atroces dans les orteils ; dans le deuxième, il commença par un prurit insupportable. L'un et l'autre malades succombèrent avant le huitième jour, malgré l'emploi des remèdes conseillés dans cette maladie.

---

(1) M. Joyeux, directeur de l'hospice, fut assassiné par le nommé Bise, enfant naturel.

Les rétentions d'urine produites par la paralysie de la vessie sont, comme on doit le présumer, très-fréquentes dans nos infirmeries. Indépendamment du cathétérisme, secours d'urgence, j'ai dirigé contre cet accident la classe nombreuse des remèdes propres à réveiller l'action contractile de la vessie, soit intérieurement, soit extérieurement. Je n'ai jamais obtenu que des guérisons momentanées, suivies de rechutes prochaines.

La suppression d'urine, non moins fréquente que la rétention, a toujours été chez nos vieillards au-dessus de toutes les ressources de l'art, et j'ai souvent remarqué que, dans cette affection, les sueurs contractaient une odeur urinaire.

Un grand nombre de nos vieilles femmes sont sujettes à des prolapsus ou chutes de l'utérus, dont la plupart, sans doute, reconnaissent pour cause le défaut de précautions à la suite d'accouchemens, qui remontent à beaucoup d'années. J'ai cru remarquer encore à cet accident une autre cause, que je vais signaler : lorsque l'utérus cesse de jouir de la vie particulière qui lui est propre, il acquiert souvent une consistance comme cartilagineuse qui augmente son poids et son volume ; j'en ai même rencontré un tout pétrifié, que j'ai déposé au cabinet de l'hospice. Assez souvent j'ai vu cet organe hors de la vulve, pendant entre les cuisses, et sa surface offrant une enveloppe semblable à la peau. Dans ces cas, la matrice a perdu son droit de domicile dans le vagin, et on ne peut employer des pessaires pour la contenir ; aussi j'ai toujours été forcé de les remplacer par des suspensoirs.

Le cristallin a aussi, à cette époque avancée de la

vie, de grandes dispositions à perdre sa transparence, et à devenir complètement opaque et même pierreux; aussi voyons-nous beaucoup de cataractes dans nos infirmeries. J'en ai opéré quelques-unes avec succès; mais le plus grand nombre de ceux auxquels j'ai pratiqué cette opération ont perdu la vue peu de temps après; ce qui m'a décidé, sur la fin de mon exercice, à ne plus faire une opération aussi douteuse dans son issue, et qui, dans l'hypothèse la plus favorable, procure un bienfait si mince et si court aux vieillards qui la subissent.

L'ossification des artères et des membranes s'est présentée si souvent à mon observation dans les ouvertures de cadavres des vieillards, que je la crois commune, et ne fais que l'indiquer; mais une observation plus rare, que j'ai cependant eu occasion de vérifier plusieurs fois, c'est la dégénération de la fibre musculaire en une substance absolument adipeuse. Cet accident peut-il être une suite de l'abus du vin? je n'ose le dire; mais les sujets qui me l'ont présentée étaient connus pour aimer beaucoup trop cette liqueur, et pour en faire excès.

Lors même qu'aucune maladie ne viendrait terminer la vie des hommes, il est un terme qu'elle ne peut point dépasser. Les naturalistes ont vainement cherché à le fixer, en le combinant sur les proportions données avec l'accroissement de l'individu; mais, en cette matière comme en beaucoup d'autres, le calcul, reposant sur des probabilités, ne peut donner que des résultats incertains. Pour tel ou tel individu, dans tel ou tel climat, la mort naturelle arrive à 80, 90, 100 ans, et quelquefois au-delà. J'ai eu occasion d'en voir quelques-unes ; toutes étaient à termes inégaux. Une mort pareille n'a rien d'effrayant ni de douloureux ; les organes éloignés du centre perdent de proche en proche et sans souffrance les facultés qui leur sont propres ; la destruction marche, pour ainsi dire, à pas comptés ; le cœur et la tête vivent encore, que tout le reste de la machine a déjà subi la loi commune et inévitable. Mais un instant avant la consommation du sacrifice, la pensée semble reprendre, chez quelques-uns, toute la vigueur de l'âge et de la force, les souvenirs généreux se pressent dans ce cerveau qui, dans un instant, cessera d'être ; et l'expression de ces souvenirs a quelque chose de solennel et d'attachant. Ordinairement le vieillard sent et annonce sa mort ; toujours il la fait précéder d'exhortations religieuses qu'il adresse aux assistans, et de bénédictions qu'il répand sur les siens. Le spectacle d'une mort pareille n'a rien de lugubre ; les larmes qu'il arrache ne sont ni les larmes de la joie, ni celles de la douleur ; elles appartiennent à un sentiment tendre qui émeut et console.

Ici se termine le tableau très-succinct de mes observations pendant la durée de mon exercice. Quoiqu'il ne contienne que des aperçus, j'ose espérer qu'il ne sera pas sans utilité à ceux qui, avec plus de génie que moi, suivront la même carrière. Les plus brillantes découvertes, en fait de science, tiennent souvent à des remarques en apparence peu importantes. Qui ne sait que la chute d'une pomme sur la tête du grand Newton lui donna la première idée des lois de la gravitation ?

Après avoir satisfait à mon devoir comme médecin, qu'il me soit maintenant permis d'épancher les sentimens de mon cœur, et d'offrir mon tribut à l'amitié et à la reconnaissance. Les jours que j'ai passés dans cet hospice seront dans tous les temps l'objet de mes plus chers souvenirs; c'est ici qu'en vivant au milieu des êtres souffrans et infortunés, j'ai appris à compatir au malheur; c'est ici que j'ai acquis des amis, parmi ces hommes respectables à tant de titres, qui vouent leur existence tout entière à l'exercice de la charité, et qui font à la conservation de cette institution de bienfaisance le sacrifice des talens avec lesquels ils eussent pu acquérir, au sein de la société, plus de gloire, mais moins peut-être de ces jouissances délicieuses que procure le sentiment du bien qu'on a fait. Si mon cœur a été déchiré par un de ces crimes affreux dignes du dernier supplice, j'ai été consolé, autant qu'il est possible de l'être à un ami qui a perdu si cruellement son ami, par la douleur profonde de tous les habitans de cette maison, et par le retour de cette discipline sévère, mais indispensable, dont la licence des temps révolutionnaires avait pris la place (1).

J'aime à compter sur la reconnaissance des élèves que j'ai formés dans l'art des accouchemens et dans le service chirurgical de l'hospice; car je ne crois pas que l'ingratitude soit un vice inhérent au cœur de l'homme, comme le prétend une fausse et farouche philosophie.

Celui qui est destiné à me succéder, formé à l'école

---

(1) Je désigne l'assassinat du malheureux directeur de l'hospice, M. Joyeux.

des plus grands maîtres, nourri de l'instruction la plus solide, s'est fait remarquer par des succès brillans dans la théorie de notre art; j'aime à lui en présager, dans la pratique, d'aussi glorieux, dont je ne serai jamais jaloux. Le seul avantage que je lui envie dans cet hospice, c'est cette honorable association de services avec le doyen des médecins de cette cité, avec mon vénérable ami, le docteur *Brac*, dans l'intimité duquel j'ai trouvé tant de jouissances et d'instruction pratique. Que sa modestie ne s'offense pas de l'hommage solennel que je rends à ses vertus, car je ne suis que l'écho des pauvres et des malheureux, et je proclame l'opinion de toute la ville.

Quant à vous, Messieurs les Administrateurs, daignez recevoir l'expression de ma reconnaissance pour les encouragemens pleins de bonté que vous avez accordés, dans tous les temps, à moi et à la branche de service dont j'étais chargé.

Comment pourrai-je assez exalter votre zèle philanthropique et votre dévouement généreux à l'intérêt des pauvres! Que seraient mes faibles éloges à côté de la récompense que procure au bienfaiteur le spectacle de son ouvrage! que seraient-ils surtout auprès de ces tributs d'estime et de reconnaissance qui vous sont justement payés par tous nos concitoyens!

OBSERVATIONS

Et Réflexions

SUR

LES DIVERS MODES D'ALTÉRATIONS ORGANIQUES QU'ÉPROUVE LE FOETUS QUI PÉRIT DANS LE SEIN DE SA MÈRE.

Malgré les sages précautions de la nature pour protéger et conserver l'existence du fœtus pendant le cours de la grossesse, des causes assez nombreuses peuvent cependant la détruire. Devenu alors corps étranger pour l'organe qui le renferme, il semblerait que son expulsion devrait être le résultat immédiat de l'accident qui lui a donné la mort. L'observation prouve cependant que l'enfant qui périt dans le sein maternel peut y séjourner long-temps, et, ce qui est plus extraordinaire, y rester sans subir les lois de la décomposition putride, comme on le croit vulgairement, et même sans que la santé de la femme en soit notablement altérée. Plusieurs faits, que je rapporterai dans ce mémoire, démontreront la vérité de ces assertions. J'en présenterai quelques autres qui feront connaître les circonstances particulières qui favorisent la putréfaction du fœtus mort dans le sein de sa mère, et les accidens graves qui en sont la funeste conséquence; mais avant d'exposer ces observations diverses, je crois devoir présenter quelques considérations générales sur la décomposition putride dans les corps organisés, considérations qui serviront à expliquer ce que ces observations peuvent au premier abord présenter d'extraordinaire.

Tous les corps animés sont susceptibles, après la mort, d'une espèce de fermentation ou mouvement de décomposition qui tend à désunir les principes qui les constituent, et à en former de nouvelles combinaisons. C'est ainsi que, par un travail qui n'est jamais interrompu, la nature crée de nouveaux êtres avec ceux qu'elle détruit, et que, malgré la vieillesse et la mort, elle s'entretient dans une vigueur et une jeunesse perpétuelles, comme l'a dit éloquemment un écrivain moderne. Ce mouvement intestin des corps animés, qui les décompose lorsqu'ils sont privés de la vie, s'appelle putréfaction. Tout le monde connaît les changemens qui s'opèrent dans les corps organisés qui passent à l'état septique. Leur couleur s'altère et devient livide, noirâtre ; ils exhalent une odeur pénétrante et fétide, leur saveur est nauséabonde et rebutante, bientôt ils perdent leur forme et leur tissu, et répandent dans l'atmosphère des vapeurs et des gaz qui s'y dissolvent. Lorsque tous ces principes volatils se sont échappés, il ne reste de ces corps qu'une espèce de terreau qu'on est convenu d'appeler terre animale, et qui contient des matières grassses et des sels de différente nature.

Plusieurs circonstances peuvent retarder ou accélérer la marche de ces phénomènes : on a remarqué qu'une atmosphère un peu humide et présentant une chaleur de vingt à vingt-cinq degrés, hâtait la putréfaction ; tandis qu'une température très-froide ou très-chaude, et en même temps sèche, l'arrêtait et l'empêchait même entièrement, comme cela arrive dans les zones glaciales et dans les climats brûlans.

L'air atmosphérique est, sinon le seul, du moins le principal agent de la décomposition putride; aussi les substances animales placées dans le vide, sous le récipient de la machine pneumatique, ne se décomposent qu'avec une extrême lenteur, et peut-être ne se décomposeraient nullement s'il était possible d'opérer un vide parfait. C'est par la même raison qu'on explique pourquoi les cadavres des noyés, retenus accidentellement au fond de l'eau, peuvent se conserver long-temps. L'air contenu à l'état latent dans le tissu des parties animales, contribue sans doute, en se dégageant, à en rompre la continuité pendant l'acte de la putréfaction. Je n'expliquerai pas en vertu de quelles lois ce dégagement s'opère, ni quelles sont les combinaisons auxquelles on doit la formation instantanée et les propriétés de ces gaz ou substances aériformes. Il me suffira de dire qu'il est certain que la décomposition commence par les surfaces extérieures, et que les organes profonds, garantis par des enveloppes ou parois solides, sont les derniers à se putréfier, parce qu'ils sont les derniers exposés au contact de l'air.

Comme je l'ai dit précédemment, ces observations générales sur la putréfaction des corps privés de la vie, devenaient nécessaires pour rendre raison de plusieurs phénomènes qui se rattachent aux faits que je rapporte dans ce mémoire. Pour les exposer avec ordre, je les divise en deux classes : dans la première, je comprends ceux qui constatent que l'enfant mort dans l'utérus, ne se putréfie pas lorsque les membranes qui contiennent les eaux de l'amnios restent intactes; je range dans la seconde ceux qui prouvent que le fœtus passe promptement à l'état de décomposition putride, lorsque le col de la matrice étant ouvert, et les membranes rompues, il se trouve en rapport avec l'air extérieur. Les altérations qu'il éprouve dans le premier cas, m'ayant présenté des différences suivant les époques de la grossesse, je rapporte successivement les observations qui établissent ces différences. Je termine ce mémoire par les résultats généraux des faits que j'ai rassemblés, et par les inductions qu'on peut en tirer pour l'art de guérir.

PREMIÈRE CLASSE.

Mort du fœtus, les membranes de l'œuf restant intactes.

ARTICLE PREMIER. Mode de décomposition de l'enfant qui périt avant d'avoir acquis une certaine consistance, c'est-à-dire à un mois, six semaines, et même deux mois de grossesse.

PREMIÈRE OBSERVATION.

Mad. Chamonard, enceinte de six semaines, avait éprouvé de vives impressions morales à la fin du premier mois de la gestation. Quinze jours après elle ressentit des coliques, et la matrice expulsa de sa cavité, avec beaucoup de sang, un corps mollasse, arrondi, en partie parenchymateux et en partie membraneux, que je reconnus être un véritable placenta. J'ouvris la partie membraneuse, il n'en sortit qu'un fluide visqueux, et je cherchai vainement l'embryon dans cette cavité.

DEUXIÈME OBSERVATION.

La femme Tilliet se croyait enceinte d'environ un mois et demi, lorsqu'elle éprouva des tranchées utérines qui augmentèrent par degrés pendant six jours. Le septième, la matrice se débarrassa d'un placenta du volume d'un gros œuf de pigeon. Je l'ouvris en présence de mon secrétaire, M. Roussel, et je trouvai sa cavité remplie d'une eau épaisse et comme gommeuse, dans laquelle je ne pus découvrir aucun vestige d'embryon.

TROISIÈME OBSERVATION.

Mad. Creuset, dont les règles avaient été supprimées depuis trois mois, avait eu beaucoup de peines physiques à six semaines de grossesse, et avait éprouvé alors des douleurs qui lui firent croire qu'elle avorterait. Mais ce ne fut qu'un mois et demi après cette époque que le travail de l'avortement se déclara, et fut accompagné d'une perte de sang très-abondante. La matrice expulsa, au bout de quelques heures, un placenta de la grosseur d'un œuf de dinde, dont la cavité membraneuse contenait un fluide comme mucilagineux, dans lequel je ne trouvai aucune trace d'embryon.

QUATRIÈME OBSERVATION.

Mad. Ponchon, âgée de vingt-deux ans, se croyait enceinte d'environ deux mois, lorsque, après des contractions très-douloureuses et une perte abondante, l'utérus expulsa un placenta intact, de la grosseur d'un œuf de poule; j'ouvris sa cavité, qui était remplie d'une sérosité épaisse, au centre de laquelle nageait un filet membraneux qui naissait en arrière d'un lacis de vaisseaux qu'on y distinguait.

CINQUIÈME OBSERVATION.

Mad. de Verna éprouva, sur la fin du premier mois de sa première grossesse, une vive frayeur qui fut incontinent suivie de douleurs rénales et d'une hémorragie utérine. Je lui pratiquai une petite saignée de bras, qui arrêta les accidens. Elle garda le repos du lit dans une position horizontale, et j'espérais que l'avortement n'aurait pas lieu, lorsque, le vingt-troisième jour, à dater de l'époque où Madame avait été effrayée, la matrice chassa un placenta gros comme un œuf de poule et parfaitement intact. J'ouvris avec soin sa cavité membraneuse, que je trouvai remplie d'une sérosité roussâtre; mais j'y cherchai vainement l'embryon.

SIXIÈME OBSERVATION.

Mad. Valentin avait une suppression de règles depuis trois semaines, lorsque, à l'occasion d'un évènement politique, elle éprouva une vive impression morale. A la fin du deuxième mois de cette suppression, elle fut affectée d'une perte et de coliques utérines, qui lui firent rendre une poche cellulo-membraneuse du volume d'un gros œuf de poule. Elle était pleine de sérosité qui la distendait dans tous ses points : je l'ouvris en présence de mon secrétaire, M. Pasquier; nous n'y trouvâmes aucune trace d'embryon, quoique ce fût un véritable placenta.

ARTICLE II. Altération qu'éprouve le fœtus qui périt dans la matrice, du deuxième au cinquième mois de la grossesse.

PREMIÈRE OBSERVATION,

Communiquée par M. Morel, ancien chirurgien distingué de notre ville.

Mad. Minet éprouva une vive frayeur au troisième mois d'une grossesse. Elle ressentit presque aussitôt des douleurs qui firent craindre l'avortement : ces douleurs se calmèrent; mais, dans les mois suivans, le ventre ne s'éleva point, quoique les règles restassent toujours supprimées. A neuf mois révolus, le travail de l'accouchement se déclara, et l'utérus rejeta un embryon flétri, desséché et sans odeur putride. Il paraissait, d'après son volume et celui du placenta, qui ne s'était point accru, avoir péri à l'époque de l'impression morale. M. Morel a long-temps conservé cet avorton dans l'esprit-de-vin.

DEUXIÈME OBSERVATION.

Une dame de Marseille, enceinte pour la cinquième fois, éprouva, au quatrième mois de sa grossesse, beaucoup de symptômes qui lui firent croire que son enfant avait perdu la vie. Au huitième mois, elle consulta notre estimable collègue, le docteur Raillard, et lui annonça que, depuis quatre mois, elle n'avait plus senti bouger son enfant; que depuis lors son ventre ne s'était point accru, et qu'elle était restée valétudinaire. Trente-six heures après l'emploi de quelques remèdes réclamés par la nature des accidens qu'éprouvait cette dame, la matrice expulsa un fœtus qui paraissait n'avoir que quatre mois. Il était desséché et ridé, comme s'il eût été tenu en macération dans de l'alcohol; le placenta, aplati, offrait la consistance d'une éponge sèche, et n'exhalait, ainsi que le fœtus, aucune odeur putride.

TROISIÈME OBSERVATION.

Mad. Forest, orfévre, demeurant à Lyon, rue de la Pêcherie, n.° 33, éprouvait, depuis cinq mois, une suppression de règles accompagnée des mêmes symptômes qui avaient signalé ses précédentes grossesses. Dans le commencement du quatrième mois, il lui était survenu une perte utérine qui, ayant duré plus de vingt jours, avait été suivie de l'affaissement progressif de l'abdomen. Peu de temps après, des douleurs expulsives de la matrice procurèrent la sortie d'un fœtus qui paraissait, à en juger par son volume, avoir péri au troisième mois de la gestation. Il était flétri et desséché, ainsi que le placenta et les membranes, qui ne contenaient presque pas d'eau dans leur cavité. Ce produit de la conception ne répandait aucune odeur fétide, et était recouvert d'une matière terreuse de couleur grisâtre.

QUATRIÈME OBSERVATION.

Une femme d'Oullins, village des environs de Lyon, avait eu en 1808 un accouchement contre nature, pour lequel le chirurgien qui l'assistait réclama mes secours. Une année après, redevenue enceinte et ne sentant plus les mouvemens de son enfant après quatre mois de grossesse, elle vint me consulter. Comme elle était fraîche et bien portante, je ne lui prescrivis point de remèdes, la cessation des mouvemens de son enfant ne pouvant être regardée comme un signe certain de sa mort. Vingt jours avant le terme révolu de la grossesse, elle accoucha d'un fœtus desséché et flétri, sans odeur putride. Son volume annonçait qu'il était mort au quatrième mois de la gestation.

CINQUIÈME OBSERVATION,

Communiquée par M. Perret, chirurgien à Chazelles, près Lyon.

La femme Marduel, de la commune de Morancé, canton d'Anse, département du Rhône, âgée de dix-sept ans, d'un tempérament sanguin et d'un caractère violent, avait ressenti, au quatrième mois d'une première grossesse, les mouvemens de l'enfant qu'elle portait dans son sein. Quelques jours après elle se livra à un fort accès de colère, et le fœtus cessa d'exécuter des mouvemens. On espéra qu'une saignée de bras les rétablirait, mais elle n'eut pas ce résultat; l'affaissement des seins, la dépression et la diminution successive du ventre, les malaises généraux et surtout la cessation soutenue des mouvemens de l'enfant, firent soupçonner qu'il avait perdu la vie. Après deux mois passés dans cet état, cette femme accoucha d'un fœtus mort, flétri, déprimé dans toutes ses parties, et n'exhalant aucune mauvaise odeur. Son poids, qui était de treize onces, paraissait annoncer qu'il avait péri à quatre mois et demi de grossesse, époque correspondante au violent transport de colère que cette femme avait éprouvé.

ARTICLE III. Altération qu'éprouve l'enfant qui périt dans la matrice, du cinquième au neuvième mois de la grossesse.

PREMIÈRE OBSERVATION.

La nommée Jeanne, fille qui vint faire ses couches à l'hospice de la Charité, était sur la fin du septième mois de sa grossesse, lorsqu'elle eut avec quelqu'un une dispute si violente qu'elle fut sur le point d'en venir aux mains. A dater de cette époque, elle ne sentit plus les mouvemens de son enfant, éprouva des maux de cœur, de l'oppression et un dégoût absolu pour toute espèce d'alimens. Son ventre, mou et relâché, suivait les diverses inclinaisons du corps, et lui donnait la sensation d'un poids très-incommode. Douze ou quinze jours se passèrent dans cet état, et au bout de ce temps les douleurs de l'enfantement se firent sentir. Elles duraient depuis dix-huit heures environ, lorsque cette fille se rendit à l'hospice. Bientôt elle accoucha d'un enfant mort, dont la peau était macérée; l'épiderme s'en détachait et formait des phlyctènes; aucune odeur fétide ne s'en exhalait.

DEUXIÈME OBSERVATION.

En 1808, je fus appelé par madame Bruny, sage-femme à la Guillotière, pour terminer un accouchement contre nature. La femme qui le présentait était dans le neuvième mois de sa grossesse, et n'avait pas ressenti les mouvemens de l'enfant depuis plus de quinze jours. Le fœtus, que je retournai et que j'amenai par les pieds, était macéré et friable ; l'épiderme se détachait de la peau. Une grande portion des intestins sortait à travers une rupture qui s'était faite sans effort aux parois de l'abdomen, au moment où il traversait le vagin. Ce fœtus mort n'exhalait point de mauvaise odeur.

TROISIÈME OBSERVATION.

La femme d'un chargeur éprouva une vive frayeur au sixième mois de sa grossesse, et, à dater de cette impression morale, son enfant n'exécuta plus de mouvemens. Quinze jours après, la matrice se débarrassa d'un fœtus macéré, présentant quelques taches violettes, recouvertes de phlyctènes sur différentes parties du corps, mais ne répandant aucune odeur putride.

QUATRIÈME OBSERVATION.

L'épouse du général César Berthier était au septième mois de sa grossesse, lorsque, se promenant en voiture, elle éprouva une secousse violente, suivie d'une douleur vive, mais de courte durée, dans le ventre et les lombes. Dès cet instant son enfant cessa de se mouvoir, et au bout de trois semaines les douleurs de l'enfantement se déclarèrent dans la soirée. Ayant reconnu que le fœtus se présentait dans une mauvaise position, j'allai, en présence du docteur Parat et de mon frère, chercher les pieds, et j'amenai un enfant dans un état de macération tel que les intestins sortaient à travers les parois du ventre, dont la texture n'offrait aucune résistance. Ce fœtus ainsi décomposé n'exhalait cependant aucune odeur fétide.

CINQUIÈME OBSERVATION.

Madame Brossette, demeurant à Lyon, cour des Carmes, avait fait une chute sur le ventre, au sixième mois de sa troisième grossesse. A dater de cet accident, elle ne ressentit que des mouvemens obscurs de son enfant; ils cessèrent ensuite d'une manière complète. Dans le commencement du séptième mois, après avoir éprouvé quelques douleurs qu'elle reconnut être de véritables contractions de la matrice, cette dame s'endormit et fut très-étonnée, à son réveil qui eut lieu à quatre heures du matin, de trouver entre ses cuisses un enfant mort, qu'elle m'assura n'avoir pas senti traverser les voies naturelles. Cet enfant, dont l'épiderme se détachait de toute la surface de la peau, répandait une odeur fade, mais nullement fétide.

SIXIÈME OBSERVATION.

Madame de Laval, âgée de vingt-six ans, avait éprouvé quatre avortemens à des époques différentes de ses grossesses. Enceinte pour la cinquième fois, elle fut soumise à toutes les précautions qui pouvaient la soustraire à cet accident. Dans les trois premiers mois, elle éprouva des fluxions sanguines vers la tête; dans le quatrième, elles eurent lieu sur la poitrine, et toujours aux époques correspondantes à la menstruation. Sur la fin du cinquième mois, Madame fut attaquée d'une dyssenterie avec douleur vive dans le ventre et peu de jours après la terminaison de cette maladie elle ne sentit plus les mouvemens de son enfant:

c'était au sixième mois de la grossesse. Le ventre se développa considérablement en peu de jours, les jambes, les cuisses et les lombes s'œdématièrent, une petite fièvre se déclara. Le septième mois s'était écoulé, lorsque la matrice expulsa un fœtus mort qui avait le volume d'un enfant de six mois. La surface de ce petit cadavre était macérée, l'épiderme s'en détachait, les membres et la tête étaient infiltrés, le bas-ventre présentait une couleur noirâtre, mais n'exhalait aucune odeur fétide. Les organes contenus dans l'abdomen n'avaient subi aucune altération, à l'exception cependant du foie dont le tissu était macéré; ceux de la poitrine offraient le même état d'intégrité; un liquide séro-sanguin remplissait les cavités des plèvres et du péritoine. Le cerveau ramolli était distendu par un fluide de même nature, épanché dans les ventricules.

Article iv. Observations qui prouvent que, dans les doubles conceptions, un des enfans peut périr à côté de son frère utérin, qui s'accroît et se développe près de lui, sans que sa vie, et même sa santé, en soient altérées.

PREMIÈRE OBSERVATION.

Dans la troisième année de mon exercice à la Charité de Lyon, en qualité de chirurgien en chef, j'accouchai, au terme révolu de la grossesse, une fille qui mit laborieusement au monde un enfant bien portant, et peu de temps après un fœtus qui paraissait avoir péri au cinquième ou sixième mois de la gestation, à en juger par son volume. Ce second fœtus, renfermé dans une poche particulière, tenant cependant au placenta de l'enfant venu à terme, ne présentait aucun signe de décomposition putride.

DEUXIÈME OBSERVATION.

Une année après avoir recueilli l'observation précédente, je fus appelé par madame Jaillet, sage-femme de la rue St-Georges, pour un accouchement dans lequel la matrice expulsa avec difficulté, mais naturellement, un enfant à terme, qui apporta sous son bras son frère utérin desséché et sans odeur putride, paraissant avoir perdu la vie à quatre mois et demi ou cinq mois au plus de la gestation. Le fœtus à terme, quoique bien portant en venant au monde, mourut le jour même de sa naissance; ce qui me permit de montrer ces jumeaux aux élèves qui suivaient alors mon cours d'accouchement.

TROISIÈME OBSERVATION.

Madame Bruny, sage-femme à la Guillotière, fut appelée aux Broteaux pour assister l'épouse du nommé Christophe, brasseur de bière. Lorsque l'accoucheuse arriva, cette femme venait de mettre au monde un enfant mâle bien portant, et l'extraction du placenta avait été faite par une personne étrangère à l'art. Comme madame Christophe se plaignait de douleurs vives dans le ventre, accompagnées de la sortie par le vagin d'un corps étranger qu'elle disait être la matrice, la sage-femme la toucha et reconnut que c'était un second placenta assez volumineux, dur et comme desséché; elle trouva en même temps entre les cuisses de l'accouchée une vessie remplie d'une sérosité blanchâtre et trouble, au milieu de laquelle nageait le cadavre desséché et ridé, mais sans odeur fétide, d'un enfant qui paraissait être mort au cinquième mois de la grossesse.

Ce fait a été inséré dans le Journal de Lyon comme un exemple de superfétation.

QUATRIÈME OBSERVATION.

Un de mes anciens élèves, M. Biliotet, médecin judicieux et instruit, résidant à St-Laurent-de-Chamousset (Rhône), m'a envoyé l'observation suivante :

La nommée Charvolin, âgée de quarante-trois ans, était enceinte pour la huitième fois, lorsque le 19 février 1810, à la fin du septième mois de sa grossesse, elle accoucha d'un enfant qui paraissait mort depuis plusieurs jours, quoiqu'il n'exhalât aucune odeur fétide. La sage-femme qui l'assistait, reconnaissant la présence d'un second enfant, et voyant que le travail avait entièrement cessé, eut la prudence de ne faire aucune tentative. Elle envoya chercher M. Biliotet qui, à son arrivée, trouva l'orifice de la matrice complètement fermé : il prescrivit le repos, et deux mois après la femme Charvolin mit heureusement au monde une fille bien portante. Cette femme apprit au docteur Biliotet que quinze jours avant l'expulsion du premier fœtus, elle avait fait une chute sur la glace, qui cependant n'avait été suivie d'aucun accident.

Il est probable, dit l'auteur de cette observation, dont je n'offre ici que l'analyse, qu'il n'existait qu'un seul placenta, mais que chacun des enfans avait sa poche membraneuse particulière. Sans cette disposition, démontrée par l'absence du placenta dans l'accouchement avant terme, l'expulsion du premier enfant aurait été suivie de celle du second. Il est probable que le cordon du premier enfant sorti, s'exfolia dans l'intervalle qui s'écoula du premier au second accouchement, l'observateur ayant recommandé à la sage-femme de ne point exercer de tractions sur le cordon qu'il trouva dans le vagin ; car ce fut cette dernière qui reçut aussi le second enfant, dont la sortie ne présenta rien de remarquable, d'après le rapport qu'elle en fit à M. Biliotet.

CINQUIÈME OBSERVATION.

M. Perret, chirurgien à Chazelles près Lyon, m'a communiqué l'observation qu'on va lire :

Mad. Lasalle, de Morancé, village du canton d'Anse (Rhône), âgée de vingt-sept ans, d'une constitution pléthorique, était enceinte pour la cinquième fois. Dans le courant du cinquième mois de sa grossesse, elle fit une chute sur le côté, éprouva une défaillance, et peu après des douleurs dans les lombes, qui se calmèrent au bout de vingt-quatre heures, sans qu'on employât aucun remède. Elle jouit depuis d'une assez bonne santé jusqu'au terme révolu de la gestation, où la matrice, après douze heures de contractions assez vives, expulsa d'abord un enfant mort, du poids de douze onces, desséché et flétri, mais n'exhalant aucune odeur septique, et peu de temps après un autre enfant bien portant et d'un volume ordinaire. Chacun avait sa poche membraneuse particulière, mais le placenta était commun à tous les deux. Le poids du premier enfant peut nous faire présumer qu'il avait perdu la vie au cinquième mois de la grossesse, lors de la chute que fit cette dame.

SIXIÈME OBSERVATION.

Le 26 octobre 1811, M. Sarmejane, accoucheur à Lyon, fut appelé pour assister dans le travail de l'enfantement la femme Allègre, âgée de trente-cinq ans, arrivée au terme d'une première grossesse. Après des douleurs vives et répétées, elle accoucha d'abord d'un garçon mort qui n'exhalait aucune odeur putride, quoique l'épiderme se détachât sur plusieurs points de la peau, qui offrait quelques taches bleuâtres. Un deuxième enfant, présentant l'abdomen, fut retourné et amené vivant. Celui-ci était du sexe féminin, et plus petit que le précédent : tous deux étaient renfermés dans la même poche. M. Sarmejane, trouvant ce cas extraordinaire, voulut bien me le communiquer et me montrer ces deux enfans.

SEPTIÈME OBSERVATION.

Le 12 juillet 1812, le même accoucheur fut appelé rue des Farges, auprès de la femme Dervieux, qu'il délivra de deux enfans : l'un vivant, paraissait être à terme ; l'autre mort, était dans un état de flaccidité et de macération très-avancé, mais n'exhalait aucune odeur putride. D'après les renseignemens que donna cette femme, ce second enfant aurait perdu la vie dans le courant du septième mois de la grossesse, à la suite d'un effort violent que fit la mère pour soulever un fardeau. Des douleurs et une fatigue qu'elle ressentit pendant tout ce mois, furent suivies d'une diminution considérable dans le volume de son ventre.

HUITIÈME OBSERVATION,

Communiquée par mon ami le docteur Bugnard.

Au commencement du septième mois de sa grossesse, Mad. N***, femme d'un receveur-général, prit un bain extrêmement chaud, dans lequel elle se trouva très-fatiguée. Au sortir de ce bain, elle éprouva des douleurs semblables à celles qui précèdent le travail de l'accouchement. Elles durèrent pendant deux jours, ce qui engagea Mad. N*** à faire appeler M. Bugnard, qui n'arriva qu'après l'entière cessation des douleurs. Cet accoucheur instruit, apprenant de Madame que de deux mouvemens bien distincts qu'elle ressentait, l'un à droite, l'autre à gauche du ventre, celui de gauche avait entièrement cessé, examina avec attention les parois abdominales. Ayant reconnu que le ventre offrait un volume plus considérable que dans une grossesse ordinaire, et qu'une dépression qui traversait obliquement la ligne blanche le séparait en deux parties, il soupçonna et annonça même une double grossesse, et la mort de celui des enfans dont les mouvemens avaient cessé. En effet, trois semaines après, Madame accoucha de deux enfans. Le premier expulsé par la matrice était mort, macéré, friable; le second était vivant, mais faible. Chaque enfant était contenu dans une poche membraneuse particulière, qui naissait d'un même placenta.

Article v. Observations prouvant que des fœtus morts peuvent séjourner pendant plusieurs années dans l'organe où ils se sont formés, sans subir d'altération, et sans qu'il en résulte d'autres incommodités que celles causées par leur volume et leur pesanteur.

Le célèbre chirurgien Morand a réuni, dans un mémoire lu à l'Académie des Sciences en 1748, plusieurs faits de ce genre, dont voici les principaux :

Une femme de Joigny mourut à l'âge de soixante-un ans, trente-trois années après une grossesse qui ne se termina point, quoiqu'on eût observé des signes d'un accouchement prochain. A l'ouverture de son cadavre, on trouva dans la trompe droite un enfant parfaitement conservé. — Une dame de Toulouse porta un enfant dans son sein pendant vingt-trois ans (1678). — Une femme de Sens en conserva un pendant vingt-huit ans (1582) ; — et une autre de Linzelle en Souabe, pendant quarante-huit ans.

On trouve, dans les Transactions philosophiques de Londres, l'observation d'une femme de la ville d'Abo en Finlande, qui porta pendant quinze ans un enfant développé dans une des trompes; et celle d'une autre femme qui conserva pendant quarante-six ans un enfant hors de la matrice, ce qui n'empêcha pas de nouvelles conceptions. Les Éphémérides des curieux de la nature contiennent un fait à peu près semblable à ce dernier.

Notre célèbre M. A. Petit a consigné, dans le premier volume des Actes de la Société de Médecine de Lyon, l'observation d'une femme de Châlons-sur-Saône, dont l'ovaire droit renferma un fœtus pendant deux ans. A l'ouverture du cadavre, il fut trouvé parfaitement conservé et n'exhalant aucune mauvaise odeur.

Les trois observations suivantes sont encore plus extraordinaires. En 1728, Bianchy trouva dans l'abdomen d'une femme un enfant bien conservé qui y avait pénétré plusieurs années auparavant, après s'être développé dans l'ovaire droit.

Jacob a publié un fait analogue dans le Journal de Londres, et Pouteau en cite un autre dans ses Mélanges de chirurgie.

DEUXIÈME CLASSE.

Décomposition putride du fœtus mort dans le sein maternel, lorsqu'à travers la déchirure des membranes, il se trouve en rapport avec l'air extérieur.

PREMIÈRE OBSERVATION.

Dans l'hiver de 1799, je fus appelé par M. Sauveur, chirurgien à Lyon, pour terminer l'accouchement d'une demoiselle reçue chez lui pour y faire ses couches. Elle était aux douleurs de l'enfantement depuis soixante heures, et les eaux s'étaient écoulées depuis quinze à dix-huit. A dater de l'instant de leur évacuation, les contractions utérines s'étaient graduellement ralenties, et étaient presque nulles lorsque j'arrivai. Le ventre avait un volume si considérable, que je crus d'abord qu'il contenait plusieurs enfans. Le toucher me fit bientôt reconnaître qu'une tête était engagée dans l'excavation du bassin, qu'elle était molle et crépitante, et que le cuir chevelu s'en détachait. Des gaz septiques s'échappaient avec bruit du vagin, et répandaient dans l'appartement une odeur extrêmement fétide. Quoique ces signes semblassent indiquer la mort de l'enfant, je préférai le forceps au crochet pour terminer cet accouchement, me rappelant que, dans un cas à peu près semblable, l'illustre Beaudelocque avait trouvé un enfant vivant, bien que le sommet de la tête engagée fût frappé de gangrène. L'emploi du forceps ne fut pas heureux, parce que la tête, ramollie par la décomposition putride, s'affaissa et abandonna les sinus de l'instrument à la première traction. Je fus donc obligé d'employer le crochet, avec lequel je délivrai promptement la femme. La sortie de l'enfant fut suivie d'un dégagement considérable de gaz, dont la présence dans la cavité utérine donnait au ventre le développement extraordinaire qu'il présentait. L'enfant était très-petit, et exhalait une odeur fétide. L'expulsion du placenta, décomposé, donna lieu à une hémorragie qui résista aux injections et aux fomentations glacées, et ne céda qu'au tamponnement.

Les suites de cette couche furent irrégulières; les seins ne s'engorgèrent pas, et cette malheureuse femme fut prise d'une fièvre adynamique qui termina sa vie dix-sept jours après son accouchement.

DEUXIÈME OBSERVATION.

Marie Bouchardon, âgée de vingt-deux ans, paraissant d'une faible constitution, fut reçue à l'hôpital de la Charité, pour y faire ses couches. Arrivée au terme d'une grossesse traversée par quelques accidens, elle était depuis deux jours aux douleurs de l'enfantement, lorsqu'elle se décida à venir réclamer nos secours. Il était neuf heures du soir, quand l'exploration me fit reconnaître une dilatation de la grandeur d'une pièce de vingt-quatre sous. Comme les douleurs étaient peu intenses et ne revenaient qu'à des intervalles éloignés, j'annonçai à la sœur Cheftaine que l'accouchement n'aurait probablement lieu que le lendemain. Dans la nuit le travail s'activa, la poche des eaux se rompit, et la tête de l'enfant fut poussée jusqu'à la vulve. Suivant le rapport de la sœur accoucheuse, les contractions utérines se ralentirent à dater de cet instant, et devinrent ensuite presque nulles. A ma visite, faite à huit heures du matin, je trouvai la tête dans le lieu indiqué : le cuir chevelu formait une tumeur crépitante, molle et conservant l'impression du doigt qui la comprimait. Le ventre avait tout-à-coup doublé de volume, et offrait une tension et un météorisme extraordinaires. La respiration était très-gênée, ce qui dépendait sans doute du refoulement du diaphragme ; le pouls était petit et intermittent. A cet état se joignait une faiblesse extrême, des défaillances qui revenaient par intervalles, et un trouble marqué dans les idées. Les extrémités étaient froides, les lèvres et le visage livides, la poitrine et les extrémités supérieures de couleur marbrée. Ces symptômes me firent croire à l'existence d'une hémorragie utérine interne, et cette opinion fut partagée par les docteurs Desgranges, Bugnard, Viricel, Amard et mon frère, réunis en consultation. Nous arrêtâmes que j'appliquerais de suite le forceps, et qu'après la délivrance je solliciterais la matrice par tous les moyens capables de lui rendre son ressort. La tête fut promptement extraite à l'aide de cet instrument ; et comme j'amenai le corps putréfié de l'enfant, il s'échappa des voies naturelles de la femme un gaz extrêmement fétide, dont la sortie produisit un bruit ou sifflement très-sonore. Ce dégagement d'air diminua considérablement le volume du ventre, et rendit aussitôt la respiration plus libre. La matrice affaissée n'offrit point ce globe arrondi et solide qui annonce sa contraction. Le placenta fut extrait avec quelque difficulté, et il ne s'écoula qu'un peu de sang noirâtre après sa sortie.

Nous reconnûmes alors que nous nous étions trompés sur la cause de ce développement extraordinaire du ventre. Nous sollicitâmes en vain l'action de l'utérus, en portant la main dans sa cavité, en y faisant des injections astringentes, en fomentant à froid les parois abdominales, en administrant des cordiaux. Cet organe, affaissé sur lui-même et comme paralysé, ne se contracta point ; il n'y eut aucune hémorragie, parce que sans doute le sang ne circulait plus dans cette matrice déjà frappée de mort, bien que la vie générale se maintînt encore pendant près de trois quarts d'heure.

L'enfant et le placenta décomposés exhalaient une odeur infecte.

A l'ouverture du cadavre, je trouvai la matrice gangrénée et gorgée d'un sang noirâtre, les intestins et l'estomac distendus par un gaz septique, les parois de la poitrine et la partie inférieure du col euphysémateuses, et communiquant avec de l'air renfermé dans la cavité des plèvres.

TROISIÈME OBSERVATION.

Le 31 décembre 1807, je fus appelé dans la commune de Dessine, à deux lieues de Lyon, par M. Villeneuve, chirurgien à Meyzieu, pour délivrer une femme qui était aux douleurs de l'enfantement depuis quarante-huit heures. A mon arrivée, j'appris que cette infortunée venait de rendre le dernier soupir. La chaleur que son corps conservait m'engagea à la délivrer avec le forceps, ce que je fis avec assez d'aisance : la tête de l'enfant avait été poussée jusqu'à la vulve, par les contractions utérines devenues plus tard impuissantes pour terminer l'accouchement, à cause de la décomposition putride qu'avait éprouvée le fœtus. Au moment où j'en fis l'extraction, un gaz extrêmement fétide s'échappa des voies naturelles avec un bruit très-fort, à peu près semblable à celui qui se fait entendre dans l'état de vie, lorsque les gaz intestinaux sont chassés par le rectum. Le ventre, extraordinairement gonflé, s'affaissa aussitôt, et j'appris du chirurgien que ce développement excessif de l'abdomen ne datait que de quelques heures avant la mort, et peu de temps après l'évacuation des eaux de l'amnios, probablement lorsque l'air extérieur se mit en rapport avec l'enfant. Dès ce moment le ventre avait augmenté graduellement de volume, et les douleurs utérines, devenues de plus en plus faibles, avaient fini par s'éteindre. Cette malheureuse femme se plaignit alors que ses jambes étaient froides et insensibles : bientôt les cuisses et le bas-ventre participèrent à cet état d'insensibilité. Se sentant ainsi mourir en détail, elle annonça aux assistans sa fin prochaine, et expira aussitôt que la paralysie eut gagné la région précordiale.

QUATRIÈME OBSERVATION.

Une fille enceinte avait la mauvaise habitude de se coucher à plat sur le ventre : au septième mois de sa grossesse, elle ne sentit plus les mouvemens de l'enfant ; les seins s'affaissèrent, et le poids du ventre devint fort incommode. Cette fille pensa que son enfant était mort. A huit mois et demi, elle éprouva les douleurs de l'enfantement. Les eaux s'écoulèrent quelques heures après son entrée dans notre infirmerie des filles en couche : l'enfant présentait l'épaule. Un de mes élèves le retourna et l'amena par les pieds. A sa sortie, il s'échappa des parties naturelles une odeur extrêmement fétide. Ce fœtus était dans un état de décomposition putride. L'extraction du placenta, également décomposé, fut suivie de l'écoulement d'un sang noirâtre.

Immédiatement après l'accouchement, le ventre se météorisa extraordinairement ; des gaz se dégagèrent avec bruit par la vulve, et répandirent dans la salle une odeur infecte. Le pouls extrêmement faible devint intermittent et misérable, et cette malheureuse fille succomba le jour suivant.

La décomposition de son corps fut si prompte, l'odeur qu'il répandait d'une telle septicité, qu'il fut impossible d'en faire l'ouverture.

CINQUIÈME OBSERVATION,

Communiquée par M. Dartigues, médecin-accoucheur à Lyon.

« Mad. Prat, femme d'un boulanger de la rue de « l'Hôpital, parvenue au terme de sa grossesse, et « ressentant les douleurs de l'enfantement, me fit « appeler le 2 octobre 1811. Je reconnus un com- « mencement de dilatation du col de la matrice, « avec tension des membranes à chaque contraction « utérine. Après dix heures de travail, la poche des « eaux se rompit, et il s'écoula une verrée d'eau « trouble, sans mauvaise odeur. Dès cet instant les « douleurs cessèrent, et ne se manifestèrent de nou- « veau qu'au bout de vingt-un jours. Pendant ce « temps, il s'écoula journellement par la vulve un « peu d'eau fétide. Mad. Prat ressentit un poids « incommode dans le ventre, qui tombait en besace, « suivant les positions qu'elle prenait. Dans la nuit « du 23 au 24 octobre, elle éprouva des vomisse- « mens, suivis de défaillance; son ventre acquit en « peu de temps un volume considérable; des dou- « leurs vives et continues opérèrent promptement la « dilatation du col de la matrice, mais n'agirent « point sur le corps de l'enfant, dont la tête ne « franchit pas le détroit supérieur; de l'eau fétide « s'écoulait continuellement par la vulve. Cette « dame était depuis huit jours dans cet état, lorsque « je fis prier M. Martin le jeune de venir m'aider de « ses conseils dans cette circonstance difficile. Il « jugea que l'enfant était mort, et qu'il fallait l'ex- « traire avec le forceps, ce qu'il fit avec beaucoup « de promptitude. Cet enfant, qui avait un volume

« considérable, était putréfié; la peau était couverte « de taches violettes, l'épiderme s'en détachait. L'o- « deur infecte que dégageait ce petit cadavre était « si forte, qu'on fut obligé de l'enlever presqu'aus- « sitôt de l'appartement. Au moment où l'accouche- « ment fut terminé, un gaz extrêmement fétide s'é- « chappa par les voies naturelles; une hémorragie « considérable survint après la délivrance, et ne fut « arrêtée que par l'introduction de la main dans la « matrice, qui sollicita les contractions de cet organe, « en titillant sa surface interne.

« La faiblesse de cette dame fut extrême après « l'accouchement. D'après les conseils de M. le doc- « teur Martin, je lui administrai les cordiaux anti- « septiques, et surtout le quinquina, pour relever ses « forces et m'opposer au développement d'une fièvre « adynamique qui était imminente. Ces moyens « eurent un plein succès, et Mme Prat se rétablit « parfaitement. »

SIXIÈME OBSERVATION.

Mad. Piquet, demeurant rue Port-Charlet, était enceinte pour la troisième fois. Une viciation du bassin avait rendu son premier accouchement laborieux: le second fut difficile, mais la nature se débarrassa seule d'un enfant très-petit. Deux jours avant les premières douleurs du troisième accouchement, les eaux de l'amnios s'étaient écoulées: les contractions utérines furent lentes et impuissantes, ce qui décida le chirurgien à appliquer le forceps; mais cet instrument fut placé sans succès à deux reprises différentes. L'accoucheur me convoqua avec plusieurs confrères, et nous décidâmes unanimement que la version de l'enfant était nécessaire. On alla chercher les pieds, mais on tira vainement sur eux pour amener le tronc; la tête de l'enfant, qui avait dépassé l'orifice interne de la matrice, s'engageait en même temps que le tronc, ce qui offrait un obstacle invincible à la terminaison de l'accouchement. En vain s'efforçait-on de repousser la tête, à mesure qu'on tirait sur les pieds : toutes ces manœuvres furent inutiles. On s'aperçut alors que les pieds, sur lesquels on avait placé des lacs, se désarticulaient, que la peau et les muscles se déchiraient; ce qui fit reconnaître que l'enfant était mort depuis long-temps, bien qu'il n'exhalât aucune mauvaise odeur.

Mad. Piquet étant très-affaiblie, nous renvoyâmes au soir la manœuvre qui devait opérer sa délivrance. Quelques heures après, on s'aperçut qu'une odeur fétide s'exhalait de la matrice, et lorsque nous nous réunîmes pour terminer l'accouchement, nous trouvâmes le ventre très-météorisé. Des gaz septiques s'échappèrent du vagin au moment où, à l'aide d'un crochet placé sur le bassin de l'enfant, on parvint à en faire l'extraction. Ce petit cadavre répandait une odeur infecte.

Des accidens adynamiques se développèrent : on les combattit avec succès par l'emploi du quinquina, du camphre et des acides.

Après cette couche, les règles ne reparurent plus : à chaque époque menstruelle, il survenait des maux de tête et des symptômes de pléthore. Ces accidens, qui durèrent six années, nécessitaient souvent des évacuations sanguines. Au bout de ce terme, Mad.

Piquet éprouva des coliques périodiques atroces, qui lui arrachaient des cris semblables à ceux que poussent les femmes aux dernières douleurs de l'enfantement. J'explorai la matrice, et je sentis son col développé, formant un bourrelet, au centre duquel je distinguai un petit orifice : j'y introduisis l'extrémité du doigt indicateur, et peu de temps après un flux sanguin se manifesta, et fit cesser les coliques. L'écoulement du sang dura pendant six jours.

D'après les observations que je viens de rapporter, et plusieurs autres semblables que m'a offertes la pratique des accouchemens, et qu'il m'a paru inutile de joindre à ce Mémoire, je crois pouvoir regarder les propositions suivantes comme autant de vérités démontrées par les faits les plus exacts.

L'enfant qui périt dans le sein de sa mère peut y séjourner long-temps sans passer à l'état de décomposition putride, lorsque l'orifice de l'utérus est fermé, et que les membranes de l'amnios sont intactes.

Le mode d'altération qu'éprouve l'enfant mort dans la matrice, varie suivant l'époque de la grossesse où il cesse de vivre. — Ainsi, dans les premiers temps de sa formation, lorsque son organisation offre peu de consistance et se rapproche de l'état mucilagineux, il se dissout dans l'eau de l'amnios qui s'épaissit et prend les caractères d'une dissolution gommeuse. On ne trouve plus alors aucune trace d'embryon dans la cavité du placenta, qui peut séjourner long-temps encore dans l'utérus (1). — A une époque plus avancée, c'est-

(1) Peut-être que, contradictoirement à cette opinion, on pourra dire que l'embryon ne s'est point formé au moment de l'acte gé-

à-dire, du deuxième au cinquième mois, il se flétrit, se ride et se dessèche. Il ressemble alors à une petite momie de couleur jaune, ou bien à un fœtus conservé depuis long-temps en macération dans l'alcohol. Le placenta participe souvent à cet état de dessèchement, et l'eau de l'amnios manque ou se trouve remplacée par une humeur épaissie et comme terreuse qui incruste le fœtus. — Au-delà du cinquième mois, jusqu'au terme ordinaire de la gestation, le petit cadavre se macère, augmente de volume, devient friable et se ramollit; l'épiderme se détache et forme des phlyctènes plus ou moins étendues; la peau se macule ainsi que les muscles, qui se laissent déchirer au moindre effort exercé sur eux. Bien qu'il existe dans ce cas un commencement de décomposition animale, on n'observe qu'une odeur fade, et nullement pénétrante et fétide comme celle qui caractérise la fermentation putride.

Dans les cas de double conception, qu'il y ait une ou deux poches membraneuses, l'un des fœtus peut périr à une époque plus ou moins avancée de la grossesse, sans que l'autre perde la vie, et sans que cette circonstance hâte l'accouchement et nuise à la santé du deuxième enfant.

Dans les grossesses extra-utérines, les fœtus peuvent, après leur mort, se conserver pendant nombre d'an-

---

nérateur; mais alors on reproduit l'opinion des anciens sur les prétendus faux-germes, opinion rejetée par tous les modernes. D'ailleurs, lorsqu'on a trouvé le cordon flottant dans l'eau de l'amnios, comme dans la quatrième observation de ce Mémoire, il faut bien admettre que l'embryon auquel il appartenait, et qu'on ne retrouve plus, a subi la dissolution que j'admets.

nées dans les organes où ils ont pris naissance, et, ce qui est plus extraordinaire, ne point subir d'altération putride, lorsque, les enveloppes qui les contenaient s'étant rompues, ils ont pénétré dans la cavité abdominale.

Quand, l'orifice de la matrice étant dilaté et les membranes rompues, l'air atmosphérique pénètre autour de l'enfant mort dans le sein de sa mère, la décomposition putride se développe promptement et donne lieu à des accidens graves et souvent funestes.

Ces remarques pratiques peuvent nous donner l'explication de plusieurs phénomènes relatifs à la grossesse. Elles rendent raison de la conservation de la santé et de l'absence de tout accident chez la femme qui porte dans son sein un enfant mort, circonstances heureuses qui n'auraient certainement pas lieu s'il subissait la décomposition putride; car bientôt l'absorption des miasmes septiques et leur action immédiate sur le système nerveux de la mère, la livreraient aux accidens les plus graves et presque toujours à une mort certaine. Aussi rien n'est plus ordinaire que de voir des femmes porter long-temps dans leur sein des enfans privés de la vie, et accoucher heureusement. On peut donc conclure de cette observation, que les signes donnés par les accoucheurs comme indiquant la mort du fœtus dans le sein maternel, étant presque tous tirés de sa prétendue putréfaction, sont illusoires et sans fondement.

La mort de l'embryon dans les premiers mois de la grossesse, n'empêchant pas le développement du corps spongieux et membraneux qui lui sert d'enveloppe, ce corps peut séjourner plus ou moins long-temps dans l'utérus, et devenir l'origine la plus commune des faux-germes et des môles, qui ne sont souvent autre chose que des placentas accrus après la mort de l'embryon, dont on ne retrouve plus de traces.

La conservation du fœtus, et son dessèchement dans la cavité utérine, intéressent au plus haut degré la médecine légale. Cet état de l'enfant ne peut-il pas en imposer au vulgaire, et même à un médecin inattentif ou peu instruit, et faire accuser d'infidélité des femmes qui accouchent de tels avortons? Supposons en effet qu'une femme se trouve enceinte au moment où son mari s'éloigne d'elle pour un voyage de long cours : si l'enfant périt à trois, quatre ou cinq mois de la grossesse, et qu'il soit porté jusqu'au terme révolu, au moment de son expulsion les assistans et l'accoucheur, ne lui trouvant que le volume d'un fœtus de quatre ou cinq mois, époque où il a cessé de vivre, accuseront la femme d'adultère.

Dans le cas de double conception, la mort d'un des jumeaux à une époque peu avancée de la grossesse, sa conservation à côté de son frère utérin, qui se développe et est expulsé vivant au terme naturel, peuvent expliquer bien des cas de superfétation trouvés fort extraordinaires.

MÉMOIRE

SUR CERTAINS CORPS ÉTRANGERS

DÉVELOPPÉS DANS LA MATRICE.

DANS le Mémoire précédent, où je décris les altérations organiques éprouvées par le fœtus qui meurt dans le sein de sa mère, j'ai rapporté une série d'observations qui prouvent que l'embryon qui périt dans les premières semaines de sa formation, se dissout dans l'eau de l'amnios, à peu près comme le cristallin se fond dans l'humeur aqueuse après l'opération de la cataracte par abaissement; de sorte que, lorsqu'on ouvre la cavité de la membrane amnios, on n'y trouve qu'un liquide blanchâtre, opaque, assez semblable à une dissolution de gomme; on y cherche vainement les traces de l'embryon; on pourrait même douter qu'il y ait existé, si l'on ne savait combien ses organes à peine ébauchés se rapprochent de l'état fluide, et si l'on ne rencontrait quelquefois sur la surface interne de cette cavité une saillie indiquant le point d'insertion du cordon ombilical et des vaisseaux qui vont, en rayonnant, se distribuer dans le tissu du placenta.

Ce corps spongieux, dont les fonctions se trouvent tout-à-coup annulées par la mort de l'embryon, n'est pas toujours immédiatement expulsé par la matrice; en séjournant dans sa cavité, il s'y nourrit, prend de l'accroissement et devient, d'après l'expression admise, un faux-germe ou une môle. La même chose arrive lorsque, les membranes de l'amnios venant à s'ouvrir, sans que le placenta ait perdu ses adhérences avec la matrice, le fœtus s'échappe avec les eaux qu'elles contenaient.

Nous croyons aussi qu'un cotylédon, et même une portion du placenta adhérente à la matrice, avec laquelle ils conservent des rapports de nutrition, peuvent, après un séjour plus ou moins prolongé dans la cavité utérine, devenir des faux-germes ou des môles, suivant l'expression consacrée par les anciens, que nous avons cru devoir conserver.

On conçoit que, dans le premier cas, les faux-germes ou les môles présentent dans leur centre une cavité remplie d'un fluide, et que, dans les deux autres, on ne la rencontre pas.

Cette espèce de môle ou de faux-germe est celle que les auteurs anciens et modernes ont désignée sous le nom de môles de génération. Lorsque ces môles renferment des débris de fœtus, on les nomme embryonnées. Dans quelques cas elles sont isolées dans la matrice; d'autrefois elles y existent avec la grossesse, et sont rendues avant ou après l'accouchement. On verra dans ce Mémoire un cas extraordinaire, dans lequel des parties organisées, séparées du placenta, ont été expulsées après l'accouchement d'un enfant bien portant.

Le volume, la figure, la consistance et la structure des faux-germes et des môles varient beaucoup; souvent arrondis en forme de boule, ils présentent un tissu charnu et membraneux très-serré; d'autres fois, de conformation très-irrégulière et d'une texture molle, ils sont composés d'une multitude de vésicules ou grappes semblables à celles du raisin ou de la groseille : c'est cette espèce qui a été désignée sous le nom de faux-germe ou de môle hydatidaire.

Lorsque le placenta retenu dans la matrice y séjourne peu de temps après la mort ou l'expulsion de l'embryon, il est ordinairement appelé faux-germe, d'après l'erreur des anciens accoucheurs, qui le considéraient comme le produit d'une conception incomplète ou manquée, dans laquelle la force de formation qui avait organisé le placenta n'avait pas été assez énergique pour développer l'embryon (1). Mais si le placenta conserve long-temps ses adhérences avec la matrice, et qu'en séjournant dans sa cavité pendant plusieurs mois et même plusieurs années, il y acquière un volume considérable, on lui donne alors le nom de môle de génération (2).

Il est des môles et des faux-germes qui ont reçu le nom de faux-germes et de môles de nutri-

---

(1) Cette erreur des anciens remonte à Hyppocrate, Aristote et Galien. Elle a été partagée par Avicenne, Fernel, Paré, Viardel, Pen, etc. — C'est à Mauriceau qu'on doit la remarque judicieuse que les faux-germes ne sont que des germes réels dont l'embryon a péri, et dont le placenta a séjourné dans la matrice.

(2) Voyez l'observation de Paré sur la femme d'un potier d'étain, qui porta une môle pendant dix-sept ans, celle de Dodonens (*Observationes medicæ*, cap. 49, p. 119), où il est question d'une môle qui ne fut expulsée qu'au bout de quinze ans ; celle de Graaf, qui rapporte qu'une femme en conserva une pendant vingt-cinq ans. — Schenkius, Horstius et beaucoup d'autres citent des faits analogues.

tion ; ils sont formés par le sang des règles ou des lochies retenu dans la cavité utérine, et n'offrent pas la texture du placenta qu'on reconnaît dans les premiers.

L'opinion d'Hyppocrate et de Bordeu sur la nature du sang qu'ils regardaient comme une véritable chair coulante, les observations de John Hunter, et les belles expériences du chevalier Rosa, de Hewson et de Thouvenel sur cette liqueur, semblent prouver démonstrativement que le sang épanché et séjournant dans la cavité d'un organe peut s'y convertir en un corps solide, s'organiser, se mettre en rapport avec la vitalité de ce même organe, et se rapprocher beaucoup dans sa nature de la consistance et de la texture de la chair musculaire.

Aussi les médecins modernes admettent-ils, comme les anciens, les faux-germes et les môles de nutrition, produits par ces concrétions sanguines (1).

Je crois inutile d'indiquer, d'après les auteurs, les signes toujours équivoques de la présence des faux-

---

(1) Dans un ouvrage sur les môles, imprimé à Cologne en 1686, Lamsweerde a parlé d'une manière très-claire de la formation de cette espèce de môles. — Ruisch qui, dans ses observations, a parfaitement distingué les corps étrangers de la matrice, qui sont le produit de la génération, de ceux qui ont une organisation fibreuse, et qui sont attachés aux parois de cet organe, en admet aussi qui sont le résultat d'une concrétion sanguine dans la cavité utérine. — Vanswieten remarque également que le sang des règles, en se concrétant dans la matrice, peut se convertir en masse charnue. — Pasta, qui connaissait sans doute les observations de ces médecins célèbres, nous paraît avoir avancé une erreur, en prétendant que toutes les môles n'étaient que des concrétions sanguines ou des polypes.

germes et des môles dans la matrice, parce que la pratique m'a prouvé qu'ils ne peuvent fournir qu'un diagnostic incertain.

Dans le Mémoire qui précède celui-ci, j'ai cité plusieurs faits qui constatent la première espèce de faux-germes de génération, celle qui est formée par des placentas dont l'embryon a péri quelque temps après la conception. Je regarde comme superflu d'augmenter le nombre de ces faits; mais je dois parler de ces placentas qu'on prend pour des faux-germes, parce qu'on les trouve gorgés de sang et confondus avec des caillots après la rupture des membranes qui livrent passage à l'embryon. La matrice, dans ces cas, par le vide qu'elle éprouve, se contracte sur ce corps spongieux, le réduit en une masse plus ou moins compacte, qui, en s'unissant avec les caillots, change sa forme, la rend souvent si bizarre et si variée, que l'œil le plus exercé peut à peine reconnaître le placenta. Je m'abstiens de rapporter plusieurs faits de ce genre que je trouve dans mes notes, et je vais présenter, dans l'ordre que j'ai établi plus haut, les observations les plus notables que j'ai recueillies dans ma pratique.

Le placenta, en séjournant dans la matrice, ne subit pas seulement des changemens de forme; son tissu y éprouve aussi des altérations, dont l'une des plus fréquentes est sa transformation en une masse vésiculaire ou hydatidaire, qui est expulsée plus ou moins promptement, après avoir donné lieu à des symptômes quelquefois analogues à ceux de la grossesse.

Cette dégénérescence du placenta, véritable phénomène pathologique de cet organe, devient-elle la cause de la mort de l'enfant, dans le principe de son existence ; ou bien succède-t-elle à cette mort et en est-elle le résultat, le placenta ne remplissant plus les fonctions auxquelles la nature l'a destiné, et séjournant dans la matrice où il végète et s'accroît? C'est une question difficile à résoudre, et dont les faits, bien observés, peuvent seuls donner la solution.

PREMIÈRE OBSERVATION.

Madame Chady, âgée de trente ans, d'un tempérament lymphatique et nerveux, avait été mère de trois enfans, qu'elle avait eu la douleur de perdre dans un âge encore tendre. Elle désirait vivement redevenir enceinte, lorsqu'elle éprouva tous les symptômes d'une grossesse. Parvenue au troisième mois, elle fut tout-à-coup affectée de douleurs rénales, qui bientôt furent suivies d'une hémorragie utérine. Le repos dans une position horizontale, et une saignée de bras qui, d'après mon avis, lui fut pratiquée par M. Dartigues son accoucheur, firent cesser les accidens et donnèrent, pendant quelques jours, l'espérance que l'avortement ne s'effectuerait pas. Mais tout-à-coup les douleurs et la perte utérine reparurent, et, après douze ou quinze heures de fortes contractions de la matrice, accompagnées de crises nerveuses presque convulsives, cet organe se débarrassa d'un placenta assez volumineux, dont les membranes étaient intactes. On remarquait dans son épaisseur, tant à la surface qu'à l'intérieur, un grand nombre de vésicules ayant la forme de grappes de groseille séparées par des bandelettes du tissu spongieux de ce corps ainsi dégénéré. En le divisant, nous ne trouvâmes dans sa cavité aucune trace d'embryon; deux hydatides plus grosses que les autres la remplissaient entièrement (1).

DEUXIÈME OBSERVATION.

Mad. P* D* était au cinquième mois d'une grossesse qui ne paraissait pas douteuse; ses règles étaient supprimées depuis trois mois, lorsqu'elle éprouva tout-à-coup une hémorragie utérine qui fit craindre l'avortement. On combattit cet accident par les moyens usités en pareil cas; le repos du lit dans une position horizontale, un dégorgement sanguin aux membres supérieurs et des boissons acidulées modérèrent l'hémorragie, qui se convertit en un léger suintement sanguin, qui devint continuel pendant deux mois. Dans cet intervalle, la matrice se développa et se dessina sur le ventre d'une manière assez irrégulière; elle était comme divisée en deux parties distinctes, la droite étant plus volumineuse et plus dure au toucher que la gauche. De temps à autre le ventre se météorisait et devenait douloureux, et ces accidens cédaient assez promptement à l'emploi d'un liniment antispasmodique, dans la composition duquel

---

(1) Dans le premier volume des OEuvres de Ruisch (Observat. 28.), on trouve un fait si analogue à celui que m'a offert M.me Chady, que la gravure du placenta hydatidaire, annexée à l'observation, paraît être le dessin du placenta rendu par cette dame.

entrait l'assa-fœtida. Madame éprouvait aussi une fièvre nerveuse irrégulière ; la membrane muqueuse de la bouche était enflammée, et au météorisme du ventre succédaient fréquemment des contractions utérines, indiquées par un resserrement très-douloureux des parois abdominales.

Tous ces phénomènes, qui pouvaient bien appartenir à une grossesse, firent craindre l'existence d'une affection organique de l'utérus ; mais le 23 mars 1823, Madame ayant éprouvé pendant la nuit de véritables douleurs d'accouchement, la matrice expulsa, le matin, une môle hydatidaire assez volumineuse pour remplir une grande cuvette. L'hémorragie, après la délivrance, fut peu considérable, l'organe s'étant débarrassé de tout ce qu'il contenait : on reconnut qu'il se contractait fortement sur lui-même, et formait un globe arrondi, qui se cacha bientôt dans la cavité pelvienne.

La masse expulsée était composée d'un tissu cellulo-membraneux, et toute sa surface recouverte d'innombrables hydatides dont le volume était inégal, les plus grosses ayant la forme d'une grappe de raisin ordinaire. Ce corps était, à n'en pas douter, un placenta dégénéré, à la suite d'une lésion organique survenue à une époque de la grossesse qu'on ne peut assigner, mais qui pouvait bien remonter à l'hémorragie que Madame éprouva au troisième mois de la gestation. Cependant, en admettant que c'est après cet accident qu'a commencé la dégénérescence hydatique, on ne peut supposer que ce soit alors que le fœtus s'est séparé du placenta ; car son volume, au troisième mois de la grossesse, l'aurait fait découvrir dans la perte qui se manifesta à cette époque (1).

TROISIÈME OBSERVATION.

Une dame de Lagnieu, département de l'Ain, se croyait enceinte de sept à huit mois, lorsque tout-à-coup elle éprouva des douleurs expulsives semblables à celles de l'accouchement. Le chirurgien qui fut appelé pour l'assister dans ce travail, fut très-étonné de trouver, au lieu de la tête d'un enfant, un énorme corps mollasse engagé dans le col de la matrice. Il attendit vainement son expulsion par l'effet des contractions soutenues de l'utérus, il ne sortit pendant deux jours que quelques fragmens vésiculaires. Le troisième, les douleurs se ralentirent, les forces de la malade s'épuisèrent, et une odeur fétide s'exhala du vagin. Mon frère, appelé en consultation, reconnut que le corps engagé dans les voies utérines était putréfié, et il proposa au chirurgien d'en faire aussitôt l'extraction. Celui-ci n'osant l'entreprendre, mon frère l'exécuta en portant la main

---

(1) Ce Mémoire étant tout pratique, je ne hasarderai aucune opinion sur la nature des hydatides qui se développent dans le placenta ainsi dégénéré. Certains auteurs les ont regardées comme étant le résultat du renflement des vaisseaux sanguins, et d'autres des vaisseaux lymphatiques de ce corps spongieux; quelques-uns, comme une dégénérescence de ses propres glandes. Enfin, dans ces derniers temps, des médecins ont cru démontrer que chaque hydatide était un animalcule vivant qui s'était formé une loge dans la substance du placenta.

dans la matrice, entre le col et la masse engagée, et en la décollant précisément comme s'il eût agi sur un placenta adhérent. Le volume considérable de cette masse ne permit de l'extraire que par portions détachées; mais elle fut amenée en totalité, ce dont mon frère s'assura après l'opération par l'introduction de la main dans l'utérus : aucun accident notable ne suivit la délivrance.

L'examen du corps étranger fit reconnaître que c'était une môle, ou plutôt un placenta dégénéré en une multitude de vésicules de divers volumes attachées à un sac membraneux.

Quelques jours après, mon frère fut rappelé et trouva cette dame en proie à tous les symptômes caractéristiques d'une fièvre adynamique. Il apprit ensuite avec satisfaction qu'elle avait échappé à cette grave maladie à la faveur d'un traitement antiseptique, dont les acides végétaux et le quinquina faisaient la base.

QUATRIÈME OBSERVATION,

Communiquée par mon estimable ami, le docteur Silvy, chirurgien en chef de l'hôpital de Grenoble.

« Une jeune femme âgée de dix-neuf ans, et d'une « bonne constitution, était accouchée heureusement « et allaitait son enfant. Six semaines après la couche, « le flux menstruel avait reparu et s'était montré « régulièrement jusqu'au neuvième mois. A cette « époque, il fut remplacé par une perte utérine peu « abondante, mais continue; le ventre augmenta « graduellement de volume, et acquit bientôt un « développement égal à celui qu'il présente au hui-

« tième mois de la gestation. Sur la fin du onzième « mois, la perte utérine devint plus abondante et mit « en danger la vie de cette femme. Appelé auprès « d'elle, je la trouvai baignée dans son sang et sur « le point d'expirer; je me hâtai de porter la main « dans la matrice, dont le col était ouvert et dilaté « comme après l'accouchement, et j'en retirai une « masse hydatidaire du volume d'une forme de cha- « peau. Je sollicitai les contractions de l'utérus en « titillant sa surface interne; je fis faire des injec- « tions avec l'oxicrat, et des applications de com- « presses trempées dans l'eau froide sur le bas-ventre. « A l'aide de ces moyens, je parvins à me rendre « maître de l'hémorragie.

« En visitant les linges qui se trouvaient sous la « malade, je découvris une prodigieuse quantité « d'hydatides réunies à des caillots sanguins. »

CINQUIÈME OBSERVATION,

Communiquée par le docteur Franche, médecin du Dispensaire de Lyon.

Madame Godemar, âgée de trente ans, d'un tempérament lymphatique, fut affectée d'une leucorrhée abondante, accompagnée de malaises généraux, de faiblesse, de dyspnée, d'anorexie et d'une pesanteur incommode dans le bas-ventre. Comme les règles étaient supprimées, et que son ventre s'était développé insensiblement, elle se crut enceinte, quoiqu'elle n'éprouvât pas les symptômes qui s'étaient manifestés dans une grossesse antérieure.

Trois mois se passèrent dans cet état, après lesquels

cette dame perdit ses forces, maigrit, et ne tarda pas à être affectée d'une leucophlegmatie générale qui fit craindre un épanchement séreux dans les cavités splanchniques, en raison de la gêne extrême de la respiration et de toutes les autres fonctions. Comme elle éprouvait par la vulve un écoulement de sérosité sanguinolente, je crus devoir explorer la matrice que je trouvai développée, sans pouvoir assurer cependant que ce développement fût le résultat d'une grossesse. Au cinquième mois de la suppression des règles, après avoir éprouvé une tension considérable du ventre, elle ressentit pendant une heure des douleurs semblables à celles de son premier accouchement, qui expulsèrent de la matrice une masse d'hydatides groupées les unes aux autres, du volume au moins d'une tête d'adulte, ayant une tige centrale, dont les ramifications multipliées supportaient ces hydatides dont la grosseur était depuis celle d'un pois jusqu'à celle d'un grain de raisin.

Pendant quelques jours elle rendit encore plusieurs hydatides, qui sans doute s'étaient détachées de la masse, et avaient séjourné dans la matrice ou le vagin.

Depuis l'expulsion de ce corps hydatidaire, l'ordre régulier des couches s'établit, et la malade alla de mieux en mieux; l'infiltration générale diminuant, au bout de quinze jours elle fut entièrement dissipée : alors Mad. Godemar reprit des forces, et récupéra en peu de temps une assez bonne santé.

Lorsque le fœtus périt dans le sein de sa mère, son organisation est quelquefois trop avancée pour qu'il se dissolve en entier dans les eaux de l'amnios; quelques-unes de ses parties résistant à l'action qui tend à les détruire, ces débris du fœtus subsistent et végètent avec le placenta dans lequel on les trouve confondus lorsque la matrice en opère l'expulsion. Les corps de cette nature forment une variété de môles de génération, dont on trouve quelques exemples dans les recueils scientifiques. Lédélius (Ephémérides d'Allemagne, ans IX et X, Obs. 147, p. 322) rapporte l'histoire d'une dame qui, trois heures après avoir accouché d'une fille bien portante, rendit une môle dans laquelle on trouva les rudimens d'une tête. On lit dans les Actes physiques de médecine d'Allemagne (V. 3, Obs. 8, p. 49), qu'on trouva dans une môle des dents et des poils. Je joins à ces faits curieux les observations suivantes.

SIXIÈME OBSERVATION.

Madame M*** était enceinte de trois mois et demi, lorsqu'elle éprouva une hémorragie utérine accompagnée de tranchées, qui décidèrent en peu d'heures l'avortement. L'embryon fut expulsé avant le placenta, qu'on reconnut être dans un état d'intégrité parfaite; cependant la perte rouge continua pendant plus de deux mois. A cette époque elle se supprima pendant une vingtaine de jours, pour reparaître ensuite avec plus de force. Elle durait depuis huit jours, lorsque je fus consulté. D'après les renseignemens qu'on me donna, je soupçonnai l'existence d'un corps étranger dans la matrice, et je renvoyai au lendemain une exploration que je regardais comme indispensable. Dans la soirée du même jour, après des contractions fort douloureuses, la matrice expulsa un corps arrondi, du volume d'un gros œuf de poule. Son tissu me parut très-dense, et il était recouvert, dans quelques points de sa surface, d'une membrane semblable à la peau. L'ayant divisé avec l'instrument tranchant, je le trouvai partout solide, formé par une substance qui offrait la texture musculaire parsemée de corps arrondis blanchâtres, d'une nature différente, ayant l'aspect des glandes lymphatiques.

Ce faux-germe offre de l'analogie avec ceux que j'ai cités plus haut; mais peut-on raisonnablement admettre l'explication que j'en ai donnée, pour rendre raison du développement hors du placenta de corps organisés expulsés par la matrice après l'accouchement, comme dans l'observation qu'on va lire ?

SEPTIÈME OBSERVATION.

Une fille accoucha, à l'hospice de la Charité de Lyon, d'un enfant bien portant, et avant l'expulsion du placenta elle rendit par la vulve deux corps organisés de forme irrégulière, qui suivirent immédiatement la sortie du fœtus. De ces deux corps, l'un était allongé, et présentait à sa surface trois appendices, dont deux étaient évidemment cartilagineux, et l'autre, recouvert d'une peau fine, ressemblait à un petit pied d'enfant. L'autre corps plus petit, lisse à sa surface, était inégalement arrondi. Tous deux, examinés à l'intérieur, présentaient dans leur structure des os, des cartilages et des chairs enveloppés dans des tégumens. Quoique sortis séparément, ces corps nous parurent avoir été unis par un pédicule très-mince, et on remarquait sur celui qui avait le moindre volume une petite surface inégalement déchirée, par laquelle il adhérait sans doute au placenta ou à l'utérus (1).

L'espèce de faux-germe ou de môle, qu'on appelle de nutrition, ne présente pas la texture du placenta. Ces corps rougeâtres, plus ou moins durs et approchant de la nature fibreuse, sont ordinairement moulés sur la forme de la cavité utérine, et produits par l'accumulation du sang des règles retenu souvent pendant plusieurs mois dans la matrice. Il est très-probable que ces faux-germes ou môles ne sont autre chose que des caillots desséchés par la pression énergique et continuelle des parois de cet organe, et ordinairement sans adhérence avec ces parois. Je crois cependant, comme je l'ai exposé plus haut, que dans quelques circonstances ces corps peuvent s'organiser, se mettre en rapport avec la vitalité de l'organe, végéter et croître dans sa cavité, comme les môles de génération qui sont toujours unies ou adhérentes avec la matrice.

Les observations suivantes prouveront la vérité de la première assertion. Plus tard, j'en rapporterai d'autres qui confirmeront la seconde.

---

(1) Ces deux produits informes de conception, conservés dans l'alcohol, sont déposés au cabinet des pièces anatomiques, que j'ai fondé à l'hospice de la Charité. J'y ai déposé aussi le dessin que je fis faire de ces deux corps, le jour même où ils furent expulsés de la matrice.

HUITIÈME OBSERVATION.

Madame Fayeton, âgée de trente-sept ans, femme d'un marchand de vin de la rue Vaubecour, se croyait enceinte de plus de deux mois. Dégoûts, appétits bizarres, suppression des règles, turgescence des seins, symptômes éprouvés dans les précédentes grossesses, tout se réunissait pour ne lui laisser aucun doute sur son état.

Elle éprouvait depuis huit jours une somnolence continuelle, lorsque tout-à-coup elle fut affectée d'une perte utérine très-abondante, dont le sang mêlé de sérosité était comme décomposé. Le repos qu'elle garda modéra le flux sanguin, et l'arrêta même; mais il reparut ensuite à plusieurs reprises. Depuis trois semaines elle était dans cet état, espérant de jour en jour qu'il s'améliorerait, et que la perte se supprimerait enfin, lorsque son mari se décida à me faire appeler. La perte venait de reparaître avec abondance, et je trouvai cette malheureuse pâle, décolorée et baignée dans son sang. Mon premier soin fut de suspendre l'hémorragie par l'application sur le ventre de compresses trempées dans de l'eau très-froide, mélangée de vinaigre. Il était évident que la matrice avait à expulser ou un placenta, ou un autre corps étranger. L'exploration que je fis, après avoir suspendu la perte, me permit de reconnaître une substance mollasse assez volumineuse, engagée dans l'orifice utérin. Je fis avec l'index et le médius des efforts pour l'extraire, mais elle m'opposa trop de résistance, et mes tractions ramenèrent l'hémorragie : il devenait cependant urgent de débarrasser la matrice de ce corps étranger, qui entretenait tous les accidens. J'envoyai chercher la pince à faux-germes de Levret, avec laquelle je saisis toute la portion de ce corps contenue dans le vagin, et, pendant que j'exerçais sur elle des tractions, deux doigts de la main restée libre suivaient les mouvemens que j'imprimais à ce corps, et facilitaient son dégagement. Par cette manœuvre bien ménagée, je parvins à l'extraire, et dès lors l'hémorragie fut arrêtée.

La substance retirée de la matrice avait la forme d'une bandelette charnue, ayant près de six pouces de longueur, plus large dans sa partie supérieure, qui nous parut être la portion correspondante au fond et au corps de la matrice. Elle se rétrécissait inférieurement, et se terminait par un appendice pointu, sur lequel on distinguait des lignes longitudinales et des enfoncemens, que nous avons jugés y avoir été imprimés par le resserrement du col de l'utérus. L'extrémité la plus large de cette bandelette présentait deux prolongemens qui, sans doute, correspondaient aux angles supérieurs de la cavité utérine.

Cette substance, considérée à l'extérieur, paraissait comme membraneuse; elle était lisse et polie dans toute sa surface, et semblait n'avoir jamais eu d'adhérence immédiate avec la matrice. Sa couleur était d'un gris rougeâtre dans sa plus grande étendue, et blanchâtre dans d'autres points où le tissu de cette substance paraissait avoir plus de densité.

Examiné à l'intérieur, ce corps me parut composé de fibres longitudinales, rougeâtres, assez analogues à celles des muscles, recouvertes par le tissu membraneux très-résistant observé à sa surface. Conservé dans l'esprit-de-vin, il s'y est desséché et comme racorni.

Aucun accident ne suivit l'extraction de ce corps étranger; le repos, un bon régime et l'emploi de quelques toniques suffirent pour conduire cette femme à une prompte convalescence.

NEUVIÈME OBSERVATION.

Claudine Sévignon, jeune femme âgée de quinze ans, au service de Mad. de Lacondamine, éprouva une suppression menstruelle de trois mois et demi et d'autres symptômes qu'elle regarda comme indicateurs d'une grossesse. Au bout de ce temps, il lui survint tout-à-coup une perte abondante et des coliques qui durèrent pendant dix jours. Ces accidens ne se terminèrent, d'après le rapport de la malade, que lorsque la matrice eut expulsé un morceau de chair aplati qu'elle comparait à un poisson.

Après quelques jours de repos, Claudine se trouva bien et reprit ensuite sa santé. Elle eut deux époques menstruelles régulières, après lesquelles se manifesta une nouvelle suppression avec tous les symptômes d'une véritable grossesse.

Au troisième mois de la gestation, elle revint de la campagne en voiture, et, le lendemain de son arrivée à Lyon, elle éprouva une hémorragie utérine abondante avec contractions douloureuses de la matrice. Elle cacha son indisposition à ses maîtres, et garda le repos du lit, dans une position horizontale, pendant six jours. Appelé à cette époque, je la trouvai très-affaiblie; la perte utérine continuait avec des douleurs très-fortes. Soupçonnant un avortement, le oucher me fit reconnaître un corps étranger engagé ans l'orifice de la matrice; après l'avoir ébranlé avec e doigt indicateur, que je portai aussi avant que ossible dans la cavité du col de l'utérus, je parvins à l'extraire presque en totalité, ayant soin de déchirer avec l'ongle le fragment qui était situé trop profondément pour que mon doigt pût l'atteindre. Je pensai que la fonte ou suppuration, qui serait la suite de cette division, favoriserait sa sortie, qu'on aiderait encore par des injections détersives. Mes espérances ne furent point déçues, et des injections portées dans l'intérieur même de la cavité utérine amenèrent, au bout de quelques jours, ce débris putréfié dont la présence n'avait produit aucun accident.

La substance extraite de la matrice avait une forme et une structure absolument semblables à celles du corps étranger de l'observation précédente; seulement elle n'offrait point d'appendices à son extrémité supérieure, qui était déchirée inégalement au point correspondant à la portion laissée dans la matrice. Ce corps avait aussi moins de longueur que celui que nous avons décrit plus haut, et son extrémité inférieure était moins pointue.

Cette femme m'assura que le corps qu'elle avait rendu précédemment différait peu de celui-ci.

DIXIÈME OBSERVATION.

Madame Reynaud, âgée de quarante-deux ans, demeurant rue Saint-Joseph, maison de la Balmondière, se croyait enceinte de trois mois, lorsqu'elle éprouva tout-à-coup une perte utérine très-abondante. Elle crut à un avortement, dont elle attribua la cause à un coup de pied sur le ventre, qu'elle avait reçu la veille en jouant avec ses enfans. Appelé à l'instant même, mais ne me trouvant point à l'hospice, Madame supporta cette hémorragie, qui fut bientôt suivie de douleurs utérines pendant trois jours. Rappelé à cette époque, je trouvai cette dame dans un état de faiblesse extrême, ayant un pouls très-accéléré, beaucoup de chaleur et de sécheresse à la peau, et affectée toujours de sa perte utérine. Le toucher me fit reconnaître un corps étranger engagé dans l'orifice de la matrice; je le dégageai avec le doigt et l'amenai au dehors. L'ayant examiné avec soin, je lui trouvai la même forme et la même texture qu'à ceux que j'ai décrits plus haut; seulement il était moins volumineux, peut-être parce que je ne l'avais pas extrait entièrement, ou bien parce que les jours précédens il s'en était échappé une portion avec le sang et les caillots sortis de la matrice. L'hémorragie ne cessa pas à l'instant, mais quelques injections détersives l'arrêtèrent entièrement le lendemain de la délivrance.

Pendant une quinzaine de jours il s'écoula par la vulve une sanie purulente très-fétide, qui exigea la continuation des injections. Cette sanie était probablement le résultat de la décomposition d'une partie du corps étranger restée dans la matrice. Pendant tout ce temps, cette femme eut de la fièvre et souvent des crises nerveuses avec une dyspnée très-forte; mais elle se rétablit complètement.

ONZIÈME OBSERVATION.

Madame Perret, âgée de quarante-deux ans, se croyait enceinte depuis près de deux mois que ses règles étaient supprimées, lorsque, le 28 mai 1810, elle éprouva quelques coliques suivies d'une petite perte utérine. Elle espéra que ces accidens n'auraient pas de suite, et fit quelques courses dans la journée. Le soir la perte augmenta, et des douleurs expulsives chassèrent, avec beaucoup de sang, un corps charnu, aplati, irrégulièrement découpé sur ses bords, et présentant à l'une de ses extrémités une espèce de pointe sur laquelle on remarquait des sillons longitudinaux, résultat sans doute de la contraction du col de l'utérus sur cette portion. Ce corps, examiné attentivement, offrait une parfaite analogie avec ceux des trois précédentes observations.

De ces quatre faits identiques il résulte que ces masses rougeâtres, fibreuses, moulées sur la forme de la matrice par les contractions de cet organe, n'ont pas d'adhérence avec sa surface interne; qu'elles sont le résultat de l'accumulation du sang menstruel; qu'elles en imposent pour l'existence d'une grossesse, et que leur expulsion est suivie de tous les phénomènes de l'accouchement.

Le sang qui s'écoule après l'accouchement, en s'accumulant et en séjournant dans l'utérus, peut aussi produire des transformations à peu près de la nature de celles que nous venons d'indiquer. Le fait suivant, tiré de ma pratique, semblerait confirmer cette assertion.

DOUZIÈME OBSERVATION.

Mad. Duport de R*, jeune dame âgée de vingt ans, demeurant place Bellecour, hôtel de l'Intendance, accoucha d'un premier enfant après un peu plus de sept mois de gestation. Les douleurs de l'accouchement durèrent plusieurs jours, sans la moindre apparence d'ouverture au col de l'utérus. Vingt-quatre heures s'étaient à peine écoulées, à dater du moment où je reconnus un commencement de dilatation, que l'accouchement se termina de la manière la plus heureuse. Dix minutes environ après la sortie de l'enfant, des contractions utérines poussèrent le placenta dans le vagin; j'en fis l'extraction, et je reconnus qu'il était, ainsi que les membranes, dans un état d'intégrité parfaite.

Mad. D. de R* perdit peu de sang après son accouchement, mais elle n'éprouva aucun accident et ne ressentit pas même des tranchées utérines. Les seins s'engorgèrent sur la fin du deuxième jour, et la fièvre de lait fut à peine sensible. A dater de cette époque, l'accouchée perdit l'appétit et devint faible. Les lochies coulèrent très-peu, quoique les seins ne sécrétassent presque point de lait, malgré la succion de l'enfant, que cette dame nourrissait. Le ventre était tuméfié, sans être douloureux; il n'existait point de fièvre; mais Madame perdait chaque jour son embonpoint, sans présenter aucun symptôme de maladie bien caractérisée. Je remarquai que son enfant, venu au monde chétif et maigre, loin de se développer, dépérissait visiblement, et cependant la mère s'obstinait à le nourrir. Je parvins enfin à lui persuader qu'un allaitement plus prolongé était aussi nuisible pour elle que pernicieux à son enfant; et elle se décida à le confier à une nourrice, le vingt-sixième jour après son accouchement. Dans la matinée de ce même jour, après avoir éprouvé pendant la nuit de violentes coliques, elle rendit par le vagin un corps étranger qui me présenta les caractères suivans :

Sa figure était pyriforme, aplatie et un peu triangulaire; sa longueur était de trois pouces et demi; sa petite extrémité, obtuse, avait dix à douze lignes de diamètre transversal, et sa grosse extrémité était large de deux pouces. Ce corps me parut d'abord charnu, et je le crus solide et plein; mais ayant distingué, à travers une ouverture placée sur une de ses surfaces, un caillot que j'enlevai, je reconnus que ce n'était qu'une poche membraneuse remplie de sang. L'extérieur de cette membrane était recouvert de flocons celluleux d'un blanc grisâtre, sur lesquels étaient disséminées des stries sanguines; placés dans l'eau, ces flocons se séparaient, nageaient dans le liquide et paraissaient inégaux et comme déchirés. La surface interne de cette poche membraneuse, correspondante au caillot, était lisse, d'un gris foncé, et ne se confondait point avec le sang caillé, dont elle était indépendante; ce qui prouvait évidemment que ce n'était point une de ces couennes membraniformes qui se développent sur le sang tiré de ses vaisseaux.

Le tissu de cette membrane me parut solide, et composé de feuillets celluleux; je le déchirai dans plusieurs points, sans y découvrir de traces de vaisseaux sanguins. Inégalement dense et épais, il me parut d'autant plus mince que je l'examinai plus près de la grosse extrémité; tandis que la petite, n'offrant aucun vide dans environ six à huit lignes de longueur, était dense et épaisse, et semblait formée par la membrane rapprochée et comme plissée sur elle-même. Dans tous les autres points, l'épaisseur de ce tissu membraneux n'était que d'une demi-ligne environ. Il ne s'exhalait de cette poche membraneuse, ni du sang qu'elle contenait, aucune odeur fétide.

Dès que la matrice se fut débarrassée de ce corps étranger, l'écoulement des lochies devint régulier et abondant; d'abord mélangée de sang, la matière de l'écoulement devint ensuite blanchâtre et assez épaisse. Les seins se gonflèrent le troisième jour, ce qui peut être attribué à la cessation de l'allaitement. Il est cependant remarquable qu'après cet engorgement des seins, le lait s'écoulait par les mamelons; ce qui fit regretter à cette dame de n'avoir pas continué de nourrir son enfant, qui mourut le quarante-unième jour de sa naissance.

Je dois faire observer qu'avant l'expulsion de ce corps étranger, Mad. D. de R* rendit pendant plusieurs jours des glaires sanguinolentes, mêlées de débris membraneux. Le ventre prit presque subitement le volume qu'il avait au sixième mois de la grossesse; il devint sensible au toucher, et parfois extrêmement douloureux. Les lochies coulèrent avec abondance jusqu'au quarantième jour, époque à laquelle reparut le retour de couche; mais les douleurs abdominales se prolongèrent pendant trois mois, malgré la régularité de la menstruation. Alors le volume du ventre diminua graduellement, la santé se rétablit, quoique Madame ne recouvrât pas l'embonpoint et la fraîcheur qu'elle avait avant sa couche.

La nature de ce corps étranger contenu dans la matrice, ne peut être l'objet d'un doute : c'était évidemment du sang coagulé retenu dans sa cavité, ce que l'on voit assez souvent à la suite des accouchemens, lorsque cet organe expulse des caillots que l'on a pris quelquefois pour des débris de placenta. Mais quelle était l'origine de la membrane qui recouvrait le caillot ? Nous ne pensons pas qu'elle fût le résultat d'une couche couenneuse, semblable à celle qui se forme sur le sang tiré récemment de la veine ; car dans ce cas il y a continuité entre cette couche et la partie fibrineuse qu'elle enveloppe, tandis que dans notre observation il y avait séparation entre le caillot et la membrane, dont plusieurs fragmens furent encore chassés avec les lochies quelques jours après l'expulsion du corps étranger. Cette membrane nous parut donc avoir tous les caractères d'un produit sécrétoire de la surface interne de la matrice, et nous la regardâmes comme offrant de l'analogie avec la membrane caduque qui tapisse la cavité utérine dans les cas mêmes ou l'embryon se développe dans les annexes de cet organe.

Des membranes de ce genre peuvent aussi se développer dans la matrice hors le temps de la grossesse et de l'accouchement, ainsi qu'on le verra dans l'observation suivante, que je crois rare et digne d'être notée.

TREIZIÈME OBSERVATION.

Je fus consulté par une jeune dame qui, depuis son premier accouchement qui avait été laborieux, n'était plus devenue enceinte. A chaque époque menstruelle, elle éprouvait de violentes coliques et rendait, avec le sang des règles, des parcelles de membrane plus ou moins considérables. Plusieurs fois même le corps membraneux expulsé conservait son intégrité, et représentait une coque moulée sur la forme de la cavité utérine. Cette dame, qui désirait vivement avoir des enfans, attribuait, non sans raison peut-être, sa stérilité à la formation réitérée de cette membrane accidentelle, pour la destruction de laquelle elle avait employé inutilement différens remèdes.

La constitution lymphatique de cette dame, et plus encore la périodicité des fonctions qui présidaient à la formation de cette fausse membrane, me firent penser que le quinquina, administré à l'intérieur et porté en injections dans la matrice, pourrait s'opposer à son développement. Madame prit tous les jours, immédiatement après la cessation des règles, un gros de quinquina jaune en poudre, divisé en trois doses, et fit deux fois le jour dans le vagin des injections avec une décoction de cette écorce, adoucie par l'addition du miel rosat. Ce traitement diminua beaucoup les douleurs utérines, et les débris membraneux furent à peine apparens à la première époque menstruelle. Le mieux fut encore plus marqué à la deuxième, après laquelle je ne revis plus cette dame, qui venait me consulter dans mon cabinet (1).

Les modernes refusent le nom de môles, et donnent celui de végétations charnues ou de tumeurs fibreuses à ces masses qui se sont nourries et développées dans l'utérus au moyen du sang qu'elles reçoivent de cet organe. Nous avons expliqué plus haut comment nous concevions la formation de ces énormes tumeurs qui séjournent et s'accroissent au centre de la cavité utérine pendant plusieurs mois ou plusieurs années. Nous regardons par conséquent comme futile cette dispute de mots entre les modernes et les anciens. Il nous paraît démontré que ces masses charnues n'ont avec les parois de la matrice aucune adhérence continue ou de tissu; qu'elles se nourrissent et végètent par communication; qu'en se développant elles dilatent les parois de l'utérus, comme cela a lieu dans la grossesse; enfin, que la nature s'en débarrasse par un travail semblable à celui de l'accouchement; ce qui, à notre avis, établit une différence entre les polypes, les fongus, les carcinômes et ces végétations parasites.

---

(1) J'adressai cette observation à la Société de Médecine de Paris, qui la consigna dans son Journal (cahier de septembre 1810). Depuis lors MM. Désormaux et Chaussier en ont recueilli de semblables, et avant nous Plater et Morgagni. Je pensais alors, comme aujourd'hui, qu'un travail d'irritation ou d'inflammation avait déterminé la formation de cette fausse membrane dans la matrice, comme on en observe sur diverses surfaces muqueuses, et notamment sur celle des voies aériennes, à la suite de certaines inflammations qui s'y manifestent.

Les observations qu'on va lire démontreront ce que j'avance.

QUATORZIÈME OBSERVATION.

Madame Chautin, forte et bien constituée, âgée de quarante-neuf ans, habitante du village d'Oullins, à une demi-lieue de Lyon, où elle menait une vie active et laborieuse, était mère de plusieurs enfans. Son dernier accouchement, qui remontait à douze années, avait été long et pénible, et les suites de cette couche furent traversées par des accidens. Huit années s'écoulèrent sans que Madame éprouvât aucune incommodité, le flux menstruel étant toujours régulier. Dans le commencement de la neuvième année, elle s'aperçut que son ventre grossissait; mais comme elle n'en était point incommodée, et qu'elle n'y ressentait aucune douleur, elle y fit peu d'attention, l'existence des règles éloignant d'elle toute idée de grossesse. Un jour, dont elle ne put m'assigner la date, elle sentit en touchant son ventre une tumeur arrondie, dure et indolente, dans la région hypogastrique : elle ne consulta cependant aucun médecin, et continua son même genre de vie. Elle ne tarda pas à s'apercevoir que cette tumeur faisait des progrès, que l'écoulement des règles diminuait à chaque époque, et était accompagné de douleurs rénales; mais ces accidens ne lui paraissaient pas assez graves pour interrompre les travaux ordinaires de son ménage. Madame Chautin s'étant rendue à Lyon auprès de sa fille, qui à la suite d'un accouchement fut gravement malade, cette bonne mère, oubliant ses douleurs, servit de garde à sa fille, et lui prodigua jour et nuit les soins les plus empressés ; mais elle fut bientôt obligée de réclamer pour elle-même les secours de la médecine. Après avoir reçu les renseignemens que je viens de transcrire, j'examinai le ventre, que je trouvai météorisé et douloureux au toucher. Je distinguai dans la région hypogastrique, et un peu à droite, une tumeur sphérique et dure, s'élevant jusqu'à deux travers de doigt au-dessus de l'ombilic. La position, la forme et la solidité de cette tumeur me firent bientôt reconnaître qu'elle appartenait à la matrice, ce que me confirma une exploration par le vagin. Je reconnus qu'une partie du col utérin était effacée, et que son orifice était ouvert à peu près comme on le trouve au septième ou au huitième mois de la grossesse chez les femmes qui ont fait plusieurs enfans ; mais j'observai plus de dureté dans sa circonférence, et mon doigt, introduit dans cette ouverture, éprouva une résistance qui ne lui permit pas de parvenir jusqu'à la cavité utérine. Ne pouvant croire à l'existence d'une grossesse, cette disposition du col et l'arrondissement uniforme du corps de la matrice me firent penser qu'elle renfermait un corps étranger ; car il me paraissait impossible qu'un squirrhe ou un sarcome fût parvenu à un tel volume sans causer le moindre accident, et sans même que la femme eût perdu sa fraîcheur et son embonpoint.

Je me bornai à prescrire les remèdes propres à calmer les douleurs, tels que le repos, les grands bains tièdes, les fomentations émollientes, les fumigations faites avec la décoction de plantes sédatives, le petit-lait nitré et quelques hypnotiques. Lorsque je fus parvenu à calmer les douleurs, je passai à l'usage des remèdes plus actifs; les eaux de Vichy furent employées à l'intérieur, et Madame se promena chaque jour en carriole. Quinze jours s'étaient à peine écoulés que les douleurs rénales augmentèrent beaucoup et devinrent périodiques, le ventre se contractait pendant qu'elles se faisaient sentir, et, à la suite d'un écoulement purulo-sanguinolent par la vulve, cette dame rendit avec effort et douleur une masse charnue putréfiée, exhalant une odeur infecte. De la campagne, où elle habitait alors, elle se fit transporter à la ville. M'étant rendu auprès d'elle, et ayant reçu des assistans les détails que je viens de transmettre, j'explorai l'utérus, et je reconnus que son col, dont le bord était très-dur, était dilaté de la largeur d'une pièce de trente sous. Je distinguai, à travers sa cavité, une substance charnue qui s'avançait dans le vagin, et paraissait venir de l'intérieur de la matrice. Je tentai en vain de l'extraire avec les doigts, et me décidai à la livrer aux contractions utérines, qui tendaient à l'expulser. Je prescrivis des fumigations et des injections émollientes, adoucies avec le miel rosat, autant pour relâcher le col utérin que pour déterger le vagin des matières fétides qui l'abreuvaient. Les douleurs persistèrent tout le jour et toute la nuit. Le matin on vint me chercher à la hâte, parce que le corps étranger que j'avais touché se présentait à la vulve. Je le trouvai en effet engagé dans le vagin, mais ce n'était qu'une très-petite portion de ce que renfermait la matrice; une légère traction suffit pour l'amener au-dehors. Ce corps exhalait une odeur infecte, ce qui ne m'empêcha cependant pas de l'examiner avec soin.

Son tissu était solide, fibreux, d'un rouge grisâtre, assez semblable à celui des muscles. Ayant de nouveau exploré l'orifice utérin, je le trouvai béant, et je distinguai au-delà la masse contenue dans la matrice, dont le corps que je venais d'examiner paraissait s'être détaché. Réfléchissant sur les accidens qui pouvaient suivre la décomposition de ces végétations anomales contenues dans l'utérus, je conçus le projet de dilater de force le col de cet organe, et de pénétrer avec quelques doigts dans sa cavité, afin d'en extraire ce corps étranger, ou au moins de le diviser, comme on le fait des placentas adhérens après les avortemens. Cette tentative, que je fis le lendemain, devint impossible, par la résistance que m'opposa la rigidité du col. Je regardai comme inutile de me servir de la pince à polypes ou de celle à faux-germes, et je demandai, dans cette circonstance difficile, à m'éclairer des lumières d'un confrère. La malade s'y refusa avec une opiniâtreté qu'il me fut impossible de vaincre. Investi d'une confiance bien pénible, je ne vis d'autre parti à prendre que celui de l'expectation. Pour remédier aux effets de la putréfaction sur l'économie, je prescrivis les tisanes faites avec les acides végétaux et minéraux. J'y joignis une potion avec l'extrait de quinquina, de fréquentes injections avec une décoction de cette écorce adoucie avec le miel rosat, enfin des fomentations émollientes et toniques sur le ventre, et de fréquens lavemens, composés avec les mêmes substances. Malgré tous ces moyens, il s'écoulait par le vagin une humeur purulente d'une odeur fétide, qui se répandait dans tout l'appartement; une fièvre continue, avec redoublemens, accablait la malade; elle était dévorée par une soif ardente, qu'elle ne pouvait satisfaire, parce que l'estomac, irrité, rejetait à l'instant toutes les boissons qu'il recevait; la langue, desséchée, était recouverte d'une croûte noirâtre; le bas-ventre était si sensible, qu'il ne pouvait supporter le poids des couvertures les plus légères; enfin, une insomnie continuelle se joignait aux symptômes graves que présentait cette malheureuse femme. Dans cet état alarmant et presque désespéré, j'associai l'opium et le camphre au quinquina dans la potion: la décoction de cette écorce fut administrée en lavemens, en fomentations, en injections.

A l'aide de ces moyens, je fus assez heureux pour maîtriser la fièvre; et quinze jours après l'extraction du fragment charnu dont j'ai parlé, la malade rendit une masse de chair du volume d'un gros placenta, lisse sur une de ses surfaces, inégale sur l'autre, et hérissée de mamelons très-distincts. L'odeur qui s'en exhalait était tellement infecte, qu'il me fut impossible de l'examiner long-temps; mais je crus reconnaître que sa nature était absolument la même que celle de la première portion extraite.

Ce qu'il y a de plus remarquable dans cette observation, c'est qu'après l'expulsion de ce corps étranger, les douleurs et la sensibilité du ventre disparurent, la matrice reprit son volume ordinaire, l'écoulement purulent cessa, et au bout de deux jours la fièvre diminua sensiblement, ainsi que les autres accidens. A dater de la disparition de tous ces symptômes graves, la convalescence s'établit, et madame Chautin recouvra une santé parfaite.

Quelques mois après, elle vint me remercier de mes soins, et je crus devoir m'assurer par le toucher de l'état de la matrice. Je reconnus que cet organe avait repris sa forme et son volume ordinaires, le museau de tanche présentant cependant plus de dureté que dans l'état normal. J'ai eu le plaisir de revoir souvent cette femme bien portante, pendant plusieurs années.

QUINZIÈME OBSERVATION.

Mad. Blondin, femme du maître d'hôtel des Ambassadeurs, d'une constitution forte et vigoureuse, et d'un tempérament éminemment sanguin, n'avait jamais éprouvé ni diminution, ni dérangement dans le flux menstruel. Elle était dans sa quarantième année, lorsqu'elle fit une chute sur les reins, dans un moment où elle avait ses règles. Soit par l'effet de la chute, soit par l'effroi qu'elle lui causa, l'écoulement du sang fut supprimé, et une douleur vive se fit sentir dans la région rénale. A l'époque menstruelle suivante, les règles furent extrêmement abondantes et durèrent plus long-temps. Depuis lors, il ne se passa presque pas de jours que cette dame n'éprouvât une hémorragie utérine plus ou moins considérable. Les saignées, les boissons acidules et tempérantes, le repos, diminuèrent très-peu cette perte de sang, qui affaiblissait beaucoup la malade. Les astringens, qu'on employa quelquefois, augmentèrent presque toujours l'écoulement sanguin. Enfin, d'après la remarque de cette dame, dès que le sang ne coulait plus, les membres inférieurs se tuméfiaient et ne revenaient à leur état naturel qu'après le retour de la ménorrhagie. Cette maladie durait depuis deux ans, lorsque je fus consulté. Je soupçonnai d'abord que la cessation prochaine des règles était la cause de ces accidens; néanmoins je crus devoir m'assurer de l'état de la matrice. Je trouvai l'hypogastre occupé par une tumeur élevée de trois travers de doigt au-dessus du bassin, évidemment formée par l'utérus. Le toucher me fit reconnaître que le col de cet organe était plus volumineux et arrondi comme un goulot de bouteille; son orifice était assez dilaté pour permettre au doigt indicateur de pénétrer profondément. Cet examen me fit annoncer que la matrice contenait un corps étranger. J'employai successivement plusieurs traitemens sans aucun résultat heureux; j'appelai en consultation les docteurs Petit et mon frère; la malade prit en secret les avis de plusieurs autres médecins: mais la maladie éluda toujours les efforts de l'art pendant plus de deux ans et demi, à dater de l'époque où je fus appelé la première fois. Durant ce long intervalle, le développement de la matrice fit de grands progrès; elle s'éleva jusqu'à l'ombilic, en conservant sa rondeur et sa dureté; son col diminuait de longueur et, comme dans la grossesse, il semblait s'appliquer en s'arrondissant sur le corps logé dans la cavité de l'utérus dont l'orifice était toujours béant. On distinguait aussi sensiblement les fibres concentriques du col.

La continuation de cette abondante perte de sang jeta la malade dans une prostration absolue des forces. D'abord pâle et décolorée, elle devint bouffie, et sa peau prit ensuite la couleur jaune-citron. Le ventre se météorisa et devint douloureux dans la région qu'occupait la matrice. Les parties sexuelles ne rendirent plus qu'un sang décomposé, ressemblant à de la lavure de chair. D'abord inodore, il devint ensuite extrêmement fétide, et corrodait par son âcreté les tissus avec lesquels il était en contact. Enfin, une fièvre lente hectique minait sourdement la malade, et préparait sa perte prochaine. Les antiputrides et surtout le quinquina furent inutilement employés pour combattre ces accidens. Deux jours avant sa mort, on vint m'annoncer qu'une substance membraneuse en putréfaction sortait par la vulve. Je trouvai en effet le vagin rempli par une énorme masse de chair décomposée, qui venait du côté du fond de ce conduit, et s'échappait de la cavité de la matrice, dont l'orifice offrait la largeur d'un petit écu. Je tâchai d'amener ce corps étranger, mais j'éprouvai une grande résistance, soit en agissant avec la main, soit en employant la pince à faux-germes. Mon frère, qui me seconda dans cette tentative, ne fut pas plus heureux que moi, et nous crûmes devoir y renoncer, en raison des douleurs vives que les tractions procuraient à cette malade, dont la faiblesse extrême nous faisait craindre à chaque instant la mort. Elle succomba le lendemain, et, malgré toutes nos sollicitations auprès des parens, nous ne pûmes obtenir l'ouverture de son cadavre.

Ces deux dernières observations me parurent extraordinaires, quoiqu'on en trouve d'analogues dans les auteurs ; mais ce qui me surprit en faisant des recherches, c'est ce qu'Hippocrate a dit en parlant de la môle, dans son 1er livre *de morbis mulierum*, que je transcris littéralement : « Hæc igitur biennium, sæpè

« etiam triennium sic affecta est. Et si quidem una « caro nascatur, mulier perit; neque enim superesse « potest: sin verò multæ, copiosus ei sanguis et car- « nosus per pudendum erumpit. Quòd si id moderatè « fiat, servatur; aliòqui profluvio correpta perit: « atque eà quidem est hujus morbi conditio. » — « La « femme reste souvent dans cet état pendant deux ou « trois ans. Si le tout ne forme qu'une seule masse de « chair, la femme en périt, la matrice ne pouvant « donner issue à un si gros volume. Quand elle est « divisée en plusieurs corps, la femme s'en délivre, « rendant des carnosités avec beaucoup de sang. « Quand la perte est immodérée, la mort s'en suit: « tel est le sort de cet état. » (Traduction des Œuvres d'Hippocrate, sur le texte grec, d'après l'édition de Foës, Toulouse, an IX.)

Les observations consignées dans ce Mémoire nous ont paru propres à éclairer l'histoire des corps étrangers qui se développent dans la matrice, et qu'on a désignés sous le nom impropre de faux-germes ou de môles. Quoique rien ne soit plus vague que les idées que l'on a eues long-temps sur la nature de ces corps, nous avons cependant cru devoir leur conserver ce nom, pour les distinguer des tumeurs qui se développent dans le tissu même des parois de la matrice, telles que les polypes, les fongus, les sarcômes, les kystes, etc., avec lesquelles on les a souvent confondus.

Sans parler des histoires bizarres et ridicules enfantées par l'ignorance et l'imagination exaltée des femmes sur la nature des faux-germes et des môles, les médecins anciens ont long-temps soutenu l'erreur que ces masses charnues étaient le résultat d'une conception irrégulière et imparfaite, qu'elles jouissaient d'une vie obscure, et avaient la faculté de produire quelques mouvemens. Les modernes, plus éclairés et plus attentifs, ont détruit cette erreur en démontrant la véritable cause et la nature variée de ces corps étrangers qui se forment dans la matrice, et qu'on a improprement appelés faux-germes et môles. Il résulte de leurs observations, comme de celles recueillies dans ce Mémoire, qu'ils ont la même origine; que les faux-germes ne diffèrent des môles que par leur séjour moins prolongé dans l'utérus; que leur production est le résultat d'une fécondation dont le germe ou embryon a péri ou a été chassé accidentellement de la cavité du placenta à la suite de la rupture de ses membranes, ou bien de la rétention et de l'accumulation du sang dans la matrice, qui en s'organisant établit avec elle des rapports de vitalité;

Que les faux-germes et les môles qui reconnaissent la première de ces causes, présentent des différences résultant des altérations variées que subit le tissu du placenta, et dont une des plus fréquentes est la dégénérescence hydatique ou hydatidaire, comme encore de sa confusion avec certaines parties organisées de l'embryon, ce qui constitue les faux-germes et les môles embryonnés;

Que ces corps étrangers, lorsqu'ils sont le résultat de la seconde cause, c'est-à-dire de la rétention du sang dans l'utérus, peuvent être distingués en ceux qui sont formés par le sang des règles, et ceux qui sont le produit des lochies;

Que les faux-germes et les môles sont chassés de la

matrice par un travail absolument semblable à celui de l'accouchement ;

Que cette expulsion est presque toujours précédée et accompagnée d'hémorragie plus ou moins abondante ;

Enfin, que les môles engagées dans les voies utérines, et y séjournant long-temps, sont susceptibles de se putréfier par le contact de l'air, et d'exposer les femmes à des accidens graves et souvent mortels, ce qui a lieu surtout lorsque ces môles sont volumineuses et forment un seul corps.

MÉMOIRE

SUR

LA RÉTROVERSION DE MATRICE.

On donne le nom de rétroversion de la matrice au déplacement de cet organe dans lequel son fond s'incline en arrière du côté du sacrum, tandis que son col se relève et se place derrière la symphise du pubis.

La rétroversion de la matrice était connue des anciens : *Hippocrate* (1) et *Philumène* (2) en ont fait mention; *Aëtius* (3), qui nous a conservé les ouvrages de la célèbre *Aspasie*, décrit avec exactitude ce déplacement de l'utérus, et donne, d'après cette accoucheuse, le conseil d'y remédier en introduisant les doigts dans le rectum. *Rhodéric à Castro*, qui écrivait dans le seizième siècle, rappelle, dans son Traité des maladies des femmes, ce qu'*Hippocrate* et *Aëtius* ont dit de ce déplacement de la matrice; et l'on a lieu de s'étonner qu'il ne soit plus parlé de cet accident jusqu'au dix-huitième siècle, où il a fixé d'une manière

---

(1) Voy. *Hipp.*, De nat. mulieb., sect. V., p. 142, éd. Foesii.

(2) Voy. Hist. de la Chirurg., par *Dujardin* et *Peyrhille*, t. II, p. 280.

(3) *Aetii* medici græci contractæ ex veteribus medicinæ tetrabiblos, per *Janum Cornarium* medicum physicum latinè conscriptum. — Basileæ, MDXLII, p. 905.

spéciale l'attention des accoucheurs. Il paraît certain que c'est à *Grégoire*, professeur d'accouchemens à Paris, qu'on doit la première bonne description de la rétroversion de la matrice. *Walter-Vall* qui suivait ses leçons, étant de retour en Angleterre sa patrie, crut reconnaître dans sa pratique cette affection de l'utérus, pour laquelle il réclama les avis de *Guillaume Hunter*. Le sujet de cette observation mourut à la suite des accidens déterminés par la compression de la matrice sur le col de la vessie et l'intestin rectum : l'ouverture du cadavre démontra à ces deux chirurgiens l'existence de la rétroversion de la matrice, qu'ils avaient soupçonnée. En 1754 (1), *Guillaume Hunter* communiqua cette observation à la Société Royale de Londres, et donna à ce déplacement de la matrice le nom qu'il porte aujourd'hui. *Lyn*, en 1767, ayant recueilli une observation à peu près semblable à celle publiée par *Hunter*, la fit insérer dans le *Médical observations and inquiries*, vol. 4, et proposa le premier la ponction de la matrice par le vagin, dans le cas où la rétroversion de cet organe serait irréductible. Ce ne fut que quelque temps après que

---

(1) En 1750, *Smellie* avait cependant observé la rétroversion de la matrice, sans la reconnaître. Il en parle au sujet de la rétention d'urine dans les premiers mois de la grossesse. Voy. son Traité d'accouch., t. II., p. 149.

En 1760, *Deleurye* observa une rétroversion de matrice à Paris : il ne connaissait pas encore les observations des Anglais. Il en rencontra une autre en 1767, et une troisième en 1781. Il communiqua ces observations au docteur *Desgranges*, qui les cite dans son Mémoire.

Hunter donna le même précepte. Un chirurgien distingué de Paris, *Chopart* (1), à son retour de Londres en 1775, ayant fait connaître à l'Académie de chirurgie les observations des Anglais sur la rétroversion de l'utérus, cette illustre compagnie en fit le sujet d'un de ses prix annuels, et en 1785 elle couronna l'excellent mémoire du docteur *Desgranges* de Lyon, le plus complet qui ait paru sur cette matière. Malheureusement, l'Académie ayant cessé de faire imprimer ses Mémoires, ce travail est resté inédit. Le frère du célèbre accoucheur *Baudelocque* soutint en 1784, aux écoles de chirurgie de Paris, une thèse latine sur la rétroversion de la matrice, dans laquelle il cite honorablement l'ouvrage du docteur *Desgranges*, envoyé la même année au concours proposé par l'Académie de chirurgie. En l'année 1787 parut à Iéna la dissertation de *Frédéric Jahn*, pleine de recherches savantes sur le même sujet (2).

Depuis la publication des travaux que nous venons d'indiquer, on a consigné dans les journaux de médecine, en Allemagne, en France, en Angleterre, beaucoup d'observations sur ce déplacement de l'utérus; et tous les auteurs qui depuis lors ont écrit sur les accouchemens et sur les maladies des femmes, ont consacré un chapitre plus ou moins long à la description de cet accident.

---

(1) Voy. *Baudelocque*, Traité d'accouchemens, p. 144.

(2) Voy. *Sylloge*, Operum minorum præstantiorum ad artem obstetric. spect. *à Joanne Christ..., Travgott Schlegel*, t. I, p. 603.

Mais ne peut-on rien ajouter à la science médicale sur cette affection de la matrice? les observations recueillies jusqu'à ce jour en ont-elles entièrement complété l'histoire? les divers états de la matrice qui prédisposent à ce vice de position sont-ils suffisamment déterminés? ses variétés sont-elle complètement décrites? les causes qui peuvent le produire sont-elles toutes indiquées? les signes qui le font reconnaître et les accidens qui l'accompagnent sont-ils bien appréciés à leur juste valeur? les difficultés de replacer l'utérus dans sa position naturelle sont-elles exagérées? a-t-on indiqué tous les modes opératoires? enfin, dans cette affection, comme dans toutes les autres, les faits qui semblent présenter le plus de conformité entre eux n'offrent-ils pas des nuances, des particularités qui les font différer et qui démontrent la nécessité de les étudier tous, afin de se faire une idée complète de ce vice de position de l'utérus? Telles sont les réflexions qui m'ont engagé à réunir dans ce Mémoire les observations que j'ai recueillies sur la rétroversion de la matrice, pendant vingt-cinq années de pratique.

PREMIÈRE OBSERVATION.

Madame Pin, âgée de trente-deux ans, marchande de sel, rue de la Gerbe, avait porté deux enfans à terme, et avait éprouvé un avortement au deuxième mois d'une troisième grossesse. Elle avait eu, suivant son rapport, une chute de matrice, survenue après un travail pénible, et à laquelle un chirurgien avait remédié en refoulant cet organe prêt à s'échapper par la vulve, et en prescrivant le repos dans une position horizontale.

Dans les premiers jours de février 1810, étant enceinte de trois mois, elle fit un effort en aidant un homme à placer sur ses épaules un sac de sel, pesant plus de cent livres : à l'instant même elle ressentit dans les reins une douleur qui persistait cinq jours après, lorsqu'une perte utérine se manifesta et fut accompagnée de coliques vives, revenant par intervalles. Mon collègue et ami *Dumas*, qui fut appelé auprès de cette dame, trouva l'orifice de la matrice fermé, le museau de tanche occupant le centre du vagin. Il prescrivit le repos du lit, une tisane délayante, et crut pouvoir annoncer un avortement. Les contractions de la matrice devinrent de plus en plus fortes; les urines et les selles furent supprimées pendant près de douze heures; la perte diminua, et finit par s'arrêter; une douleur vive et constante dans le côté gauche de l'hypogastre, augmentant à chaque contraction utérine, fit pousser à la malade des cris lamentables pendant toute la nuit. Le matin elle urina avec douleur, mais fut un peu soulagée.

Le docteur *Dumas* m'ayant fait appeler en consultation, nous reconnûmes ensemble une rétroversion complète de matrice : le col de l'utérus était placé derrière le pubis et un peu à droite; son fond était appuyé contre le sacrum. Le corps de l'organe formait dans le vagin une tumeur arrondie, du volume du poing, déprimant la paroi postérieure de ce conduit. Cette tumeur était douloureuse au toucher; elle présentait une résistance qui annonçait l'engorgement inflammatoire de la matrice. L'orifice ouvert, qu'on touchait avec difficulté, laissait échapper une portion de placenta engagée dans la cavité du col utérin. La position renversée de la matrice, et la pression de son orifice derrière le pubis, expliquaient la suppression de la perte et la rétention du sang dans la cavité utérine, ce qui devait engorger et irriter les parois de l'organe, rendre les douleurs intolérables et impuissantes pour opérer la délivrance.

Le docteur *Dumas* introduisit la sonde dans la vessie; mais il n'en sortit que peu d'urine. Il essaya ensuite de replacer la matrice: la résistance qu'il éprouva, les cris de la malade l'obligèrent à cesser les manœuvres. Il me pria de le remplacer : ce ne fut qu'avec beaucoup de peine que je parvins à rendre à l'utérus sa position naturelle. L'orifice ramené au centre du vagin était assez dilaté pour recevoir le doigt: je pus extraire une grande partie du placenta, et déchirer ce qui en restait pour en rendre l'expulsion plus facile. Cette opération mit fin à la douleur vive de l'hypogastre; mais la sensibilité et l'engorgement de la matrice, ainsi qu'une douleur sourde que la malade ressentait dans le bassin, nous décidèrent à pratiquer une petite saignée qui procura beaucoup de soulagement, et contribua, avec quelques injections émollientes portées dans la matrice, à compléter la délivrance.

Il est évident que dans ce cas la rétroversion a été le résultat des contractions utérines et des efforts faits pour opérer l'avortement, et non de l'accident qui y a donné lieu.

DEUXIÈME OBSERVATION.

Marie Picard, femme Duvivier, âgée de vingt-six ans, élève sage-femme à l'hospice de la Charité, était enceinte de six semaines, lorsqu'en soulevant une fille qu'elle aidait dans le travail de l'accouchement, elle éprouva dans le bassin une douleur suivie d'une perte utérine qui dura huit jours. Au bout de ce temps la douleur devint plus forte, les urines coulèrent avec difficulté, sans que les selles fussent supprimées ; l'hémorragie utérine continuait. Je crus devoir reconnaître par le toucher l'état de la matrice ; voici ce que j'observai : cet organe, une fois plus volumineux que dans son état de vacuité, était placé de champ à la partie supérieure de l'excavation du petit bassin ; son fond répondant au sacrum était dirigé un peu à droite ; son orifice, placé très-haut derrière le pubis, était incliné à gauche, de telle sorte que pour l'atteindre je fus obligé de recourber l'indicateur de ma main droite et de le porter en haut, en devant et à gauche. Je trouvai le museau de tanche boursoufflé et assez ouvert pour admettre l'extrémité du doigt, ce qui fut pour moi le signe d'un avortement prochain. Comme la matrice ne me parut pas fortement retenue, et que le cours des urines n'était pas intercepté, j'essayai de remédier au déplacement par la seule position. En conséquence, je plaçai sous les fesses un coussin qui les tint très-élevées, tandis que les reins étaient dans une position fort déclive ; ce qui éloignait de la matrice les intestins et les viscères abdominaux, et détruisait l'effet de leur compression sur cet organe ; par ce moyen le fond de l'utérus, placé sur la même ligne d'inclinaison, fut entraîné par son propre poids et reprit sa place naturelle ; au bout de vingt-quatre heures, la rétroversion se trouva réduite. L'hémorragie continua, et le quinzième jour, à la suite de violentes coliques, la matrice se débarrassa d'un placenta du volume d'un gros œuf de poule.

TROISIÈME OBSERVATION.

Madame Pétrequin fut affectée d'une fièvre ataxique pendant qu'elle allaitait un enfant qui mourut au neuvième mois. Cette perte fut très-douloureuse pour cette dame, dont la sensibilité était extrême. Elle resta dès lors faible et valétudinaire ; ses règles parurent deux fois ; une hémorragie utérine d'abord abondante, puis modérée, se manifesta et durait depuis quinze jours, lorsque je fus appelé. Cette dame se plaignait aussi de douleurs dans la matrice, et d'un poids incommode du côté du rectum. Le toucher me fit reconnaître que le corps de l'utérus était engorgé et très-sensible ; il était dirigé un peu en arrière, le col porté en avant était mou et boursoufflé. Je prescrivis quelques remèdes propres à calmer les douleurs, et je ne me prononçai pas sur la nature de l'engorgement. Malgré la continuation de la perte, qui à la vérité était légère, la malade ne cessa pas de vaquer à ses occupations ordinaires jusqu'au 19 et au 20 janvier 1816. S'étant livrée à un travail plus fatigant pendant ces deux derniers jours, les douleurs abdominales, qui avaient toujours été obscures, devinrent extrêmement violentes. Un besoin pressant et continuel d'aller à la selle tourmenta la malade, et dans la nuit, au milieu des efforts qu'elle faisait pour y satisfaire, elle éprouva dans le bassin un sentiment de craquement et comme de rupture. Le ténesme et les envies d'uriner persistèrent.

M. Bellefonds, médecin à la Guillotière, passa la nuit auprès d'elle, et prescrivit un lavement, qui ne produisit aucune évacuation. Appelé le 22, à huit heures du matin, je pratiquai le toucher, et reconnus une rétroversion de matrice. Le fond de cet organe, porté en arrière et à gauche, refoulait vers la vulve la paroi postérieure du vagin, ce qui bouchait presque entièrement ce conduit, et rendait l'introduction du doigt très-difficile. On pouvait à peine atteindre le col qui était recourbé sur lui-même, et placé en haut et à droite derrière le pubis. Après avoir fait observer ce déplacement à M. Bellefonds, qui ne l'avait pas encore rencontré dans le courant de sa pratique, j'introduisis avec assez de difficulté deux doigts de la main droite dans le vagin au-dessous de la tumeur que formait l'utérus, et soulevant par degrés le corps de cet organe, je parvins à lui rendre sa position naturelle. L'orifice de la matrice resta un peu béant, la perte rouge continua, et des tranchées assez vives se firent sentir par intervalles.

J'annonçai que madame P* était probablement enceinte, et que l'avortement aurait lieu : je recommandai, en conséquence, de recueillir tout ce qui s'échapperait de la matrice; mais ce soin fut négligé, et je ne pus reconnaître dans les caillots qu'un lambeau de placenta très-distinct, ce qui me confirma dans l'opinion que j'avais émise. La malade éprouva presque habituellement pendant trois semaines un sentiment de pression sur le rectum; mais l'exploration, que je réitérai deux fois, me démontra que le déplacement ne s'était pas renouvelé. Après avoir assidûment gardé le lit dans une position horizontale jusqu'aux premiers jours de mars, Mme P* recouvra peu à peu sa santé habituelle.

QUATRIÈME OBSERVATION.

Sur la fin du mois de mai de l'année 1800, je fus appelé dans la rue Thomassin, chez le nommé Augustin, dont la femme éprouvait depuis plusieurs heures une rétention d'urine à la suite d'un coup qu'elle avait reçu sur le ventre. J'appris de cette femme qu'elle avait fait plusieurs enfans, et que dans ce moment elle se croyait enceinte de trois mois. Ce dernier renseignement m'engagea à m'assurer de la position de la matrice, avant de procéder au cathétérisme. Je trouvai le fond de cet organe renversé en arrière, formant une tumeur considérable dans le vagin, et son orifice dirigé derrière la branche gauche de l'arcade du pubis. Je fis quelques tentatives pour replacer l'utérus avant d'avoir vidé la vessie : elles furent inutiles; mais dès que l'urine eût été évacuée au moyen de la sonde, il me devint facile de détruire la rétroversion, en portant les doigts indicateur et médius de la main droite au-dessous de la tumeur, que je soulevai par gradation, et qui disparut tout-à-coup au moment où la matrice reprit sa position normale.

Je conseillai le repos et le séjour au lit : indocile à mes avis, cette femme se leva dans la soirée; mais à peine eut-elle fait quelques pas dans sa chambre, qu'un nouveau déplacement de la matrice donna lieu à la rétention d'urine. On vint me chercher, et je remédiai à cet accident comme la première fois.

Le repos fut observé pendant quelque temps, et

l'accouchement eut lieu d'une manière heureuse, au terme ordinaire de la grossesse.

Deux ans après, cette même femme vint me consulter pour des douleurs qu'elle éprouvait dans le bassin depuis son dernier accouchement : je la touchai, et je trouvai le col de la matrice engorgé et dirigé vers le pubis. En la faisant placer debout, je reconnus que l'utérus avait une tendance à la rétroversion, bien qu'il fût en état de vacuité, et situé très-bas dans l'excavation pelvienne.

CINQUIÈME OBSERVATION.

Une femme âgée de trente ans, et grosse de trois mois, vint à l'hôpital réclamer des secours pour une rétention d'urine qui durait depuis plusieurs heures, et qui était survenue tout-à-coup après une chute faite de sa hauteur. Comme on éprouva des difficultés à introduire la sonde, on en chercha la cause en portant le doigt dans le vagin. On y trouva une tumeur qui remplissait la partie supérieure de l'excavation du bassin, et l'on reconnut bientôt qu'elle était formée par la matrice renversée en arrière ; son col était placé derrière le pubis, et son fond répondait au sacrum. La paroi antérieure du vagin, soulevée et tendue, paraissait avoir moins de longueur ; la postérieure, déprimée, présentait des rides transversales. On essaya plusieurs fois d'introduire la sonde de femme, mais on ne put y parvenir à cause de l'espèce de coude imprimé au canal de l'urètre par la distension de la vessie : on eut recours à une sonde d'homme qui pénétra aisément, ayant eu la précaution d'abaisser un peu le col de la matrice. L'urine étant évacuée, la femme fut placée sur le dos, les cuisses fléchies sur le bassin, la tête inclinée sur la poitrine et le siége relevé par un coussin. Deux doigts introduits dans le rectum soulevèrent fortement le fond de la matrice, tandis que deux doigts de l'autre main, placés dans le vagin, abaissaient en même temps le col utérin. Par ces efforts combinés on parvint à réduire la rétroversion, qui ne se renouvela plus, la malade ayant gardé le lit pendant plusieurs jours.

SIXIÈME OBSERVATION.

La femme Géoffret, de la commune de Vaux, département de l'Isère, âgée de quarante-deux ans, était enceinte de son quatrième enfant, lorsque le 24 août 1811, au troisième mois environ de sa grossesse, elle souleva un pesant fardeau pour le placer sur la tête d'un homme : elle ressentit aussitôt dans le bassin un mouvement extraordinaire, accompagné de légères douleurs, ce qui ne l'empêcha pas de se livrer dans la journée aux soins de son ménage. Le soir, les urines, qui avaient coulé en petite quantité depuis l'accident, se supprimèrent tout-à-fait. Alors survinrent des douleurs vives dans l'hypogastre, des tiraillemens dans les aines qui rendaient difficiles les mouvemens des membres inférieurs, un sentiment de pesanteur extraordinaire sur le rectum, des envies fréquentes et inutiles d'uriner et d'aller à la selle, les plus violens efforts ne faisant sortir que quelques gouttes d'urine, et quelques glaires mélangées d'un peu de matière fécale. Cette femme resta dans cet état jusqu'au 14 septembre, époque à laquelle elle vint me consulter.

Je trouvai dans l'hypogastre une tumeur volumineuse, arrondie et fluctuante, que je reconnus être formée par la vessie distendue. Ce symptôme, joint aux renseignemens que je venais de recevoir, ne me laissa aucun doute sur le déplacement de la matrice. Je renvoyai la malade à son hôtel et m'y transportai bientôt, accompagné du docteur Rapou, alors mon secrétaire. Nous reconnûmes l'un et l'autre une tumeur remplissant le vagin, et ayant le volume de la tête d'un fœtus à terme. Il nous fut très-facile de distinguer qu'elle était formée par la matrice, dont le fond dirigé en arrière et en bas, déprimait le rectum, et poussait en avant le périnée et la paroi postérieure du vagin, tandis que le museau de tanche, placé derrière les os pubis et au-dessus d'eux un peu à droite, pressait fortement la vessie de bas en haut, et d'avant en arrière. On voit que l'utérus avait exécuté un mouvement de bascule complet, ce qui devait rendre sa réduction difficile. Après avoir situé convenablement la malade, j'introduisis avec beaucoup de peine une sonde d'homme dans la vessie, d'où je tirai cinq à six livres d'urine. Un lavement que j'avais prescrit pour vider le rectum ayant été refusé, je procédai de suite à la réduction de la matrice. Les doigts index, médius et annulaire de ma main droite repoussèrent d'abord la tumeur qui bouchait l'entrée du vagin, et, dans un second effort exercé de bas en haut, le fond de l'utérus fut relevé et reprit brusquement sa place avec un bruit sensible. La malade, couchée horizontalement sur le dos, le bassin un peu élevé, garda jusqu'au lendemain le plus parfait repos. Des fomentations d'eau froide furent faites sur le ventre ; tous les accidens disparurent, et le jour suivant cette femme, placée sur une voiture, put retourner dans son village.

SEPTIÈME OBSERVATION.

La femme Huet, de Pusignan (Isère), âgée de trente-trois ans, était affectée d'une chute de matrice depuis environ dix ans, époque de sa seconde grossesse. Elle avait depuis lors accouché heureusement de trois enfans, sans éprouver aucune incommodité résultant du déplacement de l'utérus. Elle attendait ses règles le 17 décembre 1812; mais elles ne parurent point, et vers la fin de février 1813 elle éprouva des difficultés d'uriner et d'aller à la selle. Les efforts auxquels elle se livrait pour remplir ces fonctions semblaient augmenter les obstacles; son ventre avait acquis un volume égal à celui qu'il présentait au sixième mois de ses grossesses.

Lorsque cette femme vint me consulter le 14 mars 1813, vingt-un jours après l'apparition de ces accidens, l'urine ne coulait plus que goutte à goutte, et le passage des matières fécales était entièrement intercepté. La malade avait essayé de prendre des lavemens, qui n'avaient pas pu pénétrer dans le rectum; elle éprouvait dans le bas-ventre des douleurs vives, que le besoin constant d'uriner et d'aller à la selle ne faisait qu'accroître. Ces symptômes me firent soupçonner une rétroversion de matrice, avant l'examen nécessaire pour m'en assurer. Mon confrère *Raillard*, qui se trouvait dans mon cabinet, n'ayant jamais rencontré cet accident dans sa pratique, m'accompagna à l'hôtel de Piémont , rue Bourgchanin , où la femme Huet alla nous attendre.

L'introduction du doigt dans le vagin me fit bientôt reconnaître une rétroversion de matrice des plus complètes. M. *Raillard* et M. *Roussel* mon secrétaire observèrent avec moi que le fond de l'utérus, renversé en arrière, en bas et un peu à droite, faisait saillir le périnée et la vulve. La paroi postérieure de la matrice, devenue antérieure par suite du déplacement, effaçait le conduit du vagin, et bouchait son entrée de telle sorte qu'on pouvait à peine faire pénétrer un doigt dans sa cavité, en passant immédiatement au-dessous du pubis. Ce fut par ce point que j'allai à la recherche de l'orifice de la matrice, que je trouvai placé perpendiculairement en arrière et en haut de la symphise pubienne. La paroi antérieure du vagin était tendue et relevée, le méat urinaire retiré et profondément caché dans ce conduit. J'introduisis avec quelque difficulté une sonde de femme dans la vessie : je fis couler environ cinq livres d'urine, ce qui diminua le volume de la tumeur formée par la matrice à la vulve et au périnée. Je pus alors porter deux doigts sur le fond même de l'utérus; je formai, en le soulevant, une espèce de vide, à la faveur duquel je parvins, par un effort soutenu, à rendre à l'organe sa position naturelle. Le col utérin s'étant replacé au centre du vagin, je le fis toucher à mes deux confrères, qui furent étonnés comme moi de la facilité avec laquelle j'avais opéré cette réduction, qui semblait devoir être très-laborieuse.

La malade éprouva un accès de fièvre qui dura douze heures, mais qui me parut être l'effet de l'impression morale, plutôt que celui des manœuvres qu'elle venait de subir. Les urines coulèrent librement, et au bout de vingt-quatre heures la femme Huet, couchée horizontalement sur le dos dans une voiture, partit pour son village. Elle ne voulut pas se soumettre à l'usage d'un pessaire que j'avais prescrit, dans le but de prévenir un nouveau déplacement.

HUITIÈME OBSERVATION.

Le 9 décembre 1808, je fus appelé en consultation par le docteur *Dartigues*, pour la femme du sieur *Perret*, rue des Bouchers, n.° 47. — Elle était enceinte de trois mois et demi, lorsqu'en se baissant pour ramasser quelque chose elle éprouva dans le bassin une douleur, suivie d'un besoin d'uriner qu'elle ne put satisfaire. Depuis cette époque, qui datait de plusieurs jours, elle ne rendait que quelques gouttes d'urine par regorgement, et n'allait pas à la selle; son ventre était fort douloureux, et la vessie formait une tumeur molle et fluctuente qui s'élevait jusqu'au-dessus de l'ombilic. Les boissons diurétiques et mucilagineuses, les fomentations émollientes, ordonnées par un autre médecin, ne faisaient qu'augmenter ses douleurs et accroître le volume du ventre. Le toucher nous fit reconnaître une tumeur occupant la partie supérieure du vagin, plus volumineuse en arrière, où elle comprimait le rectum. En portant le doigt indicateur derrière le pubis, on atteignait difficilement le col de la matrice dévié un peu à gauche. M. Dartigues introduisit une sonde de femme dans la vessie; il en retira quatre pintes d'urine, ce qui soulagea beaucoup la malade. Il essaya ensuite de soulever le fond de l'utérus, pour opérer la réduction; mais ses doigts étant fort courts, il lui fut impossible d'y parvenir. J'eus recours alors au procédé ordinaire, c'est-à-dire à l'introduction dans le vagin des doigts médius et index de la main droite, avec lesquels je rendis promptement à l'organe déplacé sa position naturelle. Des fomentations froides sur le ventre rendirent à la vessie son ressort; quelques lavemens rétablirent le cours des selles. La malade, après avoir gardé le lit pendant dix jours, se leva et n'éprouva aucun accident, jusqu'à son accouchement qui eut lieu cinq mois et demi après.

NEUVIÈME OBSERVATION.

Le 5 mai de l'année 1800, M.me Vachon, épouse d'un négociant de Lyon, me fit appeler pour voir sa fermière, nommée Aimar, âgée de trente-deux ans, demeurant à Meyzieu. Cette femme avait toujours joui d'une bonne santé; elle nourrissait depuis quatorze mois un enfant bien portant; elle avait eu ses règles pendant la durée de l'allaitement, mais elles n'avaient pas reparu depuis le 20 avril. Le 7 de ce même mois, elle se livrait aux travaux de son ménage, lorsqu'elle éprouva tout-à-coup un besoin pressant d'uriner, qu'elle ne put satisfaire. Dès-lors son ventre grossit beaucoup, l'urine ne coula plus que goutte à goutte, et les selles furent supprimées. Elle consulta à plusieurs reprises des gens de l'art, des commères, des charlatans, et son mal ne fit qu'empirer par l'emploi des diurétiques et des apéritifs variés qu'on lui conseilla : voilà ce que m'apprit le récit de la malade.

En examinant le ventre, je distinguai une tumeur

presque sphérique, étendue de l'hypogastre jusqu'au dessus de l'ombilic. Sa figure, sa position, la fluctuation que j'y observais, la rétention des urines, qui ne s'évacuaient que par regorgement, tout annonçait qu'elle était formée par la vessie. J'introduisis dans l'urètre, avec beaucoup de difficulté, une sonde de femme : une pinte d'urine s'écoula, ce qui diminua un peu le volume du ventre. Portant alors deux doigts dans le vagin, je le trouvai bouché supérieurement par une tumeur que je reconnus être produite par la matrice, dont le fond renversé et très-déprimé pressait sur le rectum ; et le col, dévié un peu à droite, était placé si haut derrière le pubis, que je ne pus atteindre que sa lèvre postérieure, devenue inférieure par cette vicieuse position. Avant de tenter la réduction, je sentis la nécessité de vider entièrement la vessie ; mais soit que la sonde de femme fût trop courte ou trop droite, je ne pus obtenir un seul jet d'urine. Alors j'essayai de soulever le fond de l'utérus avec deux doigts portés alternativement dans le vagin et dans le rectum ; mais tous mes efforts furent inutiles.

Comme le vagin me parut très-large, je pris le parti d'introduire dans sa cavité ma main toute entière. J'agis alors avec bien plus de force sur le fond de la matrice, et je parvins par degrés à la remettre à sa place. La tumeur disparut et fut remplacée par le col de l'utérus, se dirigeant dans l'axe du vagin et un peu en arrière. Après cette manœuvre l'introduction de la sonde fit couler au moins cinq pintes d'urine, à l'aide de pressions exercées sur le ventre ; car la vessie avait perdu sa contractilité. Cette évacuation produisit un grand soulagement. Je fis rester la malade dans une position horizontale, et, pour rendre à la vessie son ressort, je prescrivis des fomentations avec l'oxicrat froid. Deux heures après l'urine coula, quoique avec peine; mais dès le lendemain son excrétion fut aussi facile qu'avant la maladie.

La femme Aimar était alors enceinte de plus de trois mois, et il est probable que si l'on eût tardé plus long-temps à replacer la matrice, sa réduction eût été extrêmement difficile, et peut-être impossible.

Quinze jours après, le repos n'ayant point été gardé, il survint une nouvelle rétroversion. Cette femme se fit sur-le-champ transporter à la ville, et je remédiai facilement à cette récidive, après avoir vidé complètement la vessie avec une sonde d'homme.

DIXIÈME OBSERVATION.

Madame Percy, âgée de vingt-cinq ans, demeurant rue de la Poulaillerie, n.° 2, était affectée d'une descente de matrice depuis sa seconde couche. Enceinte de trois mois, elle éprouva, après un exercice fatigant, des douleurs dans le bassin et de la difficulté pour aller à la selle. Après beaucoup d'efforts inutiles pour satisfaire à ces deux besoins, elle s'aperçut qu'une tumeur, survenue presque subitement, occupait la partie supérieure de la vulve et sortait du vagin. Cette tumeur grossit, devint douloureuse; des cuissons s'y faisaient sentir, lorsque le peu d'urine qui s'échappait de la vessie coulait sur elle : les selles étaient entièrement supprimées. Cet état durait depuis trois jours, lorsqu'on me fit appeler le 11 juillet 1810.

Instruit de ce qui avait précédé, j'examinai les

parties souffrantes, et je reconnus que la tumeur extérieure était formée par le col de la matrice engorgé et douloureux. Ayant essayé de le refouler dans le vagin, je fus étonné de la résistance qu'il m'opposa. Portant alors mon doigt dans ce conduit, je trouvai bientôt la cause qui retenait le museau de tanche à la partie supérieure de la vulve. La matrice était rétroversée, son fond était dirigé du côté du rectum et du périnée, tandis que son col, placé en dehors de la vulve, était relevé, fixé au-dessous et en avant du pubis, et recourbé sur lui-même en forme de bec d'aiguière. Je ne parvins à le faire rentrer dans le vagin qu'après avoir, à l'aide de deux doigts, soulevé le fond de l'utérus, manœuvre que j'exécutai avec assez de facilité. L'urine et les selles reprirent bientôt leur cours ordinaire; des injections et des fomentations émollientes calmèrent l'irritation et l'inflammation des parties, et le repos dans le lit, que la malade garda pendant les derniers six mois de sa grossesse, dans une position horizontale, le bassin relevé par un coussin, prévint un nouveau déplacement.

ONZIÈME OBSERVATION.

La femme Cumin, du faubourg de la Guillotière, accoucha heureusement le 5 janvier 1804. Les suites de couche furent régulières jusqu'au sixième jour. La chute d'un de ses enfans en bas âge, qui jouait près d'elle sur son lit, lui ayant fait faire un mouvement brusque pour le retenir, elle ressentit aussitôt des douleurs dans le bas-ventre, qui furent suivies de difficultés d'uriner et de météorisme abdominal : les lochies diminuèrent, et les seins se flétrirent. Des fomentations émollientes parurent calmer ces accidens; mais bientôt ils revinrent avec plus d'intensité: les urines et les selles furent entièrement supprimées. M.me Toutant, sage-femme de ce faubourg, judicieuse et instruite, soupçonna un déplacement de matrice, ce qui l'engagea à pratiquer le toucher. Ayant trouvé le vagin rempli par une tumeur, elle me fit aussitôt appeler.

Voici ce que j'observai au huitième jour de l'accident: météorisme très-douloureux du ventre, lochies peu abondantes, mélangées avec des glaires sanguinolentes qui s'échappaient du rectum, suppression absolue des selles et de l'urine, tumeur du volume de la tête d'un enfant, douloureuse au toucher, remplissant la cavité du vagin, et refoulant la paroi postérieure de ce conduit du côté de la vulve, de manière à former au-devant du rectum une saillie qu'on aurait pu prendre pour un vice de conformation. Ne connaissant pas d'exemple de rétroversion de matrice après l'accouchement, j'aurais peut-être méconnu cet accident, si, dans mes recherches pour trouver le col utérin, je ne l'eusse rencontré derrière et presqu'au-dessus du pubis, tendant, par cette position vicieuse, la paroi antérieure du vagin, et formant sur les côtés deux espèces de brides qui partaient de la partie inférieure de la vulve. Il était impossible de ne pas reconnaître la rétroversion de la matrice, et il était évident que le seul moyen de faire cesser les accidens qu'éprouvait la malade consistait dans la réduction de cet organe.

L'évacuation de l'urine par la sonde était la première indication à remplir; mais comme je n'avais pas cet instrument sur moi, je fis quelques tentatives inutiles. Je m'aperçus qu'en abaissant le col de l'utérus avec un doigt introduit dans son orifice, tandis qu'avec deux doigts de l'autre main, portés dans le rectum, je soulevais le fond de la matrice, je facilitais l'écoulement des lochies retenues par cette position contre nature, et qu'en même temps l'urine s'écoulait. Je répétai plusieurs fois cette manœuvre, espérant qu'en dégorgeant la matrice et en vidant une partie de l'urine contenue dans la vessie, je parviendrais à détruire la rétroversion; mais la femme témoigna souffrir tant de douleurs, que je fus obligé de renvoyer l'opération au lendemain, ne pouvant revenir le soir dans le faubourg.

Pour calmer l'inflammation de l'utérus et des parties adjacentes, je prescrivis des fomentations émollientes sur le ventre et la vulve, des injections de même nature dans le vagin et le rectum. On plaça la femme de manière à ce que le bassin fût plus élevé que le dos, la tête rapprochée de la poitrine, les jambes et les cuisses relevées et fléchies du côté du ventre. J'engageai l'accoucheuse à abaisser de temps en temps l'orifice de l'utérus avec un doigt porté dans le vagin, afin de favoriser l'écoulement des lochies et de l'urine. Je lui conseillai, si l'irritation diminuait dans la nuit, de placer la femme sur les genoux et sur les coudes, et d'aller dans cette position abaisser avec les doigts le col de la matrice, ce qui pourrait peut-être faire écouler une plus grande quantité d'urine et aider le replacement de cet organe. Au premier essai de cette manœuvre, qui ne put durer longtemps à cause de la faiblesse de cette femme, il s'écoula assez d'urine; à la seconde épreuve il en sortit davantage, et la douleur du ventre diminua beaucoup. Alors la sage-femme porta deux doigts au-dessous du fond de la matrice, qui se replaça sans beaucoup d'efforts dans sa position naturelle. Dès-lors l'urine coula abondamment, le cours des selles fut rétabli par le moyen d'un lavement, les lochies reparurent, et l'accouchée n'éprouva plus qu'une faiblesse générale avec un petit mouvement fébrile, qui céda, ainsi que la faiblesse, à l'usage de l'extrait de quinquina étendu dans l'eau de mélisse.

Je ne connais aucun auteur qui ait parlé de la rétroversion de la matrice après l'accouchement (1). — Cette observation m'a fait penser que le déplacement de l'utérus dans cette circonstance était moins rare qu'on ne le croyait, mais qu'il pouvait être confondu avec les accidens qui suivent quelquefois les couches. En effet, le volume que la matrice conserve dans les premiers jours de l'accouchement, sa pesanteur, le relâchement des ligamens qui l'assujettissent, la dilatation du vagin et des parties molles adjacentes, l'afflux des humeurs lymphatiques qui viennent les abreuver, doivent être considérés comme autant de circonstances favorables à ce déplacement; on pourrait même dire que la rétroversion de matrice doit alors s'opérer plus facilement que dans les premiers mois de la grossesse. L'observation prouvera peut-être plus tard qu'il en est ainsi; toutefois j'avoue franchement que, sans l'exploration qui fut faite,

---

(1) Il y avait un an que j'avais lu cette observation à la Société de Médecine de Lyon, lorsque M. Vermandois publia, dans le Journal de médecine de Paris, une observation semblable.

j'aurais méconnu la cause des accidens qui accompagnaient ce déplacement de l'utérus, et je les aurais probablement confondus avec ceux qui appartiennent aux péritonites qu'on observe après les couches.

Le fait suivant, recueilli long-temps après celui que je viens de rapporter, offre avec ce dernier quelque analogie.

DOUZIÈME OBSERVATION.

Madame Toquet, de la Guillotière, âgée de trente-quatre ans, avait fait trois enfans, et éprouvé un avortement. Enceinte pour la cinquième fois, elle était arrivée au troisième mois de la gestation, lorsqu'elle apprit la mort d'un de ses fils. Cette nouvelle lui causa une défaillance subite, suivie bientôt d'une leucorrhée très-abondante avec des douleurs dans les reins, qui persistèrent jusqu'au cinquième mois. Alors la leucorrhée se colora en rouge. Le 18 novembre 1817, à six mois et dix jours de grossesse, la matrice expulsa presque subitement un fœtus desséché, sans odeur fétide, ayant tout au plus le volume d'un embryon de trois mois. Immédiatement après l'accouchement, en opérant la délivrance, je reconnus dans le corps de la matrice un engorgement volumineux et dur, qui donna lieu à la rétroversion de cet organe, au moment où j'amenai le placenta. J'y remédiai sur-le-champ en relevant le fond de l'utérus. L'engorgement diminua beaucoup pendant les deux mois qui suivirent, et quatre mois après, ayant touché la malade, je n'en trouvai plus de traces. Le repos du lit, qui fut gardé pendant long-temps, contribua beaucoup sans doute à prévenir la récidive du déplacement.

TREIZIÈME OBSERVATION,

Communiquée par mon ami le docteur Viricel.

Philiberte Corlin, âgée de vingt-huit ans, d'une haute stature, et ayant peu d'embonpoint, native de Tournus (Saône-et-Loire), entra à l'Hôtel-Dieu de Lyon le 29 juin 1810. Mariée depuis dix-huit mois, et non réglée depuis quatre et demi, elle venait réclamer les secours de la médecine, qu'on lui avait infructueusement administrés dans l'hôpital de Tournus, pour les accidens graves dont nous allons tracer le tableau.

La région hypogastrique offrait une tuméfaction considérable, et une sensibilité que le moindre contact rendait insupportable; l'urine s'écoulait avec douleur, et en petite quantité. On observait une saillie très-remarquable au périnée, ainsi qu'au pourtour de l'anus, dont l'ouverture était dilatée et béante, effet des efforts impuissans auxquels la malade se livrait pour aller à la selle. Elle éprouvait une agitation générale, déterminée par l'irritation du bas-ventre, et assez semblable à celle qu'on observe chez les personnes affectées de rétention d'urine. Comme cette femme se croyait enceinte, et qu'elle disait même avoir senti les mouvemens de son enfant, mon confrère Viricel jugea convenable d'explorer l'utérus pour s'assurer de l'état et de la situation de cet organe: il trouva le vagin rempli par deux tumeurs, l'une correspondante à la paroi antérieure, l'autre à la paroi postérieure de ce conduit. Il crut devoir alors vider la vessie, qui formait sans doute une de ces tumeurs qu'il avait trouvée fluctuante. Il employa une sonde d'homme, celle de femme étant trop courte, et n'ayant pas une courbure suffisante pour s'accommoder à l'allongement et à la déviation du col de la vessie produits par le déplacement de la matrice. Il espérait qu'après l'évacuation de l'urine, il parviendrait à s'assurer de la position du col de l'utérus, dont il avait reconnu la rétroversion ; mais toutes ses recherches furent inutiles, et l'état de fatigue de la malade l'engagea à renvoyer au lendemain l'emploi des moyens qu'il voulait diriger contre le déplacement de la matrice.

En vain il eut recours à l'introduction des doigts et même de la main dans la vulve et le rectum; ses efforts méthodiquement gradués n'eurent pas le moindre succès, la tumeur resta complètement immobile, étant fortement enclavée dans le bassin. Dans une circonstance aussi dangereuse pour cette femme, qui éprouvait des accidens de plus en plus graves, le docteur Viricel ne vit plus de ressources que dans la ponction de la matrice, autant pour diminuer le volume de l'utérus par l'évacuation des eaux de l'amnios, que pour favoriser l'avortement. L'exploration par le vagin ne lui ayant point fait reconnaître de fluctuation dans la tumeur, tandis qu'il la distinguait manifestement du côté du rectum, dont l'ouverture était d'un accès facile pour le doigt explorateur, il se décida à perforer la matrice par cette voie, avec le trois-quarts courbe de Fleurant, porté à cinq ou six lignes de profondeur de l'intestin, dans le point où la fluctuation était plus évidente. Il s'écoula par la canule une certaine quantité de sérosité limpide et inodore, ce qui diminua le volume de la tumeur du vagin et la saillie qu'elle formait au périnée. Après cette opération, qui modéra les souffrances de la malade, M. Viricel porta le doigt dans le rectum, et reconnut dans la tumeur affaissée la présence d'un fœtus. Trois jours après la ponction, des tranchées utérines se firent sentir et durèrent toute la nuit. Dans la matinée, la matrice expulsa un fœtus d'environ quatre mois et demi. Après cet avortement, l'orifice de l'utérus resta béant au centre du vagin. On n'eut à combattre aucun accident; les lochies coulèrent convenablement, la fièvre laiteuse survint du troisième au quatrième jour, et eut une marche régulière. La malade n'éprouva d'autre incommodité qu'une incontinence d'urine, qu'aucun remède ne put détruire. Elle persistait encore le soixante-huitième jour après la sortie du fœtus, époque où cette femme quitta l'hôpital. Le retour de couche avait eu lieu au cinquante-deuxième jour.

Il est à remarquer que les contractions qui ont opéré l'avortement, ont également restitué la matrice à sa position naturelle; car l'opérateur, après la ponction de l'utérus, ne fit aucune tentative pour replacer cet organe.

QUATORZIÈME OBSERVATION.

Claudine Bourget, âgée de trente-huit ans, enceinte de son cinquième enfant, entra à l'Hôtel-Dieu de Lyon le 9 février 1811. Elle était au cinquième mois de sa grossesse, et éprouvait depuis le deuxième des accidens qui avaient commencé par de vives douleurs dans la région hypogastrique. Lors de son arrivée à l'hôpital, le ventre était proéminent et tendu jusqu'au-dessus de l'ombilic ; le plus léger contact produisait de vives douleurs. Les urines et les selles étaient supprimées ; la malade éprouvait dans les cuisses et les jambes une anxiété continuelle qui l'excitait à les agiter sans cesse. Elle avait une fièvre continue avec des redoublemens irréguliers, accompagnés de délire ; la faiblesse était extrême, et la face hyppocratique. M. Viricel, alors chirurgien en chef de l'Hôtel-Dieu, reconnut une rétroversion complète de l'utérus, qu'il essaya vainement de réduire par les procédés les plus rationnels. L'état fâcheux de cette femme, qu'il craignait de voir expirer entre ses mains, l'engagea à cesser toute manœuvre, et à ne tenter aucune des opérations conseillées dans ces cas extrêmes. Il eut à s'applaudir de sa prudence, car cette malheureuse succomba trente-six heures après les tentatives de réduction.

A l'ouverture du cadavre on trouva la vessie extraordinairement développée. Elle occupait de l'un et de l'autre côté du ventre l'intervalle compris entre les côtes et le rebord des os des îles, et s'élevait à quatre travers de doigt au-dessus de l'ombilic ; sa paroi antérieure adhérait à la paroi abdominale correspondante ; sa membrane muqueuse était phlogosée ; l'urine contenue dans sa cavité était brunâtre, fétide et chargée de mucosités. Le canal de l'urètre, très-allongé, se recourbait sur la tumeur que formait la matrice rétroversée. Ce dernier organe, développé comme il l'est ordinairement au cinquième mois de la gestation, était parfaitement sain tant à l'extérieur qu'à l'intérieur : il contenait un fœtus dont les pieds répondaient à l'orifice utérin. Cet orifice, placé très-haut, était dilaté; sa lèvre antérieure était confondue avec la portion voisine du vagin; la postérieure était distincte, mais très-amincie. Les membranes de l'amnios s'étaient rompues, et une grande partie des eaux s'étaient écoulées. Le fond de la matrice pressait sur le périnée, et se trouvait au niveau de l'ouverture anale. Les ovaires et les trompes n'avaient subi aucune altération.

RÉTROVERSION SANS GROSSESSE.

QUINZIÈME OBSERVATION,

Communiquée par feu M. Morel, chirurgien-accoucheur distingué de Lyon.

Mad. V***, âgée de trente ans, avait eu trois enfans; son dernier accouchement, qui fut contre nature, n'eut cependant pas de suites fâcheuses. Trois ans après elle me consulta, et, dans l'exposé qu'elle me fit de sa position, je crus entrevoir les signes d'une descente de matrice, que le toucher me fit bientôt reconnaître. Pour y remédier, je plaçai dans le vagin un pessaire en forme de *gimblette*, enduit de cire et assez large pour soutenir l'utérus. Mad. V*** fut soulagée; elle marchait librement, et ne sentait plus ce poids incommode suivi de malaise dans les lombes et les cuisses, qu'elle éprouvait auparavant.

Cependant, quelques mois après, je fus appelé auprès de cette dame, qui se plaignait de douleurs correspondantes à l'orifice de la matrice ; elle prétendait que le pessaire était trop dur et la blessait. Je le remplaçai par un autre de même forme, mais en gomme élastique. Les douleurs ayant continué, Madame se crut affectée d'une maladie de matrice. J'enlevai de nouveau le pessaire, et trouvant l'utérus relevé, l'orifice souple, nullement engorgé et seulement douloureux au toucher, je rassurai la malade, et lui conseillai de suspendre pour quelque temps l'usage du pessaire. Mais les accidens de la chute de matrice s'étant renouvelés, cet instrument fut replacé par M. le docteur Cartier, appelé en mon absence. Quelques mois s'écoulèrent encore; les douleurs de l'orifice utérin se firent sentir de nouveau, et les craintes de la malade devinrent de plus en plus vives. Rappelé, avec le docteur Cartier, après avoir extrait le pessaire, nous fûmes extrêmement surpris du changement opéré dans la position de la matrice. L'orifice était dirigé vers le pubis, et le fond engorgé était déjeté sur le sacrum : nous ne pûmes méconnaître l'existence d'une rétroversion. Avant de tenter les manœuvres nécessaires, le mari nous proposa d'en conférer avec le docteur Petit, ce que nous acceptâmes : la consultation eut lieu le lendemain. Il nous fut impossible d'opérer la réduction de la matrice avec les doigts introduits dans le vagin et le rectum. Pensant que nos efforts seraient plus efficaces en employant un levier, nous fîmes tourner une tige de bois de Ste-Luce, de neuf à dix pouces de longueur, un peu moins grosse que le petit doigt, terminée d'un côté par une espèce de manche assez épais pour assurer la main, et de l'autre par une flèche aplatie de huit lignes de largeur, et présentant une pointe très-mousse. La malade étant placée sur les genoux et sur les mains, le bassin plus élevé que la poitrine, j'introduisis avec peine cette espèce de spatule dans le rectum; l'obstacle qu'opposait la matrice déviée ayant été franchi, j'exerçai sur cet organe un mouvement de pression qui le restitua à l'instant même dans sa position normale.

Mad. V*** garda le lit pendant quarante jours, et se rétablit; devenue enceinte deux ans après, elle eut une couche très-heureuse.

SEIZIÈME OBSERVATION.

Mademoiselle B*, âgée de trente-six ans, grande et bien constituée, se trouvait à la campagne le 1.er juin 1813. Quoiqu'elle eût ses règles, et que le temps fût humide et frais, elle ne laissa pas de s'occuper toute la soirée à bêcher son jardin. Elle se coucha accablée de fatigue, et six heures après elle éprouva de vives douleurs dans le bas-ventre, des envies d'uriner qu'elle ne put satisfaire; les règles ne cessèrent pas de couler. Arrivé auprès de la malade à trois heures après midi, je la trouvai très-souffrante, n'ayant pu uriner depuis dix-huit heures, éprouvant des nausées et même des vomissemens. Une tumeur, qui me parut formée par la vessie distendue, occupait toute la région hypogastrique, et s'élevait jusqu'au-dessus de l'ombilic. Les mucilagineux et les émolliens ayant été inutilement employés en boissons et en fomentations, je pensai que le seul moyen de soulagement était le cathétérisme. La difficulté que me présenta l'introduction de la sonde m'engagea à porter un doigt dans le vagin, pour rechercher l'obstacle qui s'opposait au passage de cet instrument. Je trouvai alors toute l'excavation pelvienne remplie par une tumeur dure et douloureuse, que je reconnus être le corps de la matrice évidemment fluxionné et déplacé: son fond répondait au sacrum, et son col, très-allongé, dirigé en avant et à droite du pubis, était recourbé sur lui-même, et formait une espèce d'angle rentrant, à l'endroit de son union avec le corps de l'organe. En abaissant le museau de tanche et le ramenant vers l'axe du vagin, je facilitai l'introduction de la sonde dans la vessie, et j'évacuai environ deux livres d'urine. Comme les règles coulaient, et que l'engorgement inflammatoire du corps de l'utérus rendait cet organe très-douloureux, je ne fis aucune tentative pour le rétablir dans sa position normale, et je vidai chaque jour la vessie; mais je n'opposai aucun moyen à la suppression des selles, n'osant employer des lavemens à cause de l'évacuation menstruelle. Je les mis en usage inutilement le neuvième jour, ce qui m'engagea à prescrire deux onces d'huile douce de ricin, qui procurèrent quelques selles. Ce fut alors que je tentai de réduire la matrice, soit en la soulevant par le vagin, soit en la repoussant par le rectum : tous mes efforts furent infructueux. Je portai dans le rectum une spatule à peu près semblable à celle qui a été décrite dans l'observation précédente. A l'aide de ce levier je relevai en partie le fond de la matrice, qui en se dégorgeant reprit peu à peu sa position naturelle. Cette opération, qui mit fin à la rétention des urines et des selles, fut pratiquée quinze jours après l'accident, et cinq jours après la cessation des règles.

DIX-SEPTIÈME OBSERVATION,

Communiquée par mon frère le docteur Martin aîné.

« La femme X*, âgée de trente-six ans, demeurant « à Lyon, rue Plat-d'Argent, réclama mes conseils « pour des douleurs violentes qu'elle éprouvait dans « le bassin, avec gêne dans l'excrétion des urines et « des matières fécales. Les règles étaient supprimées « depuis deux ou trois mois. Je reconnus par le tou- « cher que la matrice, qui avait acquis un volume « considérable, était rétroversée. Le docteur Petit et « mon frère, que j'appelai le lendemain en consulta- « tion, pensèrent comme moi que cet accident était « l'effet d'une grossesse, et nous fîmes ensemble plu- « sieurs tentatives inutiles pour opérer la réduction. « Quelques jours après, les souffrances devenant plus « fortes, je fis appliquer huit sangsues à la vulve, et « j'obtins par cette évacuation sanguine une rémission « dans les douleurs. Je crus alors devoir renouveler « les manœuvres propres à replacer la matrice. La « femme étant placée sur les genoux et les coudes, « j'introduisis deux doigts dans le rectum, et je fis « effort sur le fond de l'utérus, qui reprit brusquement « sa position naturelle, en produisant un bruit sem- « blable à celui de la détente d'un instrument à res- « sort. Avant d'agir sur la matrice, j'avais eu la pré- « caution de vider la vessie à l'aide de la sonde. La « suite me prouva que cette rétroversion était causée

« non par une grossesse, mais par une métrite chro-
« nique, qui se termina par résolution. J'ai revu cette
« femme deux ans après pour une fièvre catarrhale,
« qui fut jugée favorablement au quatorzième jour de
« l'invasion. »

DIX-HUITIÈME OBSERVATION.

Le 30 octobre 1807, je fus appelé chez Mad. Reymond, âgée de quarante ans, demeurant à Lyon, rue de la Vieille-Monnaie. Cette dame éprouvait depuis plus de trois mois de l'irrégularité dans la menstruation, un gonflement dans les seins, des maux de cœur, de l'inappétence et autres symptômes qui lui firent croire à une grossesse : elle la regarda comme confirmée, lorsqu'elle s'aperçut d'une tumeur dans l'hypogastre, et qu'elle ressentit des mouvemens dans le point du bas-ventre correspondant à cette tumeur. A des époques irrégulières, elle rendait par le vagin du sang tantôt en caillots, tantôt fluide, et souvent mélangé de sérosité. Elle avait maigri considérablement : la peau était d'un jaune pâle. La malade se plaignait de douleurs vives dans les lombes, les selles étaient rares, et l'urine coulait en petite quantité. L'exploration me fit reconnaître une tumeur de forme sphérique, offrant une dureté squirrheuse, remplissant la cavité du bassin, débordant le détroit supérieur et inclinée du côté de la fosse iliaque gauche. Je cherchai long-temps le col de la matrice, que je croyais confondu avec ce volumineux sarcome; mais après une minutieuse exploration, mon doigt, conduit par un caillot qu'il rencontra entre la tumeur et la paroi antérieure du vagin, découvrit ce col derrière le pubis et un peu à droite, mais si élevé qu'il ne put atteindre qu'une de ses lèvres. Je reconnus alors une rétroversion de l'utérus.

Je crois inutile de rappeler les traitemens infructueux administrés à cette femme, que le docteur Amard vit avec moi en consultation. Je passe également sous silence les accidens qu'elle éprouva pendant tout le temps que je lui donnai des soins, tels que hémorragies abondantes et répétées, douleurs vives et soutenues dans l'hypogastre et les lombes, etc. Mais ce que je ne dois pas omettre, c'est l'étonnement que j'éprouvai en revoyant dans mon cabinet, plusieurs années après, cette femme que je ne croyais plus de ce monde. Son ventre était développé comme au neuvième mois de la grossesse; il offrait sur toute sa surface la dureté d'un volumineux sarcôme de l'utérus, qui, en s'élevant et s'appuyant sur le rebord du bassin, ne gênait plus autant le cours des urines et des selles.

DIX-NEUVIÈME OBSERVATION.

Mad. Sacey, de Vienne en Dauphiné, âgée de cinquante-cinq ans, me consulta dans le mois de juin 1822, pour un engorgement de la matrice. Cet organe exploré me parut tuméfié comme à trois mois de grossesse. L'indolence de cet engorgement, qui occupait toute l'étendue de l'utérus, et qui ne présentait pas la dureté des affections squirrheuses, me le fit regarder comme un véritable sarcôme. Cette dame m'apprit que, peu de temps avant de venir me consulter, elle avait tout-à-coup ressenti des douleurs vives dans le ventre, accompagnées de rétention d'urine et d'impossibilité d'aller à la selle. Son chirurgien ayant reconnu par le toucher une rétroversion de matrice, avait fait cesser les accidens en restituant sur-le-champ l'organe à sa position naturelle.

VINGTIÈME OBSERVATION.

Mad. J. V*, de St-Etienne (Loire), âgée de trente-quatre ans, d'un embonpoint médiocre, et douée d'une extrême sensibilité, était mariée depuis sept ans, sans jamais avoir eu d'enfans. Elle se décida à faire le voyage de Lyon pour réclamer les secours de la médecine contre une stérilité qui la rendait malheureuse. Elle me consulta le 13 octobre 1809, et m'apprit qu'elle avait été réglée à douze ans, et que depuis lors elle n'avait éprouvé aucune interruption dans le flux menstruel; que dans sa vingt-deuxième année elle avait été affectée d'une inflammation de bas-ventre avec rétention d'urine; qu'à l'âge de vingt-sept ans, quelques jours après avoir éprouvé ses règles, elle avait fait une chute de voiture qui avait produit une perte utérine abondante pendant cinq ou six jours; qu'elle avait eu toujours beaucoup de difficulté pour aller à la selle, et même pour uriner, et que depuis environ un an elle avait une leucorrhée habituelle.

Ces renseignemens me firent soupçonner une affection organique de la matrice ou de ses dépendances. Je pratiquai le toucher, et je reconnus dans le vagin une tumeur dure, indolente, de forme sphérique et du volume d'une petite tête de fœtus à terme. Elle était un peu mobile, située à droite et en arrière, et remplissait presque toute la cavité du vagin. Elle laissait à gauche et en avant un petit espace par lequel j'introduisis mon doigt, ce qui me permit de sentir le col utérin relevé du côté du pubis, et placé un peu à gauche. Son volume et sa consistance me parurent naturels; les mouvemens que je lui imprimais se communiquaient à toute la matrice, qui me sembla être saine et indépendante de la tumeur qui avait produit la rétroversion; ce qui me fit présumer que cette tumeur s'était développée dans le ligament large de ce côté, ou dans le péritoine qui tapisse la face postérieure de l'utérus.

Ce déplacement de la matrice reconnaissait évidemment pour cause la tumeur saillante dans le vagin, laquelle, implantée sur le fond ou les côtés de l'utérus, avait rétroversé par gradation cet organe à mesure que, par son poids et son volume, elle s'était enfoncée dans l'excavation pelvienne.

VINGT-UNIÈME OBSERVATION.

Une femme mariée depuis quelques mois portait dans le ventre une tumeur qui s'étendait d'une fosse iliaque à l'autre, et s'élevait jusqu'au-dessus de l'ombilic. Circonscrite, fluctuante et sans douleur, elle avait commencé à se développer dans la fosse iliaque gauche. En la touchant par le vagin, on distinguait son plancher à la partie supérieure droite de ce conduit, tandis qu'à gauche, dans un point très-resserré, on trouvait le col de la matrice mou et peu volumineux, dirigé en haut du côté du grand bassin. Cette femme fut présentée à une consultation de l'Hôtel-Dieu, où j'assistai le 30 mars 1815. Nous regardâmes unanimement cette tumeur comme enkystée, et le déplacement latéral de l'utérus comme l'effet de la pression exercée sur cet organe par la tumeur elle-même; cette femme n'éprouvait d'ailleurs aucun accident.

VINGT-DEUXIÈME OBSERVATION.

Mad. Durand avait eu un enfant à l'âge de dix-sept ans, et était ensuite restée stérile pendant six années. Souvent, après avoir fait des efforts pour aller à la selle, elle éprouvait des douleurs dans le bassin du côté du fondement, douleurs que la cohabitation avec son mari faisait cesser. Redevenue enceinte, elle était au deuxième mois de sa grossesse, lorsqu'elle ressentit des coliques, suivies d'hémorragie utérine : ces accidens durèrent une douzaine de jours, et se terminèrent par l'expulsion d'un placenta. Quelques jours après, pendant les efforts de défécation, Mad. Durand éprouva dans le vagin le sentiment d'un poids incommode; il lui sembla qu'un corps étranger allait s'échapper par la vulve : dès ce moment douleurs vives dans l'hypogastre, tension et météorisme du ventre, besoin continuel d'uriner, et vains efforts pour le satisfaire; tumeur fluctuante, arrondie, occupant la région hypogastrique, et formée évidemment par la vessie distendue.

Le toucher me fit distinguer une tumeur qui remplissait et déprimait le vagin, et que je reconnus être produite par la matrice rétroversée; le col de cet organe était placé dessous et derrière l'arcade du pubis. Après avoir vidé la vessie à l'aide de la sonde, je relevai avec deux doigts introduits dans le vagin le fond de l'utérus, qui ne reprit pas entièrement sa position naturelle, son col conservant toujours une tendance à se porter sous le pubis.

En cherchant l'obstacle qui s'opposait à la réduction complète de la matrice, je trouvai en avant dans la fosse iliaque droite une tumeur assez volumineuse, qui, en raison de sa dureté et de son insensibilité, me parut ancienne : c'était elle qui par son poids déprimait le fond de l'utérus. Un mois après, j'explorai de nouveau l'abdomen : la tumeur avait conservé son volume et son indolence ; le fond de la matrice était toujours incliné du côté du rectum ; son col occupait le centre du vagin, mais était recourbé sur lui-même en forme de bec d'aiguière.

Depuis que la rétroversion de la matrice a fixé d'une manière spéciale l'attention des médecins - accoucheurs, il est bien démontré que ce vice de position n'est point aussi rare qu'on l'avait cru d'abord. Les observations que je viens de rapporter ont été recueillies dans l'espace de vingt-cinq ans ; ce qui sans doute paraîtrait extraordinaire, si je n'avertissais que je me suis livré à une pratique très-étendue des accouchemens et des maladies des femmes dans la seconde ville de France, et que pendant sept années j'ai exercé les fonctions de chirurgien en chef de l'hospice de la Charité de Lyon, où sont reçues annuellement pour faire leurs couches six à sept cents femmes ; enfin, que j'ai mis à contribution l'obligeance de quelques-uns de mes confrères.

Je vais maintenant présenter d'une manière rapide

les résultats généraux et les inductions pratiques que l'on peut tirer de ces observations.

La rétroversion de la matrice peut avoir lieu pendant et hors le temps de la grossesse. Le premier cas est plus fréquent, si j'en juge par mes observations, qui prouvent aussi que c'est depuis le premier jusqu'au troisième mois de la gestation que ce déplacement s'opère le plus ordinairement. Souvent il s'effectue spontanément, et plus rarement d'une manière insensible et graduelle ; alors on peut suivre les degrés successifs d'inclinaison que présente le fond de l'utérus, et que quelques auteurs ont indiqués. Bien que je conçoive ces divers degrés, je ne puis, d'après les faits que j'ai observés, en reconnaître que deux, l'un dans lequel le fond de la matrice répond au sacrum, et le museau de tanche au pubis ; l'autre dans lequel le fond de cet organe vient se placer sur le périnée, qu'il rend saillant, tandis que le col, dirigé en haut, occupe la place du fond, l'utérus ayant exécuté un mouvement de bascule complet.

Dans une espèce particulière de rétroversion que je crois avoir observée le premier, le museau de tanche sortant par la vulve, et le fond de la matrice se trouvant poussé du côté du sacrum, le col utérin, recourbé en forme de bec d'aiguière, se place au-dessous et un peu au-devant du pubis, et le corps de l'organe, retenu dans l'excavation du sacrum, se rapproche du périnée, comme on le voit dans la dixième observation de ce Mémoire. Ce déplacement, dont le mécanisme est facile à concevoir chez les femmes dont le col utérin est fort allongé, peut être confondu avec le prolapsus de la matrice, dans lequel le museau de tanche est retenu à la vulve, soit par sa propre inflammation, soit par le gonflement des parties molles environnantes ; mais il sera facile de distinguer ces deux affections en comparant les symptômes propres à chacune d'elles, et surtout en reconnaissant la situation de l'utérus par le toucher.

Lorsqu'on réfléchit à la position perpendiculaire de la matrice au centre du bassin, à sa mobilité, aux fonctions des organes qui l'entourent, on comprend aisément tous les déplacemens qu'elle peut éprouver, et particulièrement celui qui nous occupe. Quelques auteurs assurent avoir observé la rétroversion de cet organe dans son état de vacuité, et lorsque son corps ne présentait aucun engorgement. Sans nier la possibilité de la rétroversion dans ces cas, dont ma pratique ne m'a jamais offert d'exemple, je la crois bien plus difficile à s'effectuer, et je pense qu'elle ne peut avoir lieu que dans les bassins dont l'excavation a peu d'étendue ; car la matrice, soumise à l'influence des causes qui renverseraient son fond en arrière, ne pourrait rester fixée dans cette vicieuse position, sa longueur n'étant pas égale au diamètre antéro-postérieur de la cavité du petit bassin.

Tout ce qui tend à augmenter le volume du corps, et surtout du fond de l'utérus, comme la présence du produit de la conception dans les premiers mois de la grossesse, l'insertion du placenta près du fond de la matrice, l'engorgement des parois de cet organe, le développement qu'il conserve plusieurs jours après l'accouchement, le relâchement des ligamens qui l'assujettissent, enfin l'amplitude de l'excavation pel-

12

vienne, m'ont paru autant de causes prédisposantes de la rétroversion.

Les contractions subites et violentes des muscles abdominaux et du diaphragme à la suite d'efforts pour vomir, aller à la selle, uriner, ou soulever des fardeaux; les pressions exercées sur le ventre, les coups et les chutes agissant sur les parois de cette cavité, le travail de l'avortement à une époque peu avancée de la grossesse, les impressions morales fortes et promptes, la rétention d'urine qui, en distendant excessivement la vessie, la fait presser sur le fond de la matrice, les tumeurs développées dans le voisinage de cet organe, qui par leur poids ou leur compression tendent à le porter en arrière du côté du sacrum: telles sont les causes capables d'opérer sa rétroversion.

L'utérus étant situé au centre du bassin, entre l'intestin rectum et la vessie, sa rétroversion ne peut s'effectuer sans que ces organes excréteurs soient comprimés et gênés dans leurs fonctions. Les accidens qui en résultent se développent promptement lorsque le déplacement est spontané, ils marchent avec lenteur quand il a lieu par degrés. (1) — Leur gravité est en rapport avec le volume de la matrice, le degré de la rétroversion, son ancienneté, et les diverses circonstances qui augmentent l'enclavement de l'utérus dans l'excavation du bassin, et qui peuvent ainsi

(1) Il est des cas de rétroversion opérés graduellement, dans lesquels je n'ai observé ni rétention d'urine, ni suppression des selles.

déterminer l'inflammation et la gangrène de cet organe ou des parties environnantes. Toutefois, mes observations ne m'ont pas démontré que ce dernier accident fût aussi fréquent que les auteurs l'ont annoncé.

C'est presque toujours pour la difficulté de l'excrétion des urines et des selles, ou pour leur rétention absolue que les femmes réclament les premiers secours de l'art. Elles se plaignent d'un poids incommode dans le bassin, de tiraillemens dans les lombes et les aines, de douleur et de tension dans l'hypogastre qui présente une tumeur plus ou moins considérable, formée par la vessie. Ces symptômes étant communs à la rétroversion et à plusieurs autres déplacemens ou maladies de la matrice et de la vessie, ils peuvent tout au plus en faire soupçonner l'existence; l'exploration par le vagin devient indispensable pour la constater.

Lorsque la rétroversion de l'utérus existe, on trouve dans le vagin une tumeur arrondie plus ou moins considérable, suivant le volume de l'organe déplacé; cette tumeur remplit quelquefois toute l'excavation pelvienne, et présente toujours plus d'évasement en arrière qu'en avant. La paroi postérieure du vagin est déprimée, tandis que l'antérieure est tendue et relevée. Le périnée est quelquefois saillant et la vulve gonflée, l'intestin rectum est affaissé et comme oblitéré par la tumeur, l'anus est souvent dilaté et déjeté en dehors. En portant le doigt dans le vagin, on sent derrière le pubis le col de la matrice si élevé quelquefois, qu'on ne peut atteindre qu'une de ses lèvres; je l'ai assez ordinairement trouvé déjeté de côté, mais plus souvent à gauche qu'à droite. Le fond et le corps de la matrice se distinguent aisément à travers les

12

parois du rectum, lorsqu'on introduit un ou deux doigts dans la cavité de cet intestin ; ce qui ne laisse aucun doute sur le déplacement en arrière que l'utérus a subi.

C'est en rendant à la matrice sa situation naturelle, qu'on remédie aux accidens qui accompagnent la rétroversion de cet organe. Cette opération est ordinairement facile lorsque le déplacement est récent, et que la matrice n'a pas un volume considérable. La vérité de cette assertion se trouve démontrée par le plus grand nombre des faits rassemblés dans ce Mémoire. La présence de l'urine retenue dans la vessie, et des matières fécales accumulées dans le rectum, en distendant ces organes qui pressent alors sur la matrice rétroversée, devient un obstacle à la réduction. Il convient donc, avant d'y procéder, de vider le rectum au moyen des lavemens, et la vessie à l'aide de la sonde. L'expérience m'a appris que l'algalie de femme ne peut pas toujours servir, parce que le canal de l'urètre se trouve dévié et courbé sur lui-même, ce qui exige l'emploi d'une sonde d'homme. On facilite toujours l'introduction de cet instrument en soulevant, avec deux doigts portés dans le vagin, la tumeur formée par la matrice. J'ai plus d'une fois dans ma pratique reconnu l'utilité de ce procédé.

Lorsqu'on a évacué l'urine et les matières fécales, on fait prendre à la femme une position convenable pour opérer la réduction. Celle qui m'a paru la plus avantageuse et la plus commode est la suivante : la malade, placée dans son lit, est couchée sur le dos; les jambes sont fléchies sur les cuisses, et celles-ci rapprochées du ventre ; la tête est abaissée sur la poitrine, et le bassin relevé par un coussin. Les muscles de l'abdomen sont ainsi dans un état de relâchement complet, et les viscères de cette cavité, entraînés par leur propre poids du côté du diaphragme, ne pressent plus sur la matrice. Cette position m'a toujours paru préférable à celle sur les coudes et les genoux, ou à toute autre indiquée par les auteurs; je l'ai vue une fois suffire seule pour détruire la rétroversion : à la vérité, le déplacement était récent et peu considérable.

Après avoir ainsi disposé la femme, on introduit dans le vagin les doigts index et médius préalablement trempés dans l'huile, et les dirigeant en arrière au-dessous de la tumeur formée par la matrice, on la soulève graduellement et avec force, et l'on rend par ce moyen à cet organe sa situation naturelle. Souvent cette réduction s'exécute en un seul temps, quelquefois on est obligé de mettre des intervalles entre chaque tentative. Au moment où la matrice reprend sa place ordinaire, on entend quelquefois un bruit assez semblable à celui que produit la détente d'un ressort.

Si l'action de deux doigts ne présente pas une force suffisante, on peut sans inconvénient introduire la main entière dans le vagin, surtout chez les femmes qui ont fait plusieurs enfans. Enfin, dans le cas d'une résistance trop grande, on emploiera une spatule en bois, ou même la cuiller de Rœderer, qu'on introduira dans le rectum, et à l'aide de laquelle, à travers les parois de cet intestin, on agira avec plus de force pour relever le fond de la matrice rétroversée: deux de nos observations démontrent que cette manœuvre a été couronnée de succès.

Il existe une autre méthode de réduction, conseillée par la célèbre Aspasie, rappelée par Grégoire, et employée souvent avec succès par des modernes. Elle consiste à introduire deux doigts dans le rectum pour soulever le corps de la matrice qu'on sent à travers cet intestin, tandis que l'indicateur de l'autre main, porté dans le vagin, agit en même temps sur le museau de tanche qu'il déprime. Ce procédé, que j'ai également employé, ne m'a pas semblé plus avantageux que celui que j'ai décrit, qui est bien plus facile et moins désagréable pour la femme.

Lorsque la rétroversion qui survient pendant la grossesse existe depuis très-long-temps, le volume de la matrice devient tel que tous les efforts de réduction restent impuissans, l'organe étant enclavé dans la cavité du bassin. Pour remédier aux accidens mortels qui se développent dans cette circonstance, *Lyn* et *Guillaume Hunter* ont conseillé la ponction de l'utérus, afin de diminuer son volume en favorisant l'écoulement des eaux de l'amnios. Cette opération, qui provoque l'avortement, facilite encore sous ce rapport la réduction de la matrice, comme on le voit dans la treizième observation de ce Mémoire.

Lyn et *Hunter* ont proposé la ponction par le vagin; mais l'insertion du placenta pouvant avoir lieu sur le point de la matrice correspondant à ce conduit, le trois-quarts aurait à traverser une trop grande épaisseur de tissus avant de parvenir au liquide dont la fluctuation est toujours, dans ce cas, fort obscure. Ces deux raisons doivent faire préférer la ponction par le rectum, telle qu'elle fut pratiquée par l'auteur de notre treizième observation.

On a aussi conseillé la ponction de la vessie dans la région hypogastrique, lorsque la sonde n'a pu être introduite. Cette opération, qui tend à favoriser la réduction de l'utérus, doit tout au plus être considérée comme un moyen palliatif, lorsque, par son volume, cet organe est enclavé dans l'excavation du bassin.

Chez une femme morte des suites d'une rétroversion, *Walter-Wall* et *G. Hunter* ne purent ébranler la matrice qu'après avoir fendu la symphise du pubis. L'idée de cette opération, applicable à la femme vivante, a dû venir à plusieurs médecins dans ces cas heureusement rares, où tous les procédés de réduction ayant échoué, la mort devient imminente. Je l'ai proposée dans mes cours d'accouchemens depuis 1802. M. Gardien, qui, postérieurement à moi, l'a conseillée, dans un Mémoire adressé à la Société de médecine de Paris, dit, dans son Traité d'accouchemens, qu'il ignorait que *Parcell* l'eût indiquée avant lui. *Jahn* l'a également proposée dans une excellente thèse sur la rétroversion de l'utérus, soutenue à Iéna en 1787. L'expérience ne m'ayant rien appris des résultats de cette opération sur la femme vivante, je me borne à l'indiquer, faisant observer cependant qu'elle tend à conserver l'enfant qui périt nécessairement par suite de la ponction de la matrice.

Dès que l'utérus a repris sa position normale, les accidens cessent ordinairement. Il n'est cependant pas rare de voir encore le cours de l'urine gêné et même douloureux, par suite de la compression exercée sur le canal de l'urètre, et du tiraillement que sa déviation lui a fait éprouver. On a recours alors aux boissons mucilagineuses, aux fomentations émollientes, et même quelquefois aux dégorgemens sanguins. Si la distension extrême de la vessie a paralysé ses fibres, ce qui reproduit la rétention d'urine, on emploie avec succès les fomentations avec l'oxycrat, et l'application de la glace sur l'hypogastre.

L'incontinence d'urine peut être le résultat de la compression prolongée de la matrice sur le col de la vessie, comme on l'a vu dans une de nos observations. Les moyens propres à combattre cet accident sont les eaux thermales de Baréges, de Cauteretz, de Balaruc; les frictions avec la teinture de cantharides, les vésicatoires sur le bas-ventre, les toniques et les astringens.

La rétroversion pouvant se reproduire jusqu'au moment où la matrice a pris un volume assez considérable pour ne plus retomber dans l'excavation du bassin, ce qui a lieu ordinairement du quatrième au cinquième mois de la grossesse, il m'a toujours paru convenable de prescrire à la femme le repos au lit dans une position horizontale, de lui recommander de faire le moins d'efforts possibles pour aller à la selle ou pour rendre les urines, d'éviter avec soin tous les grands mouvemens des extrémités supérieures, enfin d'éloigner toutes les circonstances qui produisent des compressions du ventre. Ces précautions, bien observées, m'ont constamment réussi pour prévenir le retour de la rétroversion, et je n'ai jamais employé pour soutenir la matrice les pessaires recommandés par quelques praticiens, moyen que je ne crois pas exempt d'inconvéniens et même de dangers dans le cas de grossesse.

MÉMOIRE

SUR

LE RENVERSEMENT DE LA MATRICE.

On donne le nom de renversement de la matrice à cet état contre nature dans lequel les parois de cet organe se dépriment dans sa cavité, s'engagent dans l'orifice de son col, descendent dans le vagin et franchissent quelquefois la vulve.

Lieutaud a eu raison d'assurer que cette maladie est peu commune : en effet, les auteurs anciens en rapportent peu d'observations; et moi-même, pendant une pratique fort étendue dans la seconde ville de France, et après sept années passées dans l'hospice de la Charité où il se fait plus de sept cents accouchemens par an, je ne l'ai rencontrée que trois fois. Les autres observations consignées dans ce Mémoire m'ont été fournies par plusieurs médecins qui se livrent spécialement à la pratique des accouchemens.

Si l'on en croit Aëtius, Aspasie, qui vivait six siècles avant l'ère chrétienne, aurait observé le renversement de la matrice, et même écrit sur ce sujet.

Paul d'Œgine, premier auteur qui nous ait laissé un Traité *ex-professo* sur l'art des accouchemens, dans son chapitre sur les maladies auxquelles les femmes grosses sont sujettes, regarde l'extraction imprudente du placenta comme une des causes du renversement de l'utérus.

Sérapion, dans le cinquième livre de ses Œuvres, dit quelque chose de cette maladie.

Rhazès en parle aussi, mais d'une manière très-imparfaite.

Falconius, qui vivait à la fin du quatorzième siècle, en cite une observation.

Vésale a fort bien distingué le renversement, de la chute de la matrice, puisqu'il assure, dans son Anatomie que la chute de cet organe sans renversement est une maladie fréquente. Ambroise Paré s'est borné à indiquer la maladie qui nous occupe.

Solingen, chirurgien à la Haye, publia en 1673 un ouvrage, dans lequel il cite une observation de renversement de la matrice et du vagin, traité avec succès.

Dans ses centuries d'observations, Vander-Wiell parle d'une rupture de matrice dans l'accouchement. Cet organe fut tiré et renversé par les mains d'une sage-femme ignorante. Le même auteur cite, dans un autre ouvrage, un exemple de renversement de tout le corps de l'utérus (Observat. rares d'anat. et de médecine, trad. par Planque, t. I, p. 277.).

Peu (Pratique des accouchemens, 1694) a fort bien connu la différence qui existe entre la chute de la matrice et son renversement, qu'il appelle *perversion de la matrice.* Il donne d'excellens préceptes sur l'une et l'autre de ces affections; cependant il n'a pas assez isolé l'histoire du renversement, et il est souvent difficile de distinguer les symptômes qui sont propres à cet accident de ceux qui caractérisent la chute de la matrice. Cet auteur rapporte trois observations de renversement.

Mauriceau cite deux cas de renversement de la matrice après l'accouchement. Il fut appelé trop tard, et les deux femmes périrent d'hémorragie.

Wolf a vu un renversement de l'utérus compliqué d'une chute de cet organe, et traité heureusement. Ce fait est rapporté dans les deux livres d'observations publiés en 1704 par son fils Jean Christian Wolf.

Morgagni, dans ses Commentaires sur Celse, parle d'un renversement de matrice, dans lequel la réduction fut possible.

On trouve, dans le tome I.er de la Bibliothèque choisie de François Planque (Paris 1758), l'observation d'une femme à qui on avait tiré la matrice renversée, et qui fut sauvée par Amand.

Ange de Leurge soutint à Paris en 1758, une thèse intitulée : *De utero inverso.*

Le Journal de Médecine, année 1763, renferme une observation de Sonyer-du-Lac sur un renversement de la matrice. Le même Journal en contient une autre de M. Duboueix, année 1770.

Lieutaud (Médecine pratique, t. II., p. 209) s'étend sur les causes de cette maladie et sur son traitement.

Sabatier a consigné, dans les Mémoires de l'Académie de chirurgie, un travail important sur les déplacemens de la matrice et du vagin. Le chapitre II traite du renversement de la matrice.

Après cette énumération rapide des auteurs qui se sont occupés d'une manière plus ou moins spéciale du renversement de l'utérus, je vais rapporter les observations que j'ai pu recueillir sur cette maladie. Les remarques que ces faits me suggéreront ne seront pas, je l'espère, sans intérêt pour les praticiens.

PREMIÈRE OBSERVATION.

Madame Charlet, âgée de vingt ans, blonde et d'une constitution lymphatique, avait éprouvé de profonds chagrins pendant sa grossesse. Après des douleurs régulières d'enfantement, qui durèrent pendant toute la journée du 18 juillet 1808, elle accoucha naturellement à minuit. Délivrée immédiatement après, elle éprouva au moment de l'extraction du placenta une douleur vive, qui lui arracha un cri, et qui fut suivie d'une perte vainement combattue par des applications d'eau froide mélangée de vinaigre. La malade ressentait dans le bassin une gêne et une douleur qui l'excitaient à pousser, comme si elle eût eu encore à se débarrasser du placenta. Le chirurgien qui l'avait accouchée, effrayé par l'effusion considérable du sang, manda un de ses confrères. Celui-ci, voulant rechercher la cause de cet accident, porta la main dans le vagin, en retira beaucoup de caillots et amena en même temps à la vulve une tumeur plus grosse qu'un cœur de bœuf, et dont la surface, recouverte de sang coagulé, laissait néanmoins exsuder du sang fluide. Cette tumeur fut prise par les deux accoucheurs pour un faux-germe: cependant, alarmés par les défaillances qui se succédaient, et par la résistance que ce prétendu faux-germe opposait à leurs efforts, ils se décidèrent à faire venir un troisième chirurgien qui demeurait dans le voisinage, et à m'expédier en même temps un exprès, accompagné de la garde qui avait assisté à l'accouchement. Ce fut elle qui me donna les détails que je viens de rapporter. Il était deux heures et demie du matin; et comme il me fallait au moins demi-heure pour me rendre auprès de la malade, je présumai qu'elle n'existerait plus à mon arrivée, bien persuadé que le prétendu faux-germe n'était autre chose que la matrice complètement renversée. Des cris lamentables, partant de la maison que cette malheureuse femme habitait, m'apprirent avant d'y entrer le résultat funeste de cet accident.

Je fus informé que le dernier chirurgien appelé avait reconnu le renversement de la matrice, et qu'essayant, mais trop tard, d'y remédier, la malade avait succombé au moment où il refoulait cet organe dans le vagin. Voulant m'assurer par moi-même de l'existence du renversement, je portai la main dans le conduit vulvo-utérin, et le trouvai rempli par la matrice renversée et encore recouverte de caillots, résultat de la coagulation du dernier sang que les vaisseaux avaient rendu avant la mort. La forme arrondie de la tumeur, sa continuité avec la partie supérieure du vagin, qui formait une voûte au centre de laquelle on sentait l'utérus que les doigts pouvaient contourner, enfin l'absence du globe utérin dans la région hypogastrique, ne me laissèrent aucun doute sur la réalité de l'inversion de la matrice, qui fut aussi constatée par M. Myr, accoucheur appelé en même temps que moi.

Tous les détails que j'ai donnés plus haut, d'après le rapport de la femme qui était venue me chercher, me furent confirmés par les trois chirurgiens, qui m'apprirent de plus que Mad. Charlet avait péri d'une hémorragie qui avait été très-considérable ; ce dont nous pûmes juger par les linges imbibés de sang qu'on nous présenta.

La constitution lymphatique de cette femme, le relâchement et la mollesse de ses fibres résultant de cette constitution, et les grands chagrins qu'elle avait éprouvés pendant sa grossesse, ont pu produire l'état atonique de l'utérus, qu'on appelle inertie.

Les tractions hâtives et inconsidérées, faites sur le cordon avant le détachement du placenta, ont sans doute opéré le renversement incomplet de la matrice, au moment où cette dame a poussé un cri de douleur.

L'engagement du fond de la matrice dans son orifice a produit le ténesme douloureux et les efforts d'expulsion qui ont amené l'inversion complète de l'organe utérin. Cet accident paraît donc s'être opéré en deux temps, et nul doute qu'on aurait pu y remédier, s'il eût été reconnu d'abord, trois heures s'étant écoulées depuis l'accouchement jusqu'à la mort de la malade.

Le renversement total de l'utérus est ordinairement suivi d'une hémorragie qui devient mortelle, si les secours sont trop tardifs, ce qui sera encore prouvé par l'observation suivante.

DEUXIÈME OBSERVATION.

La femme Barrié, âgée de dix-neuf ans, habitante du Moulin-à-Vent, village situé à une lieue de Lyon, accoucha naturellement au terme régulier d'une première grossesse. La sage-femme qui l'avait assistée se hâta d'opérer la délivrance, et, tirant avec force sur le cordon, renversa la matrice et l'amena hors de la vulve, le placenta adhérant encore au fond de cet organe, et n'étant détaché que sur ses bords. Cette femme, effrayée par l'apparition de cette tumeur, autant que par l'hémorragie considérable qui avait lieu, demanda du secours. On vint me chercher à la Charité d'où j'étais absent, et l'on appela en même temps M. Richard, chirurgien à la Guillotière, qui a bien voulu me communiquer cette observation. Il trouva la malade baignée dans son sang, ayant entre les cuisses une tumeur sphérique, sanglante, à laquelle adhérait le placenta en partie détaché. Le pouls se sentait à peine, les extrémités étaient froides; cependant la voix conservait de la force, et les traits du visage n'étaient pas décomposés au point d'annoncer une fin prochaine. Il s'était écoulé près de deux heures depuis ce funeste accident, et M. Richard évalua la quantité de sang que cette femme avait perdu, à sept ou huit livres au moins. Cet accoucheur instruit, ayant reconnu le renversement, se hâta d'y remédier. Il détacha le placenta sans produire de nouvelle effusion de sang, et saisissant d'une main la matrice, il porta l'extrémité des doigts réunis de l'autre main au centre de la tumeur formée par cet organe, qu'il refoula du côté du vagin en rétablissant ainsi sa cavité naturelle; il titilla ensuite sa surface interne, afin d'exciter la contraction de ses fibres, et ne retira sa main que lorsqu'il sentit ses parois se resserrer et former dans l'hypogastre une tumeur globuleuse.

M. Richard jouissait de l'espérance de sauver cette malheureuse femme, lorsque, cinq minutes après cette opération délicate, elle expira dans une convulsion qui dura à peine deux minutes. L'hémorragie n'avait pas reparu, sans doute à cause de la perte totale du sang.

L'effusion considérable du sang a été bien évidemment la cause de la mort de cette femme, qui aurait été sauvée si M. Richard eût pu lui donner plus tôt ses secours éclairés.

L'observation suivante, qui m'a été communiquée par le docteur Girard, prouvera les ressources de l'art dans cette circonstance fâcheuse, lorsqu'elles sont dirigées par des accoucheurs instruits et expérimentés.

TROISIÈME OBSERVATION.

Le 26 mai 1812, la femme du sieur Fleury, menuisier à Lyon, âgée de trente-neuf ans, accoucha avec facilité d'une fille. Quelque temps après la délivrance qui fut naturelle, la sage-femme s'aperçut qu'un corps volumineux se présentait à la vulve et fournissait une hémorragie abondante; elle reconnut le renversement de l'utérus, et, après quelques tentatives infructueuses pour en opérer la réduction, elle envoya chercher le docteur Girard. D'après le rapport de ce médecin, la matrice ressemblait à une grosse vessie de cochon remplie d'air; elle était d'un rouge foncé, et le sang ruisselait de sa surface. Il essaya de faire rentrer cet organe; mais trouvant des obstacles à son replacement, et concevant de justes craintes pour la vie de cette femme réduite à un état de pâleur et de faiblesse extrême, augmenté à chaque instant par l'effusion considérable du sang, il se décida à demander en consultation M. Thénance, médecin bien connu par ses talens dans la pratique des accouchemens, et par son Mémoire sur le forceps lyonnais. Il vint aussitôt, et, enveloppant d'un linge la matrice, il comprima doucement cet organe dans tous ses points, le fit rentrer d'abord dans le vagin, et lui restitua ensuite sa forme et sa place naturelle. L'utérus était resté renversé pendant deux heures, et la quantité de sang répandue pendant tout ce temps parut très-considérable aux deux accoucheurs. Cette femme était faible et cacochyme, elle était tourmentée d'une toux habituelle, deux circonstances qui peuvent rendre raison du renversement spontané de la matrice. Les suites de cette couche furent longues et inquiétantes, moins à cause de l'accident lui-même que par la mauvaise disposition de la femme, qui depuis fut prise à diverses époques d'infiltration générale, et finit par mourir hydropique, sans avoir eu d'autres enfans.

QUATRIÈME OBSERVATION,

Communiquée par M. Piquet, médecin à Bourg.

« Le 22 octobre 1819, je fus appelé à Saint-Roch, hameau distant d'un quart de lieue de la ville de Bourg, pour secourir la femme Diot, affectée d'une hémorragie utérine abondante, survenue à la suite d'un accouchement terminé depuis trois quarts d'heure. Arrivé auprès de la malade, je reconnus une inversion ou dédoublement complet de la matrice. Cet organe, pendant entre les cuisses, formait une tumeur arrondie, du volume de la tête d'un enfant nouveau-né; le sang ruisselait de sa surface, que des caillots recouvraient dans certains points. Le pouls était à peine sensible, le visage pâle et décomposé, les extrémités glacées ; il y avait des syncopes répétées. Bien que ces symptômes pussent faire craindre une mort prochaine, je me hâtai de remédier à la cause qui les avait produits, en replaçant la matrice dans sa position normale. Voici le procédé que je suivis : je saisis la tumeur d'une main ; les doigts de l'autre main, enduits d'un corps gras et réunis en cône, furent placés à la partie moyenne et inférieure de la tumeur que je refoulai de bas en haut, de manière à rétablir la cavité de la matrice dont la paroi interne était devenue extérieure. La tumeur parvint aisément dans le vagin ; mais j'eus beaucoup de peine à lui faire franchir le col utérin, car son orifice s'étant resserré produisait sur l'organe renversé un véritable étranglement. Cependant, par des efforts combinés, de mes deux mains j'opérai la réduction, qui fut accompagnée d'un bruit semblable à celui que produit la rentrée d'une hernie. L'hémorragie cessa à l'instant même, et le globe utérin ne tarda pas à se faire sentir dans l'hypogastre. Pendant les deux heures qui suivirent cette opération, la malade resta dans un état de faiblesse tel, que je craignais à chaque instant de la voir expirer. Je la ranimai avec quelques cuillerées d'eau de cannelle orgée, seul cordial qui fût en ce moment à ma disposition, et après plusieurs heures j'eus la satisfaction de voir les forces se relever ; je me retirai alors, mes soins ne lui étant plus nécessaires.

Avant de quitter St-Roch, je m'informai de la cause de ce grave accident, et j'appris que l'accoucheuse qui avait assisté cette femme, voyant que l'enfant présentait les pieds, les avait saisis des deux mains, et que, pendant qu'elle tirait sur eux, elle pressait le ventre de la femme avec un de ses genoux pour rendre ses efforts plus efficaces; aussi amena-t-elle non-seulement l'enfant, mais encore la matrice, qu'elle renversa par cette infâme manœuvre.

La malade fut complètement rétablie au vingtième jour de sa couche. »

CINQUIÈME OBSERVATION,

Communiquée par mon ami le docteur Bugnard.

« Je fus appelé, le 18 juin 1811, pour assister dans son premier accouchement Mad. Phélip, rue Confort. Les douleurs expulsives ne commencèrent que dans la nuit sur les trois ou quatre heures du matin, et ne furent actives et fortes que vers sept heures. La rigidité de la vulve et du périnée paraissait alors être le seul obstacle à l'accouchement. La tête de l'enfant se présentait dans la première position : à chaque contraction utérine elle était dirigée avec force sur le périnée, et après la douleur elle rétrogradait dans l'excavation du bassin. A huit heures la tête franchit la vulve, et je me hâtai de dégager le col de l'enfant d'une anse de cordon qui l'entourait; quelques minutes après, je procédai à la délivrance. Le cordon ombilical était court et d'une texture molle et délicate; ce fut avec beaucoup de patience et de précaution que je tirai sur lui, craignant de le rompre. Au bout de dix minutes je vis paraître le centre du placenta, lieu où était implanté le cordon, et la femme se plaignit aussitôt de douleurs dans l'utérus.

Une forte hémorragie, et les douleurs vives qui accompagnaient chaque contraction de la matrice, me firent craindre le renversement de cet organe. Je portai la main gauche sur le ventre, et je ne sentis point le globe utérin ; introduisant la main droite dans le vagin, je reconnus que le placenta était adhérent, et que le fond de l'utérus avait franchi l'orifice de son col. Je repoussai sur-le-champ, avec mes doigts réunis en forme de cône, le fond de la matrice, pour rétablir sa cavité. Je décollai ensuite le placenta, et terminai la délivrance ; mais je ne retirai ma main que lorsque je sentis l'orifice utérin se contracter sous mes doigts, et une tumeur globuleuse se dessiner dans l'hypogastre. Les douleurs et l'hémorragie cessèrent sur-le-champ. Le soir, cette dame était très-bien, et les suites de couche ont été fort régulières. »

SIXIÈME OBSERVATION,

Communiquée par le docteur Dupuys de Ste-Jules.

« Madame Thibaut, demeurant à Lyon, rue de l'Aumône, âgée de vingt-trois ans, et d'une assez forte constitution, parvenue au terme de sa grossesse, éprouva les douleurs de l'enfantement le 13 décembre 1811. Appelé auprès d'elle, je la trouvai sans courage, très-oppressée, et se plaignant de douleurs lombaires. J'appris que pendant la gestation elle avait eu des coliques, des maux de tête et des étourdissemens qui lui avaient occasioné des chutes fréquentes, et une entr'autres sur le siége, qui lui avait fait craindre un accouchement prématuré. Les accidens que cette dame avait éprouvés, et ceux qu'elle présentait encore, me déterminèrent à lui pratiquer une saignée de bras. Je lui recommandai le repos et l'usage d'une tisane légèrement acidulée. Les douleurs lombaires et l'oppression disparurent, et la nuit fut tranquille. Le lendemain 14, une sueur générale couvrit la peau ; un gonflement œdémateux survint aux grandes lèvres ; toute la surface du corps, et particulièrement le ventre et la poitrine, offrirent une éruption de boutons qui s'agrandirent encore le jour suivant. Le 15, Madame éprouva des douleurs utérines d'abord peu actives, mais assez fréquentes ; elles augmentèrent successivement, et l'accouchement eut lieu à trois heures après midi. Le placenta fut expulsé sans efforts, et sans tractions sur le cordon.

Peu de temps après la délivrance, je m'aperçus que cette dame devenait extrêmement pâle, sa voix était faible et altérée ; une syncope paraissait imminente. Je portai la main gauche sur le ventre, et je ne rencontrai plus le globe utérin, mais seulement un bourrelet circulaire obliquement situé. Je reconnus, en introduisant la main dans le vagin, une tumeur demi-sphérique, d'où le sang coulait abondamment. Je me hâtai de refouler l'utérus dont le renversement donnait lieu à tous ces accidens, de frictionner l'hypogastre, de faire des aspersions d'eau froide sur le ventre, les mamelles et les cuisses. Pendant trois ou quatre heures je fus obligé, à plusieurs reprises, d'employer les mêmes moyens, et d'y ajouter l'usage de la glace à l'intérieur et à l'extérieur. Le 16, les suites de couche se régularisèrent ; l'éruption se soutint pendant quelque temps sans troubler le cours des lochies, et cette dame se rétablit promptement. »

SEPTIÈME OBSERVATION.

Madame de Montépin, âgée de vingt-un ans, d'un tempérament sanguin et d'une extrême sensibilité, n'avait éprouvé, pendant sa première grossesse, qu'une douleur aiguë dans la région du foie, qui céda à l'emploi d'une saignée de bras pratiquée au sixième mois de la gestation. Au septième, des douleurs lombaires, des maux de tête, des éblouissemens, réclamèrent encore le même moyen. Pendant toute la durée de la grossesse, Madame fit un fréquent usage des bains domestiques.

Les premières douleurs de l'enfantement se firent sentir le 14 juin 1814; je fus appelé dans la soirée du même jour. Les contractions de l'utérus étaient évidentes, et se répétaient de dix en dix minutes. Je voulus constater par le toucher l'état de l'orifice utérin, mais il me fut impossible de l'atteindre, et ce ne fut qu'après neuf heures de douleurs vives que je parvins à reconnaître une dilatation de la largeur d'un centime. Le rebord de l'orifice était très-dur, et d'une grande sensibilité; il était placé à gauche et en arrière, à la plus grande hauteur du vagin : cette position du col de l'utérus se trouvait expliquée par celle du fond de cet organe, situé à droite et tout-à-fait en avant. Des douleurs vives et soutenues n'avançaient pas le travail, bien que j'eusse fait prendre à cette dame une position propre à détruire l'obliquité de l'utérus, et à ramener son orifice dans l'axe du vagin. Des mouvemens convulsifs dans les muscles de la face, renouvelés à chaque douleur, la rougeur du visage, la sécheresse de la peau, la plénitude du pouls, la rigidité du col de l'utérus, son extrême sensibilité, me parurent indiquer la nécessité d'une saignée de bras, et je la pratiquai à deux heures du matin. L'évacuation sanguine modéra bien les mouvemens convulsifs ; mais l'orifice resta aussi sensible, aussi dur et aussi resserré qu'auparavant. Dans le courant de la journée, Madame fut plongée à plusieurs reprises dans un bain tiède, ce qui modéra l'état nerveux et diminua la rigidité du col de la matrice. Six heures après la première saignée, le cerveau ayant paru s'embarrasser, j'en pratiquai une seconde un peu moins abondante.

Quatre heures s'écoulèrent encore avant que le col utérin se fût effacé. Les forces étaient épuisées ; à chaque douleur la malade tombait en défaillance ; le pouls était faible et la tête de l'enfant, arrivée à la vulve, restait stationnaire. Je fis prier les docteurs Bugnard et mon frère, de venir m'aider de leurs avis; nous jugeâmes qu'il y avait urgence de délivrer Mad. de Montépin avec le forceps. J'appliquai cet instrument, et j'amenai avec assez de difficulté l'enfant, dont la face était placée sous les pubis ; circonstance qui, jointe à la rigidité des parties molles de la mère, rendit cette opération plus laborieuse.

L'enfant était asphyxié; pendant que je cherchais à le rappeler à la vie, une hémorragie utérine s'étant manifestée, obligea un de mes confrères à opérer promptement la délivrance. Il amena le placenta sans effort, et le sang cessa de couler. Demi-heure après, m'étant approché de la malade pour la rassurer sur l'état de son enfant, je la trouvai si faible qu'elle put à peine me répondre. La garde me dit qu'elle se plaignait, depuis un quart-d'heure environ, de douleurs dans les lombes, et qu'elle poussait comme pour aller à la selle. La face était décolorée, les extrémités étaient froides, le pouls à peine sensible. Portant la main sur le ventre, je reconnus que l'utérus enfoncé dans le bassin formait une espèce de segment de sphère creuse. L'hémorragie était des plus abondantes : j'introduisis promptement la main dans le vagin, que je trouvai rempli par une tumeur arrondie, du volume de la tête d'un enfant. Cette tumeur était molle, et le sang ruisselait de sa surface : je ne pus méconnaître le renversement de l'utérus ; comme j'avais repris mon habit, ce qui m'empêchait de pénétrer dans le vagin pour refouler la matrice, je priai M. Bugnard d'ôter le sien, d'introduire sa main dans la place qu'occupait la mienne, et de repousser par gradation le fond de l'organe renversé du côté du col qu'il trouva à gauche et en arrière, formant un cercle sur la matrice qui l'avait franchi, disposition qui fut surtout sensible lorsque la main opéra la réduction complète de l'organe introversé. M. Bugnard laissa sa main dans la cavité utérine, s'en servant pour y introduire des rouleaux de neige, pendant que nous couvrions le ventre d'eau glacée ; il ne la retira que lorsqu'il sentit la matrice se contracter : le corps de cet organe était complètement revenu sur lui-même, mais son orifice était encore béant. Nous continuâmes les applications glacées dans le vagin, et nous obtînmes par ce moyen le resserrement du col utérin. Pendant toutes ces manœuvres, la malade éprouva quelques mouvemens convulsifs, auxquels succéda une grande faiblesse. La nuit fut bonne ; le ventre resta souple. Au bout de trente-six heures, la fièvre de lait se développa; elle fut accompagnée de douleurs dans les cuisses, principalement dans la droite; ce qui n'empêcha pas les seins de s'engorger: le quatrième jour la fièvre diminua, le pouls devint ondulant, les lochies séro-sanguines étaient abondantes; le ventre avait conservé sa souplesse : le cinquième, à minuit, le mouvement fébrile cessa complètement; Madame éprouva une crise nerveuse qui ne fut suivie d'aucun accident notable; les suites de couche prirent une marche régulière.

Madame de Montépin, redevenue enceinte cinq mois après son premier accouchement, se blessa au sixième mois de la gestation. La poche des eaux se rompit sans aucune douleur préalable, et Madame resta douze jours sans en éprouver. Les premières qui se firent sentir déterminèrent une crise de nerfs, qui fut suivie d'un travail régulier d'enfantement. La délivrance n'éprouva point d'obstacles, et fut opérée en quelques heures. Le placenta se détacha difficilement, et j'attendis son expulsion naturelle : malgré cette précaution, je reconnus que la paroi postérieure de la matrice, où il me parut être implanté, formait une saillie du côté du col mou et relâché. Je suis persuadé que le renversement aurait eu lieu si je n'avais eu le soin de repousser cette partie saillante, et de la soutenir jusqu'au moment où je sentis l'orifice utérin se contracter fortement sur mes doigts.

HUITIÈME OBSERVATION,

Communiquée par le docteur Roussel.

« Je fus appelé dans le mois de septembre 1813, pour remplacer M. le docteur Martin le jeune, chez un jardinier dont la femme était aux douleurs de l'enfantement depuis 48 heures. Cette femme était âgée de 39 ans, d'un tempérament sanguin et d'une forte constitution. Mariée depuis peu d'années, elle était enceinte pour la première fois. Les douleurs vives et prolongées se renouvelaient toutes les six ou huit minutes; la face était vultueuse, le pouls dur et serré. Par le toucher le plus exact je ne pus reconnaître aucune dilatation à l'orifice utérin; je rencontrai seulement une légère dépression du côté de la fosse iliaque gauche. Cette circonstance avait sans doute effrayé le chirurgien qui devait accoucher cette femme, et la lui avait fait abandonner. L'état du pouls, la rougeur de la face, indiquaient évidemment la saignée; mais n'ayant point d'instrument pour la pratiquer, et ne pouvant m'en procurer sur-le-champ, à cause de l'éloignement de la ville, je me contentai de faire plonger la malade dans un grand bain tiède. J'ordonnai de plus des fumigations sur les parties génitales avec la vapeur d'une décoction de mauve, et un autre grand bain deux heures après le premier.

« Je revins auprès de cette femme sur les dix heures du soir. Le toucher me fit distinguer une dilatation de la largeur d'un centime dans le lieu que j'avais trouvé déprimé : je crus alors pouvoir annoncer que l'accouchement aurait lieu le lendemain dans la matinée. Les grands bains et les fumigations furent alternativement employés pendant toute la nuit ; le col utérin se dilata graduellement, et sur les six heures du matin la matrice expulsa un premier enfant ; mais le ventre restant volumineux, je portai le doigt dans le vagin, et je trouvai la tête d'un second fœtus encore placée au détroit supérieur. Ce ne fut qu'au bout de trois quarts d'heure que les douleurs recommencèrent. A huit heures elles expulsèrent un second enfant aussi bien portant que le premier. Au bout de dix minutes, les tractions les plus légères suffirent pour opérer la sortie du placenta, qui était bilobé. Une hémorragie effrayante se déclara presque aussitôt ; mais des fomentations avec l'oxycrat, des frictions sur l'hypogastre, rendirent à l'utérus sa contractilité, et firent cesser cet accident. Cependant le volume que conservait encore la matrice, et le sang qui s'écoulait de temps en temps par le vagin, indiquant une disposition à l'inertie de l'utérus, je continuai les applications froides, et je ne me retirai que lorsque je sentis le globe utérin parfaitement formé. La malade alors était dans l'état le plus satisfaisant : je la quittai après lui avoir recommandé de ne faire aucun effort, soit pour uriner, soit pour aller à la selle.

« Le lendemain, à cinq heures du matin, on vint me chercher en toute hâte pour lui donner des secours. Elle avait voulu, me dit-on, se lever pour aller du ventre, et la matrice s'était précipitée du côté de la vulve. A mon arrivée, je la trouvai sans connaissance ; le pouls était imperceptible ; mon doigt, introduit dans le vagin, y rencontra une tumeur volumineuse, formée par le fond de l'utérus renversé : l'orifice de cet organe, fortement contracté sur la portion qui l'avait franchi, avait sans doute diminué l'abondance de l'hémorragie. J'embrassai cette tumeur avec mes cinq doigts ; je la poussai par gradation, mais avec force, à travers le col utérin, ma main gauche soutenant la région hypogastrique : je parvins ainsi en assez peu de temps à rendre à la matrice sa position naturelle. Dès que la réduction fut opérée, l'orifice utérin se contracta sur mes doigts, et une tumeur arrondie se forma dans l'hypogastre. Avant de me retirer, j'insistai de nouveau sur la nécessité du repos le plus complet, et je prescrivis l'usage du bouillon froid. Dans la matinée du troisième jour qui suivit l'accouchement, la fièvre de lait se développa et suivit une marche régulière. Le rétablissement se fit attendre plus d'un mois, bien qu'il ne survînt pendant tout ce temps aucun accident notable. »

NEUVIÈME OBSERVATION.

Madame Gonon, âgée de 33 ans, d'un tempérament lymphatique, mère de cinq enfans, et sujette à une dyspnée que chaque grossesse augmentait, devint enceinte pour la sixième fois, dans le mois d'octobre 1812. Dès les premiers mois de la gestation, difficulté de respirer plus forte, toux accompagnée de suffocation, expectoration mucoso-glaireuse, quelquefois hémoptysie, accès de fièvre irréguliers, symptômes qui résistèrent aux remèdes rationnels et ne firent que s'augmenter. Au cinquième mois l'œdématie des membres inférieurs vint se joindre à tous ces accidens, et ne tarda pas à gagner les cuisses. A chaque époque correspondante à la menstruation, la toux et la dyspnée parurent toujours plus intenses.

Au commencement du neuvième mois, dans la nuit du 29 au 30 mai 1813, les douleurs de l'enfantement se déclarèrent après de fortes crises d'oppression. Appelé dans la matinée, je trouvai le col de l'utérus mou et relâché, offrant déjà une dilatation d'un écu de six livres. J'annonçai que l'accouchement allait promptement se terminer; et en effet il eut lieu au bout d'une heure. Une toux continuelle contribua, au moins autant que les douleurs, à l'expulsion du fœtus. Redoutant les effets de cette toux sur l'utérus, j'abandonnai à la nature la sortie du placenta, qui fut chassé vingt minutes après. Je voulus reconnaître de suite l'état de l'orifice de la matrice, et j'y trouvai une tumeur du volume d'une grosse pomme, qui me parut formée par le dédoublement de la paroi postérieure de cet organe : cette tumeur, engagée dans l'orifice, était poussée par les efforts de la toux, qui ne cessait pas un seul instant. L'hémorragie était peu abondante, quoique Madame éprouvât des besoins d'aller à la selle, et qu'elle eût beaucoup de peine à les retenir. Je repoussai avec deux doigts la portion de l'utérus qui avait franchi l'orifice, et je la soutins jusqu'au moment où je sentis cet organe se contracter régulièrement; ce qui fut favorisé par des frictions sur le ventre et des fomentations froides. Je ne retirai entièrement mes doigts qu'au bout d'une heure, lorsque le col utérin se resserra fortement sur eux. Je touchai encore plusieurs fois, et tout semblait me promettre que le renversement n'aurait plus lieu; mais demi-heure après, la toux, devenue plus forte, produisit une hémorragie abondante. Je trouvai de nouveau une portion de la matrice engagée à travers le col ; je la refoulai, et après l'avoir maintenue quelque temps, redoutant que la même cause n'amenât une récidive, je fis préparer un tampon d'étoupes, recouvert d'un linge et engraissé d'huile, que je dirigeai jusque dans le col de l'utérus ; je le soutins avec des compresses et un bandage en T, et je fis renouveler les applications froides, que l'on continua tant que le tampon resta en place. Bientôt des douleurs expulsives soutenues, accompagnées de défaillances, me firent reconnaître une perte interne qui avait développé et régularisé le globe utérin. Persuadé que cette accumulation de sang avait remédié au renversement, j'enlevai le tampon, avec lequel il s'échappa une grande quantité de caillots. Le toucher confirma mes présomptions, car je trouvai le col de la matrice resserré. La malade resta dans un grand état de faiblesse ; des coliques ordinaires se firent sentir par intervalles, et annoncèrent que l'utérus avait repris son ressort. La toux diminua de force et de fréquence, et il ne s'écoula presque pas de sang par le vagin. Le rétablissement complet se fit long-temps attendre.

DIXIÈME OBSERVATION,

Communiquée par le docteur Brachet, médecin de l'Hôtel-Dieu.

Madame Blantain, âgée de 20 ans, et d'une bonne constitution, était enceinte pour la première fois, et avait une grossesse heureuse. Le 30 avril 1835, elle éprouva les premières douleurs de l'accouchement.

Le travail fut régulier, et suivit ses périodes avec la lenteur ordinaire à un premier part. Cette dame accoucha naturellement le lendemain, à 5 heures et demie du matin, d'un enfant bien constitué. Ayant essayé d'opérer la délivrance, je reconnus, en exerçant une légère traction sur le cordon, que le placenta n'était pas détaché, et je suspendis cette opération. Comme la garde de cette dame n'était point encore arrivée, je m'occupai de nettoyer et de vêtir le nouveau-né; pendant que je me livrais à ces soins, l'accouchée poussa un cri très-aigu, qui me fit accourir auprès d'elle. Je trouvai le placenta à l'orifice de la vulve, et une légère traction l'amena sans effort. Je ne fus pas peu surpris, en terminant la délivrance, de trouver le vagin rempli en totalité par une tumeur molle, piriforme et comme cotonneuse à sa surface, s'avançant également jusqu'à la vulve. Je reconnus bientôt qu'elle était formée par la matrice renversée complètement; ce dont je m'assurai par l'espèce de voûte qui, dans le haut du vagin, recouvrait cette énorme tumeur, et par l'absence du globe utérin dans la région hypogastrique. Comme le sang coulait abondamment et en nappe de toute la surface de l'organe renversé, je me hâtai de le refouler méthodiquement, pour le restituer à sa situation naturelle. Mais l'accouchée éprouvant d'intolérables douleurs, je soutins la tumeur, et je réclamai l'assistance du docteur Levrat aîné, qui demeurait dans le voisinage, et qui se rendit de suite à mon invitation. Avant son arrivée, l'hémorragie avait continué avec intensité, et la malade était dans un état voisin de la syncope. Mon confrère partageant mon avis sur la nature de l'accident, nous convînmes qu'il fallait se hâter d'opérer la réduction de l'organe déplacé. La faiblesse de l'accouchée était parvenue à un tel degré, que les sensations se trouvaient presque éteintes en elle ; ce qui me permit alors d'exercer sur la matrice les manœuvres convenables, sans déterminer la moindre souffrance.

J'essayai d'abord de refouler la matrice, en pressant sur le centre de la tumeur, pour la déprimer et la faire rentrer dans ce sens; mais je m'aperçus qu'en agissant ainsi, le tissu de la matrice paraissait s'amincir, ce qui me fit craindre de le déchirer et de perforer l'organe. Je m'y pris autrement : j'introduisis la main bien huilée dans le vagin, et la plaçant au-dessous et en arrière de la tumeur, je l'entourai de mes doigts qui la comprimaient pour en diminuer un peu le volume; et, en la soulevant, je la dirigeai supérieurement, et je parvins par gradation à refouler et à engager dans l'orifice utérin, qui se referma, le corps et le fond de cet organe, et à le rétablir dans son état naturel, ce qui fit aussitôt cesser l'hémorragie. Après cette opération, tout rentra dans l'ordre; les suites de la couche n'offrirent rien de particulier, et la malade fut rétablie du douzième au quinzième jour.

Cette observation présente un cas rare de renversement de la matrice, produit naturellement sans aucun effort de traction sur le cordon, le placenta adhérant encore à la matrice, traction que j'avais considérée jusqu'à ce jour comme la cause productrice de cet accident.

Telles sont les observations que j'ai pu recueillir sur le renversement de la matrice; nous allons exposer, dans les considérations suivantes, les remarques pratiques que ces faits peuvent fournir.

L'inertie de l'utérus est la circonstance qui dispose le plus cet organe au renversement. Cet état d'inertie est souvent la conséquence d'une faiblesse constitutionnelle générale; il peut être produit par la distension excessive de la matrice, résultant de la présence de deux enfans dans la cavité utérine; un travail d'accouchement de plusieurs jours, une hémorragie qui le précède, les affections tristes de l'ame, les chutes fréquentes pendant la grossesse, sont autant de causes capables de jeter la matrice dans cette atonie favorable à son inversion.

Les causes qui produisent le renversement d'une manière plus directe, sont ordinairement les tractions imprudentes et forcées sur le cordon ombilical avant le détachement du placenta, ou sur le placenta luimême, lorsque la main va le chercher dans la matrice. La contraction des muscles abdominaux et du diaphragme peut aussi effectuer l'inversion de la matrice, surtout lorsqu'une portion de cet organe, engagée dans le col utérin, excite la femme à pousser comme pour aller à la selle; mais il est des cas où les efforts de toux sont si violens, qu'on ne saurait s'empêcher de les regarder comme les agens principaux du renversement. L'expulsion trop prompte du fœtus, lorsque surtout le cordon présente peu de longueur, doit aussi être rangée parmi les causes de cet accident: deux observations de Ruich et de Levret, et une troisième consignée dans ce Mémoire, prouvent qu'il peut avoir lieu lors même que la sortie de l'arrière-faix est confiée à la nature. Enfin, les femmes qui ont éprouvé l'inversion de la matrice sont exposées à des récidives dans les accouchemens suivans; Amand, Houin de Dijon et Sabatier, ont fait cette remarque, confirmée aussi par mes observations. Le renversement de la matrice présente trois degrés bien distincts, que Leroux de Dijon a déjà signalés. Le premier consiste dans une simple dépression du fond de l'organe. Dans le second degré, appelé *renversement incomplet*, une portion de l'utérus est déjà engagée dans le col, et pénètre dans le vagin. Enfin, dans le troisième, qui constitue le *renversement complet*, la matrice, entièrement retournée sur elle-même, sort par la vulve, sous la forme d'une tumeur arrondie et volumineuse, de la surface de laquelle on voit ruisseler le sang.

Le renversement de l'utérus peut exister seul, ou bien être accompagné de complications plus ou moins graves, telles que la chute du vagin, la rupture de la matrice, etc.

Il est rare que l'inversion s'opère d'abord d'une manière complète. Assez ordinairement elle commence à être partielle, et il s'écoule plus ou moins de temps avant que l'organe utérin s'échappe par la vulve.

C'est en recherchant la cause de l'hémorragie qui suit toujours cet accident, qu'on parvient à distinguer les signes caractéristiques des trois degrés que nous avons admis. Ainsi, dans le premier, le globe utérin offre dans un point de sa surface une dépression ou enfoncement qui correspond à une bosselure que l'on sent dans la cavité de la matrice lorsqu'on y porte le doigt ou la main.

On distingue le second degré, lorsque l'utérus contracté n'a point la forme arrondie qui lui est propre, et qu'enfoncé dans l'hypogastre il présente à travers les parois amincies du ventre un segment de sphère à bords tranchans. On trouve alors dans le vagin une tumeur demi-sphérique, inégale à sa surface, et cernée à sa partie supérieure par un bourrelet circulaire, formé par le col de la matrice.

Enfin, dans le renversement complet on ne trouve le globe utérin ni dans l'hypogastre, ni dans le bassin, et l'on voit entre les cuisses une tumeur arrondie, sanguinolente, inégale dans quelques points de sa surface, sortant de la vulve, et adhérente par un pédicule assez large avec le vagin, qui lui forme une espèce de voûte. Quelquefois le placenta est encore attaché à cette tumeur, ce qui ne laisse aucun doute sur sa nature.

L'hémorragie accompagne constamment l'inversion de l'utérus, à quelque degré qu'elle soit parvenue. Les principaux accoucheurs, tels que Portal, Amand, Peu, Mauriceau, Dionis, Lamotte, Puzos, Ménard, assurent que cette hémorragie entraîne toujours la mort si l'on n'y remédie promptement. Leur opinion est confirmée par un grand nombre de faits, et l'on est tenté de l'adopter lorsqu'on réfléchit au développement que présentent à cette époque les vaisseaux utérins, dont les orifices restent béans au lieu qui correspond à l'insertion du placenta. Deux de nos observations constatent la vérité de ce pronostic. Cependant quelques accoucheurs modernes, parmi

14.

lesquels nous citerons Denman et Baudelocque, prétendent que l'effusion de sang ne peut être inquiétante qu'autant que la matrice est rendue molle et flasque par la perte de son ressort. Le célèbre accoucheur français ajoute même que toutes les femmes qui lui ont présenté le renversement de l'utérus, n'ont perdu au plus que deux palettes de sang; ce qui, à mon avis, ne peut être expliqué que par l'étranglement opéré sur les vaisseaux utérins, lorsque l'orifice se contracte fortement sur la matrice dédoublée.

Dès que le fond de l'utérus commence à franchir l'orifice, la femme éprouve, en même temps que l'hémorragie, un besoin de pousser, un ténesme douloureux qui fait contracter les muscles abdominaux, et renverse par degrés la matrice: à mesure que cet organe s'approche de la vulve, un poids très-incommode se fait sentir dans le bassin, et la malade se plaint de douleurs très-vives dans les reins et les aines, effets du tiraillement et de la distension des ligamens de l'utérus.

Si le renversement est complet, à l'effusion considérable de sang succèdent bientôt les défaillances, les syncopes, les convulsions et les sueurs froides, symptômes précurseurs de la mort. Dans quelques cas rares on a vu l'orifice utérin, fortement contracté sur le corps de la matrice, l'étrangler au point de le faire tomber en gangrène, et la femme survivre à ce grave accident. On conçoit que dans cette circonstance l'hémorragie doit être arrêtée par la cause même qui produit la mortification.

Dans les cas que nous avons rapportés, le diagnostic n'a jamais offert de difficultés; l'ignorance seule a pu méconnaître le renversement de la matrice chez les femmes qui font le sujet de nos deux premières observations. Chez toutes les autres, l'époque récente de l'accouchement, l'abondance de l'hémorragie, la présence d'une tumeur dans le vagin, tumeur recouverte dans deux cas par le placenta, l'absence du globe utérin dans l'hypogastre ont signalé la nature de l'accident, et indiqué les moyens d'y remédier. Mais le diagnostic n'est peut-être pas aussi facile lorsque le renversement est chronique. Des hommes d'un talent distingué se sont trompés dans cette circonstance, et ont appliqué une ligature sur une matrice renversée, croyant avoir opéré sur un polype (1). Cependant le toucher pratiqué avec soin, les signes commémoratifs fournis par les accidens que les femmes ont éprouvés dans leur dernier accouchement ou pendant les suites de couches, peuvent, ainsi

---

(1) Voyez une observation rapportée par M. A. Petit dans le premier volume des Actes de la Société de santé de Lyon, p. 103, dans laquelle on voit qu'un renversement chronique de l'utérus fut pris pour un polype par plusieurs praticiens instruits : on plaça une ligature qui détermina des douleurs abdominales à la suite desquelles la malade succomba, quoiqu'on eût enlevé la ligature. L'erreur ne fut reconnue qu'à l'ouverture du cadavre. Sabatier a extrait des Mémoires de l'Académie royale des Sciences l'observation d'une femme replète qui, à l'âge de soixante-dix ans, rendit par le vagin un polype du poids de quatre livres. Après l'expulsion de ce polype, une tumeur se présenta à la vulve ; les chirurgiens qui furent appelés prirent cette tumeur pour un nouveau polype, et y placèrent une ligature. Trente-sept jours après, la malade ayant succombé, l'ouverture de son cadavre prouva que c'était la matrice qu'on avait liée.

qu'on le verra dans les faits suivans, nous éclairer sur la véritable nature de la maladie.

PREMIÈRE OBSERVATION.

Madame Berger, de St-Etienne, vint me consulter, dans les premiers jours du mois de mai 1811, pour une perte utérine qu'elle éprouvait depuis un premier accouchement, datant de neuf mois environ. Cette perte, presqu'habituellement rouge, l'avait jetée dans un état de maigreur extrême ; sa peau était décolorée ; une fièvre lente paraissait la consumer.

Elle m'apprit qu'après son accouchement elle avait éprouvé des coliques, avec un besoin de pousser, comme lorsqu'elle avait fait son enfant ; qu'ayant satisfait à ce besoin, elle avait senti un corps s'échapper du vagin. Aussitôt une hémorragie abondante s'était manifestée et avait été suivie de défaillance et de syncope. M. Girard, son accoucheur, ayant reconnu le renversement de la matrice, avait détaché le placenta et opéré la réduction. Peu à peu cette dame avait repris ses sens ; mais elle était restée depuis ce moment dans une grande faiblesse, le moindre mouvement la faisant évanouir. L'hémorragie avait cessé, mais elle perdait encore une eau sanguinolente (1).

Je procédai à l'examen de la matrice, et je trouvai un peu au-dessus de la vulve une tumeur piriforme, de deux pouces environ de longueur, d'un pouce de diamètre à sa base, et de demi-pouce environ à son

(1) M. Girard, auquel j'écrivis, me confirma tous ces détails.

pédicule; elle était cernée dans ce point par un bourrelet que formait le col utérin, qu'on circonscrivait avec le doigt et qui se confondait un peu plus haut avec le pédicule de la tumeur, offrant dans cet endroit une espèce de voûte que le doigt ne pouvait dépasser. La surface de cette tumeur était lisse et polie, sans dépressions ni éminences. Le toucher fit couler du sang, et excita des douleurs qui s'étendirent dans le ventre et dans la région rénale. L'ensemble de ces signes ne me permit pas de méconnaître le renversement chronique de la matrice, qui datait de l'accouchement de cette dame, soit qu'alors la réduction n'eût pas été faite exactement, soit qu'il se fût reproduit à la suite de quelques efforts. Je fis d'inutiles tentatives pour restituer l'organe à son état normal, en refoulant du côté de l'orifice utérin la portion voisine du corps de l'organe qui l'avait franchi. J'éprouvai une telle résistance, et les douleurs que la malade ressentit furent si vives et s'accompagnèrent d'une si forte défaillance, que je me vis forcé de renoncer à cette manœuvre, que je n'eus pas le courage de renouveler. Je me bornai à prescrire à cette dame un régime analeptique pour réparer ses forces épuisées par la perte séro-sanguine qu'elle éprouvait habituellement, et par la ménorrhagie qui survenait à chaque époque menstruelle. Après quelques jours de repos, elle retourna dans ses foyers, et j'ignore si elle a survécu long-temps à l'état fâcheux dans lequel elle était lorsqu'elle me consulta.

DEUXIÈME OBSERVATION,

Communiquée par le docteur Bouchet, de Lyon.

« Je fus appelé en Charollais, dans le courant de 1833, pour conférer avec les docteurs Pezerat, de Charolles, et Puzenat, de Digoin, sur l'état de madame de S..., âgée de 20 ans, consistant dans un renversement complet de la matrice, survenu après un premier accouchement. L'accouchement auquel ce renversement avait succédé ayant été fort naturel, et les accidens consécutifs s'étant bornés, pendant les quinze premiers jours, à des ménorrhagies qui cessaient par intervalles, la nature du mal ne fut point d'abord soupçonnée. Il est même à présumer que le renversement, imparfait dans le début, ne se compléta que peu à peu, puisque jusqu'alors la malade avait pu se lever et se promener dans sa chambre, et que ce n'est qu'à cette époque que la perte utérine se compliqua d'anxiétés précordiales, de syncopes et de crises nerveuses hystériques. La persévérance de ces accidens, que rien ne pouvait calmer, décida l'accoucheur, au bout de six semaines, à s'assurer par le toucher de l'état de la matrice, ce qui lui permit de reconnaître une inversion complète de cet organe. Il s'adjoignit alors le docteur Pezerat, qui essaya d'en opérer la réduction. Après des efforts soutenus pendant plus de demi-heure, une dépression assez forte au centre de la tumeur lui donnait l'espoir de la réussite, lorsque la malade, en proie à une angoisse indéfinissable et telle, suivant ses expressions, qu'il lui semblait que sa vie allait s'éteindre, fit cesser les tentatives de réduction. Le docteur Pezerat obtempéra à sa demande, craignant, me dit-il, s'il eût continué d'agir avec effort sur la tumeur formée par le dédoublement de la matrice, de déchirer le vagin au point d'insertion de ce conduit au col de cet organe.

A mon arrivée, je trouvai la malade dans un tel état de faiblesse, d'angoisse, de syncope et de désespoir, que, quoique plusieurs jours se fussent déjà écoulés depuis les manœuvres tentées par mon honorable confrère, je ne jugeai pas convenable de les renouveler.

Quelques légers cordiaux, combinés avec des médicamens antispasmodiques et hypnotiques, l'usage de la glace pilée, un régime analeptique, dont le lait d'ânesse faisait partie, lui rendirent dans l'espace de quinze jours assez de force et de résolution pour supporter un trajet de vingt lieues en voiture, et venir à Lyon se confier à mes soins.

Les pertes n'étaient plus incessantes, et ne reparaissaient plus du moins avec abondance que de vingt en vingt jours, aux époques correspondantes aux phénomènes réguliers de la menstruation.

L'addition de la viande et d'un peu de vin de Bordeaux aux substances alimentaires de son régime restaura en peu de temps ses forces et son courage, ce qui lui permit de se soumettre sans répugnance aux tentatives que je lui proposai. Le rétrécissement de l'orifice vaginal aurait rendu l'emploi de la main, sinon impossible, du moins extrêmement douloureux. D'ailleurs la réduction ne pouvait s'opérer que par une pression constante et graduelle sur la tumeur, qui avait alors la forme et le volume d'un œuf de poule ; elle était lisse dans sa surface , et peu sensible lorsqu'on la comprimait. Je parcourais avec l'extrémité du doigt l'espèce de gouttière en forme de cul-de-sac, de quatre à six lignes de profondeur, qui entourait le pédicule de la tumeur. Ce pédicule, qui n'était autre que le col de la matrice renversée , était souple , nullement dur , et conséquemment non étranglé par l'orifice qui lui avait livré passage. Je calculai qu'il avait à peu près le volume de mon doigt indicateur. Toutes ces circonstances me parurent favorables , et, quoique le renversement existât depuis deux mois et demi , je me dis à moi-même que le seul obstacle à la réduction serait dans les adhérences intérieures, et que ce soupçon , dont l'évènement a prouvé la justesse , ne devait pas m'empêcher de tenter le seul moyen qui pouvait rendre la santé à cette intéressante malade.

Je fis fabriquer un petit forceps en argent , dont les cuillers creuses, moulées sur le volume de la tumeur, en embrassaient tout le contour. Ces cuillers, tronquées et évasées à leur extrémité supérieure , étaient garnies à l'intérieur d'une lame d'éponge préparée , recouverte par une peau de baudruche huilée , pour garantir la matrice de l'action irritante de l'éponge, au moment où elle se gonflerait par l'humidité du conduit où elle devait séjourner. Une ouverture, ménagée au point de jonction des deux branches de cette espèce de pince , me permettait de reconnaître si la tumeur était bien saisie lorsque je les avais assemblées. L'effet de ce mécanisme devait être de comprimer doucement la tumeur d'une manière égale dans toute sa circonférence , et de lui imprimer un mouvement ascensionnel, pour forcer le corps et le fond de l'utérus à s'engager par gradation dans la cavité du col, pour peu qu'elle fût encore susceptible d'une dilatation rétrograde. J'exécutais la manœuvre du placement des cuillers avec la plus grande facilité, et je serrais ensuite les branches avec un pas de vis que j'y avais fait adapter, afin de graduer la compression et de la maintenir continue. Un suspensoir, fixé en avant et en arrière à une ceinture de cuir, soutenait et maintenait en place l'appareil. La malade souffrit cette opération sans se plaindre, et la pression graduelle n'excita ni douleurs vives, ni hémorragie, ni angoisses, ni menaces de syncopes, comme dans les tentatives pratiquées primitivement avec la main. Le premier jour, l'appareil resta en place pendant deux heures : le quatrième jour, il fut supporté pendant treize heures sans interruption. Successivement la tumeur fut réduite au volume d'un petit œuf de pigeon, ce qui me força à faire exécuter un instrument plus petit. Peut-être aurais-je dû, à cette époque, essayer avec la main une brusque répulsion; je ne l'osai pas. Les pertes sanguines revinrent, elles affaiblirent la malade, et nécessitèrent l'emploi des astringens tant internes qu'externes, et même le tamponnement. Quelques accès de fièvre succédèrent, et prirent assez de gravité pour me forcer à recourir à l'emploi du quinquina, et ensuite aux analeptiques, pour relever les forces. Pendant la durée de ces accidens, la tumeur reprit son volume ordinaire.

Les chaleurs de l'été commençaient à se faire sentir; la malade réclama une suspension de traitement, pendant laquelle je fis un voyage en Angleterre, qui dura deux mois. A mon retour, je trouvai madame de S. en proie à une fièvre hectique d'irritation.

Pendant mon absence le docteur Viricel, qui m'avait remplacé auprès de cette malade, était parvenu par le tamponnement à arrêter les pertes utérines, et ayant trouvé un moment favorable, avait de nouveau tenté la réduction de l'organe avec la main. Comme le docteur Pezerat et comme moi, il avait réduit le volume de la tumeur à la grosseur d'un œuf de pigeon, et se croyait sur le point d'opérer la réduction entière, lorsque les mêmes accidens qui nous avaient arrêtés le forcèrent aussi de renoncer à son entreprise, en raison sans doute des adhérences intérieures.

Depuis, madame de S., ayant perdu l'unique enfant dont la naissance lui avait coûté tant de maux, en éprouva un tel désespoir, qu'elle renonça au traitement et retourna dans ses foyers. Long-temps son existence a été menacée par le retour fréquent des pertes utérines, et par l'ébranlement nerveux causé par la perte de son enfant. Aujourd'hui son état est devenu plus supportable. Les pertes moins abondantes ne reviennent guère qu'aux époques menstruelles ; elle a repris des forces, un peu d'embonpoint et même de fraîcheur ; elle sort quelquefois à pied, pour aller à l'église et faire des visites ; elle supporte la promenade en voiture : aussi a-t-elle constamment refusé, et je ne saurais l'en blâmer, la proposition que j'ai faite à sa famille, de mettre fin à ce fâcheux état par l'excision ou la ligature de la tumeur, opération heureusement pratiquée par feu mon père, dans un cas absolument semblable à celui de madame de S. »

TROISIÈME OBSERVATION,

Communiquée par le docteur Martin aîné.

« La femme du sieur Jarrin, menuisier à St-Rambert, département de l'Ain, accouchée depuis deux ans, éprouvait des pertes utérines presque continuelles qui l'avaient jetée dans un état de faiblesse extrême. Elle fut amenée à Lyon, et le toucher fit reconnaître un renversement complet de la matrice. Je la fis entrer à l'Hôtel-Dieu, et convins avec le docteur Cartier, alors chirurgien en chef en exercice, d'essayer la réduction, en relevant progressivement le fond de la poche utérine renversée, pour lui imprimer une marche rétrograde de bas en haut. L'appareil consistait dans une tige en bois, armée d'un bouton en gomme élastique, et fixée au centre d'un pessaire à branches; une vis de pression, placée dans l'intérieur de la tige, imprimait graduellement un mouvement ascensionnel au bouton. Cet appareil était maintenu en place par le moyen d'un suspensoir fixé à une ceinture qui entourait le bassin. La malade soutint pendant une douzaine de jours, sans douleurs bien vives, l'action de ce mécanisme; mais le retour de l'époque menstruelle amena une série d'accidens graves, et on fut forcé d'enlever l'appareil. A la cessation de ces accidens, dont l'hémorragie fut le plus important, le toucher fit reconnaître dans le bas de la tumeur une dépression en forme de cul-de-lampe, et une extension assez considérable de ses parois; ce qui engagea à essayer la réduction, à l'aide des doigts qui agiraient plus fortement et plus promptement pour refouler le fond de la dépression du côté de la cavité du col utérin : mais cette tentative fut si douloureuse, que la malade pria en grâce qu'on la cessât, et qu'on fut contraint d'y renoncer. Depuis cet essai, on ne put jamais décider la femme Jarrin à se soumettre à l'application de l'appareil mécanique, qu'elle avait cependant supporté sans de trop vives douleurs; elle demanda à sortir de l'Hôtel-Dieu, et mourut deux mois après dans un état de consomption. »

QUATRIÈME OBSERVATION,

Communiquée par le docteur Bouchet.

« Madame R..., de Châlons-sur-Saône, vint consulter mon père dans l'année 1791, et lui donna les renseignemens suivans sur la maladie pour laquelle elle réclamait ses avis.

Sujette à des pertes utérines depuis son premier accouchement qui avait été long et laborieux, et qui datait de deux ans, plusieurs chirurgiens qu'elle avait consultés reconnurent dans le vagin une tumeur du volume d'un petit œuf de poule, compacte et unie à sa base suspendue à un col épais, allongé et souple, qui partait d'une espèce de voûte qui terminait le vagin. Il exsudait habituellement du sang de la surface de cette tumeur, mélangé par fois avec une humeur muqueuse; mais à chaque époque menstruelle une hémorragie abondante se manifestait, ce qui mit plus d'une fois la vie de cette dame en danger.

Cette tumeur fut d'abord considérée comme un polype; mais comme elle était très-douloureuse au toucher, et que son apparition dans le vagin, et les accidens qui l'avaient accompagnée, étaient survenus après l'accouchement; que, depuis cette époque, Madame avait ressenti un poids incommode à l'entrée de la vulve, et en même temps des douleurs abdominales et des espèces de défaillances, son accoucheur douta de sa nature polypeuse, et demanda en consultation le célèbre Leroux de Dijon, qui reconnut le renversement chronique de la matrice, pour lequel il ne conseilla que des moyens palliatifs.

L'état fâcheux de cette dame s'aggravant de plus en plus, on se décida à l'amener à Lyon. Elle fut confiée aux soins du célèbre chirurgien Collomb et de mon père. Ces deux habiles praticiens, après plusieurs conférences, regardant comme impossible la restitution de l'utérus à son état normal, et calculant que la vie de cette dame était dans le plus grand danger si l'art ne venait promptement à son secours, décidèrent que l'extirpation de l'utérus était le seul moyen de la sauver. Craignant avec raison l'hémorragie que l'excision pouvait produire, ils arrêtèrent qu'on emploierait de préférence la ligature. Mon père la pratiqua, et ce fut à cette occasion qu'il inventa cet ingénieux serre-nœud connu sous le nom de *chapelet barrilet*, dont les avantages, pour la ligature des polypes, rendent cet instrument bien supérieur à tous ceux qu'on avait proposés jusqu'alors. C'est ce commode serre-nœud que Sauters a décrit dans un de ses ouvrages, en indiquant le nom de son auteur.

Cette opération hardie fut suivie du plus heureux succès; les douleurs qu'elle causa à la malade furent bien supportables, et les accidens nerveux qu'on pouvait redouter, à peine sensibles. La matrice se détacha le dix-neuvième jour, sans qu'il se manifestât d'hémorragie.

Le rétablissement de la malade fut assez prompt;

car, deux mois après, elle avait repris des forces et de l'embonpoint. Les pertes rouges et blanches disparurent entièrement, et, quoiqu'elle n'ait plus revu ses règles, sa santé n'a point été altérée ; elle vivait encore bien portante en 1833, quarante-deux ans après l'extirpation de sa matrice. »

Le renversement complet et spontané de la matrice est, à mon avis, l'accident le plus grave et le plus alarmant qui puisse suivre l'accouchement. Il faut tout le sang-froid et l'expérience d'une pratique éclairée, pour remplir les indications qui peuvent soustraire à la mort la malheureuse femme qui l'éprouve. Je suis cependant convaincu que, lorsque les secours de l'art arrivent assez tôt, on peut toujours sauver l'accouchée, ce qui est prouvé par plusieurs observations de ce Mémoire.

C'est en rendant à la matrice sa situation naturelle, qu'on remédie aux accidens qui accompagnent l'inversion de cet organe. Des frictions exercées sur le globe utérin, à travers les parois du ventre, en régularisant les contractions de la matrice, m'ont paru suffire dans beaucoup de cas pour combattre le premier degré du renversement, beaucoup plus fréquent qu'on ne pense. Je me suis assuré en effet que beaucoup de pertes utérines qui surviennent après l'accouchement, et qui ne sont produites ni par l'inertie complète de la matrice, ni par la présence des corps étrangers dans sa cavité, ne reconnaissent pas d'autre cause que ce commencement d'inversion. Si les frictions ne décident pas les contractions régulières de l'utérus, il est nécessaire de porter les doigts ou la main dans sa cavité pour soulever le point déprimé, et solliciter en même temps l'action contractile de tout l'organe.

Dans le second degré, c'est-à-dire, lorsque le fond de la matrice a déjà dépassé le col et s'est engagé dans le vagin; et dans le troisième, lorsqu'il a franchi la vulve, l'indication consiste à relever par degrés l'organe dédoublé, et à le repousser doucement avec les doigts qui le compriment du côté de son orifice, de manière à rétablir la cavité utérine. On sollicite ensuite la contractilité de la matrice, soit en titillant avec la main sa surface interne, soit en portant dans son intérieur des injections astringentes. Ces manœuvres ne sont cependant pas toujours suivies de succès : plusieurs observations attestent l'impossibilité où se sont trouvés certains accoucheurs, de rendre à la matrice sa situation normale. Dans ces cas, les femmes ont succombé à la suite des accidens indiqués plus haut, ou bien elles sont devenues sujettes à des pertes habituelles, qui les ont épuisées et ont fini par les faire périr, comme le prouvent des observations de Peu et de Mauriceau, et une de celles rapportées dans ce Mémoire. Quelquefois la gangrène s'étant manifestée, on a pu conserver les jours de la malade en extirpant la partie dé la matrice située en deçà du col.

Lorsque la réduction a été impossible, il est toujours prudent de repousser l'utérus dans le vagin et de l'y maintenir au moyen d'un pessaire, pour renouveler de temps en temps les tentatives.

Enfin, il est un cas, dit Sabatier, où il serait

imprudent de chercher à réduire trop promptement l'organe introversé ; c'est lorsque la matrice et le vagin sont très-enflammés, et que les manœuvres excitent beaucoup de douleur. Les antiphlogistiques et les émolliens sont alors les moyens auxquels on doit avoir recours avant d'opérer la réduction, si toutefois l'hémorragie permet qu'on remédie à ces accidens.

Mais lorsque l'introversion de la matrice, après l'expulsion de l'arrière-faix, n'est pas reconnue, et qu'on n'en opère pas la réduction immédiate, il arrive souvent que la femme succombe aux accidens d'une ménorrhagie continue : outre les observations consignées dans ce Mémoire, celles qu'on lit dans les ouvrages de plusieurs autres accoucheurs en fournissent la preuve. Dans les cas assez rares où la femme ne périt pas d'hémorragie, la matrice introversée se rapetisse en se durcissant, et devient extrêmement douloureuse ; la malade tombe dans le marasme ; ses forces s'épuisent progressivement à la suite des pertes utérines, qu'aucun moyen ne peut arrêter ; des spasmes hystériques troublent l'économie générale dans ses fonctions, la peau s'étiole, et la fièvre lente hectique termine plus ou moins promptement sa déplorable existence.

La réduction est-elle possible dans les cas de renversement complet passé à l'état chronique ? Je n'oserais répondre à cette question d'une manière positive ; tout ce que je puis dire, c'est qu'elle me paraît, sinon impossible, du moins extrêmement difficile, et que je ne la conçois pas exécutable par le procédé de la compression sur la totalité de la tumeur. A mon sens, le moyen le plus rationnel consisterait dans un procédé mécanique, qui agirait au centre du fond de l'organe renversé, et, le déprimant par degrés en le soulevant, permettrait aux parois latérales de se développer, et au fond de l'organe de s'engager progressivement à l'orifice du col, en suivant une marche rétrograde de celle qui a produit l'introversion.

Mon frère avait eu l'idée du procédé que je propose, et on a lu, dans l'observation de la femme Jarrin, qu'il a bien voulu me communiquer la description d'un appareil fondé sur les principes que j'émets. Le découragement de la malade n'ayant pas permis de continuer l'emploi de ce moyen, qui présentait au bout de douze jours un commencement de succès, ce n'est pas une raison pour ne pas le conseiller dans des cas analogues, où, avec de la persévérance, il pourrait peut-être réussir.

En dernier résultat, dans l'état actuel des connaissances et des procédés de l'art de guérir, je ne peux entrevoir qu'un seul moyen rationnel de sauver les jours d'une femme, menacés par les accidens qui suivent presque toujours l'introversion complète de l'utérus, passée à l'état chronique. Ce moyen consiste dans l'ablation de l'organe introversé; opération dont les chances de succès ne sont pas, à la vérité, aussi nombreuses qu'on pourrait le désirer, mais qui ne laisse pas d'en présenter assez, si l'on réfléchit que l'organe qu'il s'agit de supprimer ne jouit que d'une vie qui lui est propre, et dont la durée, limitée à un espace de temps circonscrit, ne se lie pas d'une manière absolue et nécessaire aux élémens de la vie individuelle, cet organe appartenant en effet plus à l'espèce qu'à l'individu.

L'observation du docteur Bouchet père, insérée dans ce Mémoire, n'est pas la seule que présentent les fastes de l'art; les ablations partielles du col de l'utérus, pratiquées avec succès par la chirurgie moderne dans les cas d'affections organiques, viennent suffisamment à l'appui de l'opinion que j'émets à cet égard, en avouant toutefois que les chances de succès me paraissent rationnellement et anatomiquement plus nombreuses par le procédé de la ligature faite avec une prudente circonspection, que par celui de l'excision qui, indépendamment d'une hémorragie qu'il serait difficile de maîtriser, établirait une communication directe entre le conduit vaginal et la cavité péritonéale.

MÉMOIRE

SUR

L'IMPERFORATION DU COL DE L'UTÉRUS.

AVANT-PROPOS.

En 1794, mon frère lut à la Société de Médecine de Paris une observation d'imperforation de l'utérus, reconnue au moment du travail de l'accouchement. Le célèbre Baudelocque, qui présidait cette compagnie, contesta la possibilité de ce fait extraordinaire, et se chargea de faire sur ce point de pratique un rapport contradictoire. Ce travail, qui ne fut imprimé dans le Journal de la Société de Médecine qu'en 1815, tend à démontrer que l'imperforation du col de la matrice au moment de l'accouchement n'est qu'une erreur des accoucheurs, produite par le déplacement de ce col, en raison de l'obliquité du corps de cet organe; ce qui dérobe son orifice aux recherches les plus minutieuses, et peut en imposer aux chirurgiens les plus instruits. Il est remarquable que, pour soutenir cette assertion, Baudelocque cite trois ou quatre faits analogues à celui rapporté par mon frère, et soutient que les accoucheurs qui les ont fournis, en commettant la même erreur que lui, et en pratiquant une opération semblable à la sienne, ont incisé non sur le lieu où existait le col de la matrice, mais sur d'autres points de cet organe.

Si, comme on va le lire dans ce Mémoire, je prouve que l'imperforation du col de l'utérus au moment de l'accouchement est une vérité démontrée par des faits irrécusables, si j'indique des signes physiques et même physiologiques qui la font reconnaître et précisent le lieu même où existe le col imperforé, si enfin je prouve par des observations que les efforts de la nature ont rouvert le col oblitéré au point même où ces signes l'avaient fait distinguer, j'aurai, je crois, éclairé un point important de pratique, en démontrant que l'imperforation de l'utérus à la fin de la grossesse n'est ni une chimère, ni une erreur, comme l'a avancé l'illustre professeur de Paris.

Des deux espèces générales d'imperforation.

L'orifice du col de l'utérus peut être imperforé *naturellement* par vice de conformation, ou *accidentellement* par suite d'un état inflammatoire, d'une érosion, d'un ulcère, d'une plaie que peuvent produire les irritations mécaniques, ou l'action des différens virus sur les parois de cet orifice.

L'imperforation *congéniale*, ou par vice de conformation, a été signalée dans les écrits du père de la Médecine, qui la place au nombre des causes de stérilité, *parce que*, dit-il, *elle met obstacle à la pénétration de la semence dans la matrice.*

Rufus d'Ephèse, et avant lui la célèbre Aspasie,

avaient conseillé l'incision de la membrane qui ferme quelquefois l'orifice utérin.

Galien appelle atrétées, ou imperforées, les femmes qui présentent ce vice de conformation ; mais cette dénomination peut convenir également à celles dont l'entrée de la vulve se trouve fermée par une disposition contre nature de cette fameuse membrane *hymen*, sur l'existence de laquelle on a si longuement et si ridiculement discuté.

Moschion, Aëtius et Paul d'Egine paraissent avoir eu connaissance de cet état de l'orifice utérin ; mais aucun auteur, parmi les anciens, n'en a parlé plus clairement qu'Avicenne : *Quibus os uteri clausum, aut non concipiunt, aut in partu moriuntur.* Cette sentence paraît prouver que l'imperforation au terme de l'accouchement avait déjà été observée de son temps : aussi cherche-t-il à expliquer la possibilité de la conception en pareil cas, en attribuant l'occlusion de la matrice à une membrane poreuse qui laisse passer la partie la plus subtile de la semence, hypothèse plus ingénieuse que solide, qui n'en a pas moins été adoptée par notre grand Buffon.

Aëtius Amidenus, médecin du cinquième siècle, rapporte avoir ouvert avec l'instrument une matrice imperforée ; il fit une incision sur le col de l'utérus : c'est le premier exemple connu d'une semblable opération.

Les observateurs modernes ont recueilli un grand nombre d'exemples d'imperforations par vice de conformation. Littre, en ouvrant le cadavre d'une femme de cinquante-cinq ans, stérile après dix-neuf ans de mariage, trouva l'orifice de l'utérus fermé par un prolongement de la membrane du vagin. Une très-petite ouverture, dont il évalua le diamètre à un quart de ligne, laissait transsuder le sang menstruel à chaque époque. Cette femme avait le ventre distendu et douloureux, elle crachait et mouchait du sang pendant la durée de la période cataméniale (1).

Morgagni et Bonnet ont vu l'imperforation complète, l'un sur une femme de cinquante ans, et l'autre sur une fille de vingt-deux ans.

Portal, en disséquant le cadavre d'une femme stérile qui n'avait jamais été réglée, trouva l'orifice de la matrice oblitéré dans toute son étendue.

Fabrice d'Aquapendente reconnut l'imperforation de la matrice sur une femme vivante.

Bénévoly, voulant sonder une jeune fille affectée d'une rétention d'urine, introduisit par erreur la sonde dans le vagin jusqu'au col de l'utérus. Ayant fait effort pour la faire pénétrer, il rompit une membrane, à travers l'ouverture de laquelle s'écoula une grande quantité de sang fétide. Averti de son erreur par cette évacuation, il porta le doigt à la place de la sonde, et s'en servit pour dilater l'ouverture.

(2) M. Rathier, chirurgien-major de l'hôpital de Langres, a donné une observation détaillée sur une accumulation de sang menstruel dans la cavité de l'utérus, par suite d'imperforation de l'orifice de cet organe. Il pratiqua une ouverture avec le lithotome de Thomas, et donna issue à une grande quantité de

(1) Hist. de l'Acad. des Sciences, an 1704, p. 26.

(2) Mém. de la Société roy. de Médec., vol. 2, p. 249.

sang fétide, couleur de lie de vin. Le calme qui suivit cette opération ne fut pas de longue durée; une métrite survint et emporta la malade. A l'ouverture du cadavre, on reconnut que la matrice, très-distendue avant l'opération, était revenue sur elle-même et renfermait un caillot de sang noir.

M. Dussaussois, chirurgien en chef de l'Hôtel-Dieu de Lyon, fut plus heureux dans un cas pareil. Son observation, insérée dans le Journal de médecine de Paris, rédigé par M. Roux, v. 65, p. 606, contient des détails pleins d'intérêt sur les signes à l'aide desquels il reconnut la nature de la maladie. Il pratiqua l'opération avec un trois-quarts enfoncé dans l'orifice imperforé, et agrandit l'ouverture avec un bistouri glissé sur la rainure de la canule du trois-quarts. Des injections émollientes et détersives, portées dans la cavité de la matrice, débarrassèrent complètement cet organe. La malade, âgée de seize ans, fut attaquée d'une fièvre rémittente, et sortit cependant de l'hôpital parfaitement guérie, trente-cinq jours après l'opération.

Le sang menstruel ne s'épanche pas toujours dans la cavité de la matrice, lorsque l'orifice de cet organe est imperforé. La nature, impuissante pour surmonter l'obstacle que lui oppose ce vice de conformation, lui ménage d'autres voies d'évacuation, et entretient ainsi l'équilibre de l'économie animale. Elle supplée au défaut des règles par des épistaxis, des hémophtysies, des hémorroïdes, des hématuries et des transsudations sanguines périodiques à travers différens points de la surface cutanée; mais on ne peut nier que ces aberrations, dont on trouve une multitude d'exemples dans les observateurs, n'amènent à la longue des accidens plus ou moins funestes.

Le manque des règles, déterminé soit par l'imperforation de l'orifice, soit par l'occlusion de la totalité de la cavité de l'utérus, soit encore par l'absence absolue du même organe, ne donne pas toujours lieu à des évacuations sanguines par aberration ; mais il est rare que les femmes atteintes de ces vices de conformation n'éprouvent pas aux époques menstruelles une série d'accidens, effets nécessaires d'une turgescence sanguine plus ou moins prononcée.

Lorsque j'étais médecin militaire, je fus consulté par une femme âgée de vingt-cinq ans, habitante du bourg St-Maurice-en-Tarentaise. Elle se plaignait de pesanteur dans les extrémités inférieures et de vives douleurs de tête, qui s'accroissaient lorsqu'elle faisait de l'exercice : elle m'apprit qu'elle n'avait jamais été réglée. Elle avait d'ailleurs toutes les apparences d'une bonne santé : mariée depuis quelques années, elle désirait vivement devenir mère. L'exploration des parties sexuelles me fit reconnaître que le vagin, qui avait à peine deux pouces et demi d'étendue, se terminait par un cul-de-sac, sans aucune apparence de col ni d'orifice utérin. Le bassin paraissait avoir les dimensions naturelles ; les mamelles étaient bien développées, l'hypogastre souple ; seulement le pénil était impubère. Une saignée de bras, que je lui conseillai, la soulagea beaucoup, et j'appris par la suite qu'elle avait recours au même moyen lorsqu'elle ressentait des douleurs de tête et des lassitudes dans les membres inférieurs.

Un an après avoir recueilli cette observation, je fus invité par mon ami, le docteur Parat, à visiter avec lui une femme âgée de vingt-huit ans, qui présentait le même vice de conformation. Des hémorragies nasales avaient suppléé pendant quelque temps au défaut d'évacuation menstruelle : depuis qu'elles avaient cessé, cette femme éprouvait aussi de violentes douleurs de tête, et de grandes lassitudes dans les membres inférieurs, qui cédaient à l'emploi de la saignée. Les mamelles, au lieu d'être développées, étaient aplaties, et semblables à celles d'un individu du sexe masculin.

Je soupçonne que dans ces deux cas il y avait absence totale de l'utérus, parce qu'aucun phénomène de turgescence sanguine ne se montrait dans les régions du bassin. Il y a quelques exemples de cet oubli de la nature, dont les sectateurs du système des causes finales seraient bien embarrassés de rendre raison.

Lorsque le col de la matrice est imperforé congénialement, soit par l'adhésion de ses parois, soit par l'interposition d'une membrane, les accidens qui résultent de cet état commencent à paraître à l'époque de la puberté. Ils varient suivant une infinité de circonstances, qui tiennent pour la plupart à la constitution individuelle : tantôt le sang, porté dans les sinus utérins, y reste en dépôt jusqu'à ce qu'il soit résorbé ; tantôt il s'épanche dans la cavité de la matrice, en distend les parois, et simule quelques-uns des phénomènes de la grossesse. S'il est résorbé, la pléthore sanguine, qui en est la conséquence, s'annonce par des douleurs gravatives dans les lombes, à la tête et aux extrémités, ou par des suffocations pulmonaires. Cet état se termine par des hémorragies, que l'art peut quelquefois prévenir au moyen des saignées. Dans le second cas, la distension de l'hypogastre, les douleurs des lombes et des aines, les insomnies, la fièvre lente se succèdent tour à tour, et l'on n'a d'autres ressources, pour faire cesser ces accidens, après en avoir reconnu la cause, que l'opération pratiquée par MM. Rathier et Dussaussois dans les deux observations citées.

On pourrait soupçonner que plusieurs des chloroses, qui surviennent à l'époque de la puberté chez des sujets d'ailleurs bien constitués, dépendent d'une occlusion complète ou incomplète de l'orifice utérin par l'interposition d'une membrane plus ou moins ténue, qui se déchire à la longue sous l'effort du fluide sanguin poussé par les contractions de la matrice. La découverte d'une pareille disposition exigerait des recherches propres à alarmer la pudeur des jeunes personnes qui seraient soumises à cet examen ; ce qui empêchera toujours de s'y livrer, quelles que fussent d'ailleurs les lumières qu'on en pourrait tirer pour le traitement. Tous les praticiens ont dû observer que les médicamens emménagogues qu'on prodigue dans les chloroses, n'ont souvent d'autre effet que d'accroître les progrès et l'action de la fièvre lente qui consume les chlorotiques. Cela doit être ainsi, lorsque l'obstacle à la menstruation n'est pas une atonie des solides, mais une cause mécanique.

Je ne pousserai pas plus loin mes remarques sur l'imperforation congéniale du col de l'utérus; l'existence de ce vice de conformation ne peut être révoquée en doute. Quant aux accidens qui peuvent en être la suite, on est effrayé du tableau que Callisen en a tracé. Suivant cet auteur, si le sang, après avoir été résorbé, ne s'échappe pas du corps par quelques parties, telles que les fosses nasales, les poumons, la vessie, les mamelles, les doigts, quelques cicatrices, etc., il s'épanche dans la matrice, s'y putréfie, l'enflamme et la gangrène; ou bien il dilate les trompes, fait éclater leurs parois, et s'épanche dans le ventre. Callisen ne voit d'autre remède à ces désordres que l'incision du col utérin, opération difficile et dangereuse, qui toutefois a été pratiquée avec succès, et dont il indique le procédé. Laurent Heister et Fabrice d'Aquapendente, qui ont parlé de cette maladie, la regardaient comme incurable.

IMPERFORATION ACCIDENTELLE DU COL DE L'UTÉRUS.

L'état de nos connaissances en physiologie ne permet pas d'admettre la possibilité d'une conception lorsque le col de l'utérus est imperforé. Cette hypothèse, quoique soutenue de l'autorité d'Avicenne et de Buffon, ne repose sur aucun fait. La volatilité de l'*aura seminalis*, sa pénétration à travers les pores d'une membrane supposée très-ténue, ne pourront être considérées que comme des moyens ingénieux d'expliquer des effets dont la cause se dérobe à notre attention, jusqu'à ce que des expériences décisives aient résolu ce problème. Mais qu'est-il besoin de recourir à ces explications forcées ? ne voit-on pas tous les jours des ouvertures naturelles se fermer, des parois s'agglutiner par suite d'un état pathologique, par la cicatrisation d'un ulcère ou d'une plaie, et même par l'effet de la moindre inflammation. Si une végétation fongueuse, ou une tumeur de toute autre nature, peut remplir les commissures des ailes du nez, des paupières, le canal auditif, et en faire adhérer les parois ; si l'action lente du virus syphilitique, ou du vice dartreux, rétrécit la vulve et l'urètre; si une simple phlogose, déterminée par une irritation mécanique, rapproche les membranes muqueuses; pourquoi le col de la matrice, tapissé d'une membrane de même nature, ne serait-il pas le siége des mêmes effets, après comme avant la conception ?

L'oblitération accidentelle de l'orifice de l'utérus, complète ou incomplète, n'est point rare ; on en trouve plusieurs exemples dans les recueils d'observations. Je me bornerai à joindre les plus marquans à ceux que j'ai rencontrés dans ma pratique, et j'en abrégerai le plus possible les détails, afin de ne pas trop grossir ce Mémoire. J'insisterai spécialement sur les cas d'occlusions qui, survenues après la conception, ont été reconnues au moment de l'accouchement, et ont exigé les secours de l'art.

Oblitération de l'orifice utérin à la suite d'accouchemens difficiles, ou de maladies survenues à cet orifice. — Cause de stérilité.

Fabrice de Hildan, disséquant le cadavre d'une femme qui, ayant éprouvé une inflammation de matrice après son premier accouchement, était restée stérile, trouva le col de l'utérus entièrement obstrué par une tumeur squirrheuse du volume d'un œuf d'oie.

Bonnet, dans son *Sepulchretum Anatomicum*, parle d'une femme qui, après un accouchement difficile, eut l'orifice de la matrice bouché, et ne revit plus ses règles. Le même auteur trouva sur le cadavre d'une femme qui, après un accouchement laborieux, avait cessé d'être réglée, le col utérin endurci et comme cartilagineux, son orifice étant entièrement oblitéré.

J'ai donné des soins à une dame de Lyon, madame P**, qui perdit ses règles dans la même circonstance : l'orifice de l'utérus était fermé par une cicatrice solide. Cette dame éprouvait à chaque époque menstruelle de violens maux de tête et des pesanteurs dans les membres, qui cédaient à la saignée ou à l'application des sangsues.

Bartholin rapporte avoir trouvé l'orifice utérin exactement bouché par une excroissance charnue, de la grosseur et de la grandeur du petit doigt.

Lieutaud a recueilli une observation de Joubert, qui rencontra le col de la matrice oblitéré par la présence d'un tubercule charnu.

Oblitération de l'orifice de l'utérus, reconnue au terme de l'accouchement.

I.° — OBSERVATION D'AMAND.

Amand, dans son livre intitulé *Nouvelles observations sur la pratique des accouchemens*, cite le fait suivant. Une dame de trente-huit à quarante ans environ, mariée depuis neuf mois, arrivée au terme de sa grossesse, ne put mettre au monde son enfant: L'accoucheur trouva le col de la matrice fermé par une membrane. Cette dame ayant succombé, l'autopsie, faite en présence de Littre, montra que cette prétendue membrane n'était que la substance propre de l'utérus. Littre, en examinant l'organe, découvrit ensuite une ouverture poreuse, du diamètre d'une soie de porc (1).

II.° — OBSERVATION DE SYMSON,

Citée par van Swieten et Sabatier.

Une femme, âgée de quarante ans, eut un premier accouchement très-laborieux; ce ne fut qu'avec de

(1) Cette observation est devenue célèbre par la discussion élevée sur la nature de la membrane qui fermait l'orifice du col de l'utérus. On pourrait admettre que la cohésion des parois du col de la matrice s'est opérée postérieurement à la conception, plutôt que de croire avec Amand que l'imprégnation a eu lieu par l'ouverture capillaire observée par Littre.

grandes difficultés et après quatre jours de travail qu'on la délivra d'un enfant mort. Trois mois après elle redevint enceinte : arrivée au terme de cette seconde grossesse, elle éprouva inutilement pendant deux jours les plus cruelles douleurs. Son accoucheur reconnut alors que l'orifice du col de la matrice était entièrement oblitéré, et dans un état d'endurcissement cartilagineux; il y pratiqua plusieurs incisions, à la faveur desquelles il opéra l'extraction d'un enfant mort. — Van-Swicten n'hésite pas d'attribuer l'oblitération de l'orifice de la matrice à l'inflammation et à la suppuration de ses parois, par suite des manœuvres du premier accouchement. Il pense cependant que l'oblitération n'était pas complète, et qu'il devait exister une petite ouverture au moment de l'imprégnation.

III.° — Observation de Lauverjat,

Extraite de l'ouvrage intitulé : Nouvelle Méthode de pratiquer l'opération césarienne.

La dame Pinard accouchait pour la première fois; le professeur Lauverjat, appelé pour la secourir, reconnut une tumeur lisse qui remplissait la vulve, et la dépassait sous l'influence des douleurs utérines. Il se persuada, après d'exactes recherches, que cette tumeur était formée par le col de la matrice, dont l'orifice était entièrement oblitéré. Son opinion fut partagée par plusieurs de ses confrères, appelés en consultation; il incisa la tumeur, et l'accouchement eut une terminaison heureuse. On chercha vainement le col de la matrice après la délivrance; ce ne fut qu'au bout de deux mois qu'on le reconnut avec son orifice dans l'état naturel.

IV.° — Observation de M. Morlane de Metz,

Journal d'accouchemens, p. 282, I.er vol.

Ce chirurgien fut appelé pour secourir une femme au terme ordinaire de l'accouchement. Il trouva la tête de l'enfant à la vulve, et recouverte par la matrice. Il fit des recherches dans toutes les directions pour trouver l'orifice de la matrice, et ne put le découvrir. La femme était au sixième jour d'une fièvre ataxique; M. Morlane n'osa pas l'opérer : elle mourut; l'ouverture du cadavre fut refusée. L'observateur reconnaît qu'il n'y avait d'autre moyen de salut que l'incision de la matrice. Il négligea le précepte de Celse : *Satius est anceps experiri remedium quàm nullum.*

V.° — Observation de M. Louis Gauthier,

Chirurgien à Paris, insérée dans le Journal de Médecine de Corvisart, Leroux et Boyer, 11 octobre 1803.

La femme Paillot, sujet de cette observation, était aux douleurs de l'enfantement depuis quinze ou dix-huit heures, quand une sage-femme qui n'avait point trouvé l'orifice de la matrice, se décida à faire appeler M. Gauthier. Ce chirurgien reconnut que la tête de l'enfant plongeait dans le petit bassin et s'avançait jusqu'à la vulve, mais qu'elle était entièrement recouverte par la matrice. En vain chercha-t-il l'orifice du col utérin, il ne put en trouver aucune trace. Après avoir attendu quelque temps, il incisa la matrice avec lenteur et précaution sur le lieu où il crut qu'avait existé l'orifice; puis, plaçant le forceps à travers l'ouverture qu'il venait de pratiquer, il fit l'extraction d'un enfant à terme, bien portant. La femme se rétablit promptement. L'examen des parties après la première apparition des règles, donna les résultats suivans : le col de la matrice était très-rapproché de la vulve; le vagin n'avait qu'une profondeur d'un pouce et demi, et sa membrane était adhérente au col utérin.

VI.° - Observation du docteur Martin, mon frère aîné,

Ancien chirurgien en chef de l'hospice de la Charité de Lyon.

La fille *** vint faire ses couches à l'hospice de la Charité, le 24 juillet 1798 : elle était au travail depuis plusieurs heures, lorsque mon frère fut appelé par la sœur accoucheuse. Ne trouvant aucune trace ni du col de l'utérus, ni de son orifice, il soupçonna d'abord une déviation; mais ayant introduit la main toute entière dans le vagin, il s'assura positivement de la continuité de sa membrane avec la portion de l'utérus qui faisait saillie dans cette cavité, et de l'absence de toute ouverture. Un cas aussi insolite lui parut digne de l'attention de ses confrères; il convoqua plusieurs des praticiens les plus habiles de Lyon; quoiqu'encore élève, il m'adjoignit à cette consultation : nous vérifiâmes tous, avec la plus scrupuleuse exactitude, l'état des parties, que nous reconnûmes conforme à l'exposé que mon frère nous en avait fait. Quelques-uns crurent seulement avoir trouvé une légère dépression au centre de la tumeur que présentait la voûte du vagin à chaque douleur expulsive, et à travers laquelle on sentait assez distinctement une articulation qu'on jugea être celle du coude de l'enfant. Mon frère se décida, sur l'avis des consultans, à faire une incision pour rétablir l'ouverture du col de la matrice.

Je m'abstiens de décrire le procédé de cette opération difficile et délicate, parce qu'il diffère peu de celui que j'établirai dans la conclusion de ce Mémoire; mais qu'il me soit permis de remarquer que si mon frère n'a pas eu la priorité pour la section de l'utérus par le vagin, du moins ne peut-on lui contester la régularité et le succès d'une opération qui sauva à la fois la mère et l'enfant. Je dois prévenir que l'incision ne put se faire que dans le sens antéro-postérieur. L'ouverture une fois pratiquée, l'opérateur porta la main dans la matrice, saisit les pieds de l'enfant, et termina l'accouchement avec facilité et sans accidens. Quinze jours après, la femme étant parfaitement rétablie, le toucher fit reconnaître le col de la matrice dans sa position naturelle, et l'orifice dirigé dans le sens transversal du bassin, c'est-à-dire en sens inverse de l'incision, dont on ne retrouva aucune trace.

PREMIÈRE OBSERVATION, TIRÉE DE MA PRATIQUE.

Cas d'oblitération imparfaite de l'orifice utérin avec déviation de son col; restitution de cet orifice par les seules contractions de la matrice.

Le 15 janvier 1804, une fille âgée de vingt-deux ans, d'une petite stature, et affectée d'une gibbosité très-saillante dans la région dorsale du rachis, était depuis seize heures au travail de l'enfantement, dans l'infirmerie des filles en couches de l'hospice de la Charité de Lyon. Les douleurs extrêmement vives se succédaient avec rapidité, lorsque la sœur accoucheuse, étonnée de ne trouver ni le col, ni l'orifice de l'utérus, me fit appeler. Je trouvai le vagin rempli par une tumeur molle et lisse dans l'intervalle des douleurs, et qui se durcissait et était poussée à la vulve sous leur influence: je ne doutai pas que cette tumeur ne fût formée par le col de la matrice, et je soupçonnai une déviation de l'orifice en haut et en arrière du bassin. Je cherchai à m'en assurer, en portant le doigt indicateur aussi haut que possible dans toutes les directions. Je ne découvris qu'une légère dépression, à la hauteur de la symphise sacro-iliaque gauche, mais sans la moindre effusion d'humidité glaireuse ou sanguinolente par le vagin, circonstance qui me fit croire à une oblitération complète du col de l'utérus. La violence des douleurs expulsives me faisant craindre une rupture de l'organe, j'envoyai chercher quelques-uns de mes confrères, pour m'aider de leurs conseils. Il s'était à peine écoulé vingt minutes, lorsque, procédant à un second examen, je reconnus l'orifice dilaté dans le point où j'avais senti la dépression; alors je me bornai à repousser doucement la tumeur, à la soutenir en la relevant du côté du pubis, tandis qu'avec les doigts indicateur et médius je ramenai l'orifice dévié au centre du vagin. L'accouchement, après cette manœuvre, eut une terminaison naturelle et heureuse.

L'analogie de cette observation avec celle de Lauverjat est frappante, et permet de soupçonner: 1.° que ce célèbre accoucheur incisa la partie antérieure de la matrice ; 2.° que l'orifice de ce col, retrouvé parfaitement intact deux mois après l'accouchement, était dévié en arrière à une très-grande hauteur (1).

DEUXIÈME OBSERVATION.

Oblitération incomplète du col de l'utérus, suite d'une déchirure occasionée par l'application du forceps dans un premier accouchement.

Madame Chamonard, âgée de vingt-cinq ans, demeurant à Lyon, quai St-Vincent, était aux douleurs de l'enfantement depuis quatre jours, lorsque son accoucheur me fit prier de venir l'aider de mes conseils. Après avoir reconnu que l'orifice de la matrice était largement dilaté, que la tête de l'enfant, très-volumineuse, était engagée et retenue au détroit supérieur, et que les contractions utérines, singulièrement affaiblies, n'avaient presque plus d'action expulsive, nous convînmes de la nécessité de l'emploi du forceps. L'application de cet instrument fut faite par mon confrère, et ce ne fut qu'avec beaucoup de peine qu'il parvint à extraire un enfant qui ne donna aucun signe de vie. J'aperçus après l'opération, sur une des branches du forceps, un lambeau

---

(1) L'orifice de la matrice est, comme on sait, placé à l'extrémité de la ligne centrale qui représente l'axe du cône renversé que forme cet organe. La dilatation s'opère par l'effet des contractions qui ont lieu simultanément dans la circonférence de la totalité de cette ligne. Plus l'orifice s'en écarte, plus la dilatation doit être difficile.

charnu, qu'après un examen attentif je reconnus être une portion du col de la matrice. Le premier jour aucun accident ne se manifesta ; mais nous eûmes à combattre, dès le second, les symptômes d'une métrite qui céda cependant aux moyens ordinaires : la malade se rétablit.

Le cinquantième jour après la délivrance, les menstrues parurent, mais en très-petite quantité, et seulement pendant une heure. Depuis, madame Chamonard resta languissante ; chaque époque menstruelle était marquée par de vives coliques, qui ne cédaient que lorsque, à force de bains de siége et de fumigations émollientes, on obtenait une légère évacuation sanguine. Elle réclama mes conseils, et une exploration me fit distinguer, à la place où devait se trouver le col de la matrice, une cicatrice solide, au centre de laquelle on sentait un petit méat en forme de dépression ; le corps de cet organe me parut d'ailleurs plus volumineux que dans l'état naturel. Cette disposition des parties expliquait parfaitement les accidens que chaque époque périodique ramenait ; mais elle ne me parut point opposer un obstacle invincible à une nouvelle conception. Mes conjectures à cet égard se vérifièrent dans le mois de mai 1802, la santé s'étant rétablie sous l'influence de la grossesse. Au troisième mois, Mad. Chamonard éprouva de violentes douleurs dans les régions lombaires : je les fis cesser par l'application de quelques sangsues au bras. Sur la fin du quatrième mois, les mêmes douleurs s'étant fait sentir, je conseillai encore le même moyen. L'application en fut remise au lendemain, je ne sais pour quelle raison ; dans la nuit les douleurs devinrent plus intenses, et se succédèrent à des intervalles réguliers. Appelé dès la pointe du jour, je reconnus les signes d'un travail d'avortement, auquel j'opposai vainement une saignée de bras. Cependant les douleurs furent suspendues pendant le jour ; mais la nuit suivante elles revinrent, et le lendemain elles acquirent tant de force et d'activité, qu'il n'y eut plus de doute sur leur issue. Ce fut alors que j'eus recours au toucher, pour juger des progrès du travail : je ne trouvai à la voûte du vagin ni col ni orifice de l'utérus, mais seulement un espace lisse, au centre duquel je distinguai une dépression transversale, inclinée à gauche et entourée d'un cercle peu saillant, qui se durcissait à chaque contraction utérine. Mon doigt était légèrement taché de sang lorsque je le retirai : je conclus que la dépression indiquait à la fois le point d'adhérence des lèvres du col de la matrice, et la petite ouverture à la faveur de laquelle la conception avait eu lieu. J'espérai que cette ouverture s'agrandirait, et que la cicatrice serait rompue par la seule impulsion du fœtus poussé par les contractions utérines. J'attendis pendant trois jours, et je n'obtins des douleurs les plus vives, supportées avec le plus grand courage, que la formation d'une saillie ou tumeur dans le vagin, au centre de laquelle je sentais toujours la même dépression. Enfin les douleurs devinrent si violentes, que je craignis une rupture de la matrice, ou des convulsions qu'un commencement de congestion cérébrale semblait annoncer. Avant de prendre un parti, je voulus avoir l'avis de plusieurs de mes confrères. Je ne parvins à en réunir que deux, mon frère et le docteur Rhodamel. L'un et l'autre jugèrent, comme moi, qu'il fallait rétablir par une incision l'orifice du col de la matrice, et qu'elle devait être pratiquée au centre de la tumeur sur le point déprimé qu'on y remarquait. En conséquence, la femme étant placée convenablement sur le bord du lit, j'introduisis dans le vagin le bistouri caché de *Bienaise*, et je le dirigeai avec le doigt au centre de la dépression, dans lequel j'enfonçai la pointe de la tige qui cache la lame de cet instrument. L'écoulement d'une sérosité sanguinolente me fit connaître que j'avais pénétré dans la cavité du col utérin : alors je pressai la tige qui développe la lame, et j'incisai, à droite et à gauche dans la direction de la ligne déprimée, à peu près de la largeur d'un demi-pouce. Cette incision donna issue à un caillot assez considérable de sang noir et fétide, accompagné de beaucoup de sérosité. Je sentis alors la tête de l'embryon renversée sur la poitrine; je n'hésitai pas à passer le doigt indicateur sur le col, et le pliant en forme de crochet, je fis l'extraction de l'enfant avec facilité. Il n'en fut pas de même du placenta; le cordon était si grêle, que la moindre traction l'aurait rompu. Je portai deux doigts dans la matrice, et je parvins à décoller et à extraire le délivre. La malade n'avait pas témoigné une grande sensibilité pendant toutes ces manœuvres : cependant je crus devoir me mettre en garde contre l'irritation consécutive, en portant une injection d'huile tiède dans la matrice. Le lendemain je trouvai que l'ouverture, résultat de l'opération, avait pris une forme arrondie, assez semblable à celle du col de la matrice après un avortement ordinaire. Pendant les premiers jours je fis faire de fréquentes injections avec une décoction émolliente, et craignant que l'adhérence ne se rétablît, j'essayai de placer une canule de gomme élastique dans l'orifice; mais elle excita de si vives douleurs, que je fus obligé de la retirer. Je me bornai depuis à passer deux fois par jour une sonde de gomme élastique dans l'orifice, opération qui amenait chaque fois un malaise passager ou état hystérique de courte durée.

Le retour de couches eut lieu quarante-cinq jours après l'accouchement, et madame Chamonard, réglée depuis comme avant sa première grossesse, redevint enceinte l'année suivante, et eut un accouchement long et pénible, mais naturel.

TROISIÈME OBSERVATION.

Oblitération complète de l'orifice de la matrice par adhérence des lèvres de son col.

Dans le courant de l'année 1807, une demoiselle, âgée de trente-six ans, vint réclamer mes soins. Elle était devenue enceinte à la suite d'une liaison secrète que le mariage n'avait pas légitimée, et était parvenue à dérober la connaissance de son état, même à sa famille, jusqu'au huitième mois, en menant une vie sédentaire.

A cette époque, elle éprouva pendant trois jours les douleurs qui précèdent le véritable travail de l'accouchement, et ce ne fut que dans le cours du quatrième qu'elles prirent, par leur intensité et leur rapprochement, le caractère des douleurs expulsives. Appelé dans la nuit, je pratiquai le toucher, et ne trouvai ni le col ni l'orifice de l'utérus. Soupçonnant alors une déviation qui les aurait dirigés en haut et en arrière au-delà de la portée de mon doigt, et sentant très-distinctement la tête de l'enfant coiffée par la matrice, qui s'avançait sous l'influence des douleurs dans l'excavation du bassin, je crus devoir temporiser. A midi je procédai à un nouvel examen. J'avais observé que le ventre était incliné à droite : je dirigeai alors mes recherches du côté gauche du bassin ; je sentis bientôt un point déprimé au centre d'un cercle dont le rebord devenait plus dur et plus saillant à chaque contraction utérine : d'ailleurs, aucune trace d'ouverture, pas la moindre transsudation d'humeurs glaireuses ou sanguinolentes, et encore moins de sérosité. Je conjecturai que la dépression que je venais de reconnaître, indiquait la place de l'orifice complètement oblitéré. Espérant que les contractions de la matrice parviendraient à rompre l'adhérence, je fis placer alternativement la malade dans un bain tiède, et sur la vapeur d'une décoction émolliente. L'inutilité de ces moyens, après une expectation très-prolongée, me fit sentir la nécessité de pratiquer une incision dans le lieu où je soupçonnais que l'orifice avait existé. Je voulus me faire assister par des confrères ; mais la malade se refusa obstinément à une consultation, par des motifs qu'il est facile de deviner.

A sept heures du soir, en la touchant de nouveau, je conçus la possibilité de rompre avec mon ongle l'adhérence dont l'épaisseur me paraissait peu considérable. J'attendis qu'une douleur vînt appliquer fortement la tête de l'enfant sur les parois de la tumeur formée par la matrice. J'appuyai alors l'extrémité de mon doigt indicateur sur le point déprimé, et je le pénétrai en l'incisant avec mon ongle. La malade poussa un cri; quelques gouttes d'un liquide sanguinolent s'échappèrent, et m'annoncèrent que l'oblitération était détruite. En effet, les douleurs se succédèrent d'une manière plus égale; la dilatation s'opéra régulièrement, la poche des eaux se forma, les membranes se rompirent, et l'accouchement, au bout de quelques heures, eut une terminaison naturelle.

QUATRIÈME OBSERVATION.

Le 15 mars 1812, M. Janin, chirurgien-accoucheur à Lyon, me fit appeler pour consulter avec lui sur l'état de la femme Ridet, demeurant sur le quai du Rhône. Cette femme, âgée de trente-huit ans et enceinte pour la cinquième fois, était arrivée au sixième mois de sa grossesse. Elle éprouvait depuis vingt-quatre heures des douleurs qui annonçaient un travail d'avortement. M. Janin, qui l'avait touchée plusieurs fois, n'avait pu découvrir aucune trace ni du col ni de l'orifice de la matrice. Mes recherches n'eurent pas d'autre résultat que les siennes; seulement je crus reconnaître, dans un point de la tumeur que formait la voûte du vagin à chaque contraction utérine, un espace déprimé et aminci, à travers lequel on sentait la fluctuation d'un liquide. Je proposai de placer la malade dans un bain tiède, et nous convînmes que si, après un certain laps de temps, le même état de chose subsistait, nous aurions recours à une incision dans le point où nous soupçonnions qu'avait existé l'orifice. L'analogie de ce cas avec celui qui fait le sujet de la précédente observation, est frappante ; car M. Janin, d'après mes conseils, ayant porté le doigt sur le point aminci, et l'ayant ruginé avec l'ongle pendant plusieurs douleurs expulsives, ressentit sous ce doigt un léger frémissement à l'instant où il fut assez heureux pour détruire l'adhérence. Il se forma alors une petite ouverture à travers laquelle l'amnios s'engagea ; la dilatation s'accrut par degrés, la membrane se rompit, un genou de l'enfant se présenta, et M. Janin termina cet accouchement avant terme d'une manière beaucoup plus heureuse qu'il ne l'avait espéré.

CINQUIÈME OBSERVATION,

Communiquée par feu le docteur Desgranges, chirurgien fort distingué de Lyon.

« Madame Guilloud, âgée de trente ans, d'une complexion forte et robuste, était enceinte de son premier enfant lorsqu'elle revint d'Amérique en France. La traversée fut très-pénible pour cette dame, ainsi que son voyage par terre de Marseille à Lyon. Lorsqu'elle y arriva, elle était au terme de sa grossesse, et éprouvait des douleurs lombaires et autres symptômes indicateurs d'une pléthore sanguine. Le docteur Desgranges, qu'elle fit appeler, lui pratiqua une saignée de bras et lui prescrivit des boissons tempérantes, le repos et un régime doux. Peu de jours après, les véritables douleurs de l'accouchement se déclarèrent et devinrent vives et répétées. Le docteur Desgranges, appelé dix-huit heures après le commencement du travail, sentit l'hémisphère inférieur de la matrice qui tendait à plonger dans le petit bassin. Il chercha vainement l'orifice et le col de cet organe; la surface arrondie qu'il touchait était lisse et polie, et n'offrait dans aucun point ni ride, ni pli, ni dépression qui en indiquât les traces: cependant le corps de l'utérus ne présentait aucune déviation ni obliquité. Une nouvelle saignée, une potion huileuse et hypnotique, des lavemens émolliens furent d'abord employés sans succès. M. Desgranges amena auprès de la malade son confrère Georges, accoucheur habile, qui, après un examen attentif, reconnut comme lui une adhérence complète des lèvres de l'orifice utérin. Ils prescrivirent un grand bain tiède, des injections émollientes, et, dans l'intervalle des injections, l'application dans le vagin d'une éponge imbibée d'huile: ces moyens n'eurent aucun succès. On essaya une promenade en voiture, qui fatigua beaucoup la malade et ne changea rien à son état. Les douleurs qui s'étaient ralenties revinrent dans la nuit avec une violence extrême: comme elles n'avaient aucun résultat, le docteur Desgranges, pour modérer l'érétisme général qu'elles causaient, employa le laudanum à plusieurs reprises, et fit de nouveau plonger la malade dans le bain. Enfin, dans la matinée du troisième jour, M. Desgranges, après bien des recherches, reconnut un petit enfoncement ou scissure dans la partie latérale gauche de la surface convexe, formée par la matrice, enveloppant la tête de l'enfant. Présumant que ce point était le lieu où avait existé l'orifice utérin, il y enfonça le doigt pendant une douleur; l'ongle en déchira le tissu, et à l'aide de cette ouverture qu'il eut soin d'agrandir avec l'indicateur, et dont il favorisa la dilatation par des injections huileuses et émollientes, l'accouchement se termina heureusement dans la soirée. »

SIXIÈME OBSERVATION,

Communiquée par feu le docteur Raillard.

« Madame Corbet, âgée de vingt-six ans, arrivée au terme régulier de sa première grossesse, ressentit les douleurs de l'enfantement le 31 décembre 1821. Appelé pour la secourir dans ce travail, le toucher me fit reconnaître que le vagin qui n'avait pas deux pouces de profondeur était terminé par un cul-de-sac lisse et poli, sur lequel on n'observait aucune trace du col utérin. En parcourant avec le doigt toute la circonférence de cette surface, on la trouvait en parfaite continuité avec les parois du vagin, et l'on sentait à travers cette cloison la tête du fœtus. En proie depuis cinq jours aux douleurs de l'enfantement, cette dame se livrait au désespoir; ce qui me décida à convoquer en consultation mon confrère, M. Martin le jeune, qui m'avait entretenu quelques années auparavant de cas analogues à celui-ci. Il reconnut tout ce que j'avais déjà observé, et m'annonça que nous avions affaire à une imperforation du col de la matrice. Il me fit remarquer le lieu correspondant au point où avait existé le col. Ce fut au centre et un peu en arrière de la paroi qui terminait le vagin, que mon doigt distingua un petit espace arrondi et comme circulaire, au milieu duquel se trouvait une légère dépression qui paraissait indiquer que dans ce point la paroi était plus mince. Le docteur Martin me fit encore remarquer qu'à chaque contraction utérine, cet espèce de cul-de-poule se resserrait, devenait dur, puis reprenait son premier état immédiatement après les douleurs. Comme il n'existait aucun accident, et que cinq jours de douleurs avaient en quelque sorte dessiné le lieu qu'occupait l'orifice utérin, dont je n'avais dans le principe reconnu aucune trace, je proposai au docteur Martin d'attendre encore, espérant qu'un travail plus prolongé parviendrait à rétablir l'ouverture oblitérée. Quoiqu'il ne partageât point un tel espoir, il consentit à ma proposition. Nous prescrivîmes les grands bains, pour assouplir les parties et favoriser leur extension.

Le lendemain, sixième jour du travail, après vingt heures de nouvelles douleurs plus vives encore que les précédentes, je trouvai que le fond du vagin formait une poche qui s'avançait jusqu'à la vulve, et devenait plus tendue à chaque contraction utérine. On sentait distinctement à travers ses parois la fluctuation d'un liquide, et à une certaine distance la tête de l'enfant. Nous trouvâmes, à droite et un peu en avant de la poche, la dépression en forme de cul-de-poule que nous avions distinguée la veille au centre et en arrière du plan qui terminait alors le vagin. L'obliquité de la matrice, dont le fond était incliné à gauche, nous rendit compte de ce changement de position. La terminaison naturelle de l'accouchement me paraissant impossible, je me décidai à faire intervenir les secours de l'art; et, pour donner à ce fait toute l'authenticité qu'exigeait son importance, je fis rappeler M. Martin jeune, auquel j'adjoignis M. le docteur Rey. Ces messieurs furent accompagnés de M. Durnerin, élève interne à l'Hôtel-Dieu, et frère de la malade.

M. Rey, qui voyait pour la première fois une imperforation de la matrice, fit de longues et exactes recherches, qui lui permirent de reconnaître cette disposition contre nature, à laquelle il n'avait jamais pu croire. Avant de procéder à l'opération césarienne vaginale que nous arrêtâmes unanimement, M. Martin nous proposa de tenter d'abord un moyen qui lui avait réussi dans des cas semblables. Sa proposition ayant été acceptée, il attendit le moment où les contractions de la matrice tendirent fortement la poche, et fendit avec l'ongle du doigt indicateur le point aminci, qu'on trouvait au centre de la dépression indiquée plus haut. Il reconnut derrière la division qu'il venait d'opérer les membranes chorion et amnios, qu'il rompit de la même manière pendant la durée d'une nouvelle contraction utérine. Les eaux s'écoulèrent alors avec force, l'ouverture s'agrandit par degrés, et la tête de l'enfant arriva bientôt jusqu'à la vulve. Tout annonçait une délivrance très-prochaine, lorsque la cessation des douleurs et l'épuisement des forces de la malade me déterminèrent à recourir au forceps. Après l'extraction de cet enfant, un second se présenta par la main droite ; ce qui nécessita la version, que j'opérai avec succès.

Cette dame, après avoir éprouvé pendant ses couches quelques accidens indépendans du fait que je viens de rapporter, se rétablit parfaitement. Le retour de couche eut lieu au bout de trois mois, et depuis cette époque la menstruation ne cessa pas d'être régulière. »

SEPTIÈME OBSERVATION.

Oblitération complète de l'orifice utérin au terme de l'accouchement.

Le 23 septembre 1804, je fus appelé au faubourg de la Guillotière, pour secourir la femme Cumin, âgée de vingt-un ans, et parvenue sans accidens au terme de sa grossesse. Elle était depuis vingt-quatre heures aux douleurs de l'enfantement. Les sages-femmes Toutant et Bruny, qui l'assistaient, m'annoncèrent qu'elles n'avaient trouvé aucune trace du col ni de l'orifice de la matrice. Ayant procédé sur-le-champ au toucher, je ne pus introduire le doigt dans le vagin qu'à deux pouces de profondeur environ; là je fus arrêté par une voûte lisse, offrant une saillie en arrière du côté du rectum, à travers laquelle je sentais la fluctuation d'un liquide; tandis qu'en avant sous le pubis, un corps dur et arrondi me parut être la tête de l'enfant. Pendant la durée des douleurs, cette voûte se déprimait en se durcissant, et formait une tumeur qui s'avançait vers la vulve, sans présenter aucune trace ni du col ni de l'orifice utérin. Pour m'assurer que le col de la matrice n'était point dévié et caché par un repli de la membrane vaginale, je dilatai graduellement la vulve, et je parvins à y introduire la main toute entière; je la promenai dans le pourtour de la cavité, sans trouver la moindre ouverture. Les mêmes recherches furent faites par M. Lasséverie mon élève, par la sœur accoucheuse Cheftaine, de la Charité, et par les docteurs Buytousac et Martin aîné que j'avais appelés en consultation.

Après une expectation prolongée, qui ne changea

rien à l'état des choses, nous arrêtâmes que l'opération césarienne vaginale serait faite. J'introduisis sur ma main droite, placée en forme de gorgeret dans le vagin, un bistouri dont la lame était recouverte d'une bandelette de linge; j'en dirigeai la pointe, en arrière et en haut, sur le lieu où je sentais la fluctuation, et j'attendis une douleur pour l'enfoncer. L'épaisseur des parois que je divisai était telle, que je ne pénétrai dans la matrice qu'à la troisième reprise. Les eaux de l'amnios commençant à s'échapper, je substituai au bistouri le lithotome caché du frère Côme, et j'agrandis latéralement l'incision; les eaux s'écoulèrent alors en très-grande abondance. L'ouverture que je venais de pratiquer prit une forme irrégulièrement circulaire, de la grandeur d'un écu de trois francs; elle était traversée par plusieurs brides charnues, dont je fis la section avec le même instrument. Nous remarquâmes qu'à chaque contraction de la matrice, les bords de l'ouverture se tendaient et se durcissaient comme ceux de l'orifice utérin dans un accouchement naturel. La tête de l'enfant se présentant au détroit supérieur dans une position favorable, nous abandonnâmes la délivrance aux seules forces de la nature. Six heures après, je trouvai la dilatation très-avancée; mais je sentis encore une bride charnue transversale, dont je fis la section. Enfin, au bout de deux heures, l'accouchement se termina de la manière la plus heureuse. Après l'extraction du placenta, l'ouverture se resserra comme celle du col utérin se contracte ordinairement après l'accouchement.

Je proposai vainement, pour obvier à une nouvelle

adhérence, les mêmes moyens que j'avais employés dans un des cas précédemment cités: la femme Cumin s'y refusa avec opiniâtreté, ce qui n'empêcha pas qu'elle ne se rétablît parfaitement, et qu'elle n'ait été bien réglée par la suite.

Je crois fermement que j'ai été assez heureux pour rencontrer juste le point d'adhérence des parois de l'orifice dans le lieu où j'ai pratiqué l'incision. Je n'ai aucun doute que cette adhérence ne se soit formée pendant la durée de la grossesse, puisque la femme Cumin était bien réglée avant la conception.

En me livrant à des recherches de bibliographie plus étendues, j'aurais pu ajouter à ce Mémoire quelques observations analogues à celles que j'y ai consignées; mais ce travail de compilation ne confirmerait pas davantage les propositions que je veux établir, savoir :

1.° Que l'oblitération complète de l'orifice du col utérin au moment de l'accouchement, est non-seulement possible, mais encore moins rare qu'on ne l'a cru jusqu'à ce jour ;

2.° Qu'elle ne répugne en aucune manière aux phénomènes pathologiques de l'économie animale, et que toutes les causes qui peuvent irriter, enflammer, excorier ou faire suppurer la circonférence de l'orifice de la matrice, sont susceptibles de produire son oblitération ;

3.° Que cet accident ne peut être confondu par le praticien instruit avec la déviation du col ou de l'orifice de l'utérus, puisqu'on peut facilement le reconnaître aux signes suivans :

Surface plane qui termine le vagin, dont la circonférence est intimement unie avec l'extrémité de ce conduit ;

Dépression ou léger enfoncement, entouré d'un espèce d'anneau ou cercle que le toucher fait distinguer sur un des points de cette surface plane, anneau qui devient plus sensible et plus dur en se fronçant à chaque contraction utérine, preuve physiologique de l'existence de l'orifice utérin dans le lieu où ce cercle est reconnu (1) ;

4.° Que l'occlusion complète de l'orifice de la matrice est le plus souvent un obstacle insurmontable à l'accouchement, et réclame les secours de l'art ;

5.° Que l'issue malheureuse d'une expectation ou plutôt d'une inaction, que rien ne peut justifier dans des cas semblables, paraît suffisamment démontrée par les observations d'Amand et de Morlane ; et que, si l'on rapproche ces évènemens funestes à la mère et à l'enfant, des observations rapportées dans ce Mémoire, où l'art est venu avec succès au secours de la nature, toute espèce de doute et d'hésitation doit disparaître ;

6.° Que l'adhésion des lèvres du col utérin, qui produit l'oblitération, peut être plus ou moins in-

---

(1) On sait que dans l'acte de l'accouchement l'orifice de la matrice se resserre à chaque contraction du corps de cet organe, jusqu'au moment où cette résistance étant vaincue, la dilatation s'opère pour livrer passage à l'enfant.

time ; ce qui établit deux espèces de procédés operatoires, dont je vais maintenant m'occuper.

Lorsque l'union des lèvres de l'orifice de la matrice n'est que superficielle, que le toucher fait reconnaître la dépression légère dont j'ai parlé plus haut, et que l'espèce d'anneau ou cercle qui entoure cette dépression se fronce et se durcit pendant les contractions utérines, on peut espérer de rétablir l'ouverture du col sans employer l'instrument tranchant, comme on l'a fait dans les observations trois, quatre, cinq et six de ce Mémoire.

Le doigt indicateur, introduit dans le vagin, recherche la dépression et le cercle qui indique le lieu où a existé l'orifice utérin ; lorsqu'on les a reconnus, on saisit le moment d'une contraction de la matrice, pour enfoncer avec force l'ongle de ce doigt au centre de la dépression, ce qui détruit l'adhérence et rétablit l'orifice.

Mais quand l'adhésion des lèvres du col est plus intime, la dépression et le cercle dont je viens de parler ne se distinguent pas. Alors cet accident réclame impérieusement l'emploi de l'instrument, ce qui constitue l'opération nommée *césarienne vaginale.* Les instrumens nécessaires pour la pratiquer peuvent varier suivant les opérateurs.

M. Lasséverie, un de mes élèves de la Charité, auquel je remis plusieurs des observations de ce Mémoire, pour en faire le sujet d'une thèse soutenue il y a près de trente ans à la Faculté de Médecine de Montpellier, avait proposé des instrumens particuliers pour faire cette opération.

Le professeur Flamant, qui avait rencontré un fait

d'imperforation de la matrice au moment de l'accouchement, inventa pour ce cas un bistouri caché, qu'il appela *hystérotome*, en raison de son usage, et que M. Chémery a décrit dans une thèse soutenue à la Faculté de Strasbourg.

Pour moi, je crois que la chirurgie possède deux instrumens commodes pour cette opération : l'un est le pharyngotome, pour faire la première incision ; et le second, le bistouri de *Bienaise*, où le lithotome caché du *frère Côme*, pour dilater la première ouverture, si cela devient nécessaire.

MANIÈRE
DE PRATIQUER L'OPÉRATION.

La femme sera placée sur le bord du lit, les cuisses écartées et soutenues par des aides, comme dans les accouchemens laborieux ou contre nature. L'accoucheur introduira sa main gauche, enduite d'une substance onctueuse, dans le vagin ; il embrassera avec l'extrémité de ses doigts la pointe du cône formé par la tumeur ou l'espèce de voute qu'on trouve dans cestains cas au fond de ce conduit, en sorte que sa main représente un gorgeret. Il saisira de l'autre main un pharyngotome, et le dirigera sur la main gauche, jusque sur le point marqué pour le centre de l'incision. (Il faut que ce point réponde le plus possible au lieu où l'on peut soupçonner qu'a existé l'orifice,

et sur lequel on distingue ordinairement une fluctuation plus sensible.) Le chirurgien attendra une contraction utérine, et pressera le bouton du pharyngotome, pour en faire saillir la pointe. La matrice étant ouverte par cette première manœuvre, qu'il faudra répéter si l'on ne pénètre pas du premier coup, il retirera le pharyngotome, et y substituera le bistouri de *Bienaise* ou le lithotome caché du *frère Côme*. Il en placera l'extrémité dans l'ouverture qui vient d'être faite à l'utérus, en dirigeant le côté de la lame dans le sens transversal du bassin, et pressera la bascule de manière à donner à son incision l'étendue convenable, en promenant à droite et à gauche la lame de l'instrument toujours guidé par la main placée dans le vagin. Cela fait, il portera quelques doigts dans l'ouverture, pour reconnaître la position de l'enfant : si elle est vicieuse, il terminera de suite l'accouchement suivant les règles de l'art ; si elle est naturelle, il pourra commettre à la nature le soin de la délivrance.

Les secours consécutifs seront dirigés suivant les circonstances accidentelles. L'introduction d'une canule de gomme élastique, pour maintenir l'ouverture, ne nous ayant pas réussi, nous n'osons pas la proposer. D'ailleurs, dans toutes les observations que nous avons rapportées, on a pu remarquer que l'écoulement des lochies s'était opposé à une nouvelle adhésion des lèvres de l'orifice ; ce qui constate l'inutilité de ce moyen.

OBSERVATIONS

SUR

DIVERSES AFFECTIONS ORGANIQUES DE L'UTÉRUS

ET DE SES ANNEXES,

Compliquant la menstruation, la conception, la grossesse ou l'accouchement.

On a beaucoup écrit sur les maladies organiques de la matrice et de ses annexes ou dépendances; mais, à mon avis, on ne les a point assez étudiées sous le rapport du trouble qu'elles apportent dans l'exercice des fonctions auxquelles la nature a destiné ces organes.

L'influence de ces maladies sur la menstruation, la conception, la grossesse et l'accouchement, est à peine indiquée dans les traités de maladies des femmes et d'accouchemens. Cependant, envisagée sous le rapport que j'indique, l'étude approfondie de ces affections répandrait un grand jour sur les causes qui dérangent la menstruation, qui s'opposent à la fécondité, qui font de la grossesse une véritable maladie, qui procurent l'avortement, enfin sur les accidens nombreux qui accompagnent l'accouchement et compliquent les suites de couches. Eclairés par de nombreuses observations pratiques, les médecins éviteraient l'erreur si fréquente qui fait généralement croire que les organes génitaux de la femme, affectés organiquement, deviennent toujours impropres à remplir les fonctions auxquelles ils ont été destinés par la nature; ils reconnaîtraient que beaucoup de ces graves affections peuvent troubler, mais non anéantir ces fonctions; que dans quelques cas même ces fonctions pouvent rester régulières au milieu des désordres organiques, et qu'ainsi les règles ne sont pas toujours interrompues; la conception peut s'opérer, la grossesse parcourir ses périodes, et l'accouchement même ne pas s'éloigner de ses lois ordinaires. Ils reconnaîtraient enfin que certaines de ces affections organiques rebelles peuvent trouver leur solution dans les phénomènes physiologiques que la grossesse développe dans l'utérus.

Dans le temps où je me livrais à la pratique des accouchemens, je conçus le projet de faire un travail didactique sur ces maladies considérées dans leurs rapports avec les fonctions des organes générateurs de la femme; je recueillis avec soin toutes les observations qui pouvaient servir de base à ce travail; je fis des recherches dans les traités d'accouchemens et de maladies des femmes, espérant trouver, dans les faits recueillis par mes devanciers, des moyens de fixer mes idées et d'arrêter un plan pour ce Mémoire important. Je m'aperçus bientôt que l'art ne possédait que quelques observations isolées et éparses, considérées comme extraordinaires, et dont on ne pouvait tirer que des inductions incertaines.

Je reconnus, après plusieurs années, qu'il me

serait impossible de remplir la tâche que je m'étais imposée, et que je pourrais tout au plus fournir quelques matériaux pour ce travail : ce sont ces matériaux que je livre aujourd'hui à l'impression.

I. AFFECTIONS DE L'UTÉRUS PROPREMENT DITES.

Engorgement des parois de cet organe, tantôt général et constituant un véritable sarcôme, tantôt partiel et formant des tumeurs distinctes de nature différente.

PREMIÈRE OBSERVATION.

Sarcôme de la matrice avec grossesse.

Madame de M***, belle et grande femme de notre ville, était affectée depuis plusieurs années d'un sarcôme volumineux du corps de la matrice, pour la résolution duquel on avait inutilement employé plusieurs genres de médications. Cette affection organique, qui n'avait point interrompu les fonctions menstruelles, fit croire à M. Dussausois, médecin de cette dame, que la conception était devenue impossible dans une matrice ainsi désorganisée. Les règles se supprimèrent, et cette suppression fut attribuée par lui aux progrès de la maladie. En effet, après trois mois la tumeur lui parut plus volumineuse, le ventre se développa, et les parens de la malade demandèrent une consultation, pour laquelle je fus appelé avec le docteur Petit et mon frère. Je fus retenu, à l'heure de la consultation, auprès d'une dame qui était aux douleurs de l'enfantement; et les deux autres consultans crurent distinguer un ballottement, ce qui, réuni à quelques signes rationnels de grossesse, leur fit penser que la matrice pouvait avoir été imprégnée, nonobstant la maladie organique préexistante. Le docteur Dussausois soutint une opinion contraire, et six semaines après on arrêta une nouvelle consultation qui devait avoir lieu le soir, et pour laquelle j'étais convoqué de nouveau. Dans la matinée de ce jour, madame de M*** éprouva dans la tumeur des douleurs vives qui revenaient par intervalles. On appela le docteur Dussausois qui, les considérant comme nerveuses, ne s'assura point par le toucher de l'état de la matrice, et prescrivit des calmans. A peine s'était-il retiré, que les douleurs, augmentant d'intensité et se succédant rapidement, donnèrent lieu à une évacuation de sérosité par la vulve. On ne douta plus alors qu'un avortement ne fût près de s'effectuer. On manda M. Thenance, accoucheur le plus voisin, qui, trouvant les pieds d'un enfant de quatre mois et demi engagés dans le vagin, termina promptement l'accouchement.

Madame de M*** mourut à la suite de cette couche. L'ouverture de son cadavre fut faite par le docteur Petit, qui montra à la Société de Médecine de Lyon la matrice sarcomateuse, ayant le volume d'une grosse forme de chapeau; le col et une portion voisine du corps de l'utérus ne faisant point partie du sarcôme, présentaient une cavité dans laquelle l'enfant s'était développé.

DEUXIÈME OBSERVATION.

Sarcôme de la matrice avec grossesse.

Madame **, âgée de trente-six ans, portait depuis long-temps un sarcôme volumineux qui comprenait le col de la matrice et une partie du corps de cet organe, sans que sa présence troublât la menstruation; ses règles étaient supprimées depuis plusieurs mois, et son ventre grossissait, lorsqu'elle consulta le docteur Viricel, qui reconnut le sarcôme et soupçonna la grossesse.

Au terme des neuf mois révolus, cette dame éprouva les douleurs de l'enfantement; après quelques heures de travail, le col utérin se dilata; son orifice avait la largeur d'un écu de trois livres. Une hémorragie utérine s'étant manifestée, M. Lautier, son accoucheur, reconnut que le placenta était adhérent au col de la matrice, et demanda l'assistance du docteur Viricel. Il fut décidé que malgré l'affection organique, l'hémorragie étant abondante, il était indispensable de terminer l'accouchement en opérant la version de l'enfant. Le docteur Viricel fut chargé de la manœuvre : il pénétra avec beaucoup de peine dans la cavité utérine, en raison de l'épaisseur et de la dureté du col compris dans le sarcôme, et amena les pieds de l'enfant. Les deux accoucheurs éprouvèrent les plus grandes difficultés à faire passer la tête à travers le col ainsi désorganisé, et l'enfant périt au passage.

Au moment de la délivrance, le docteur Viricel, en portant la main dans la matrice, s'aperçut qu'indépendamment du sarcôme, il existait du côté de la surface interne des tumeurs ou bosselures inhérentes à toute la cavité de cet organe.

Cette femme n'éprouva pas d'accidens à la suite de cet accouchement ; elle se rétablit parfaitement, et vivait encore, il y a quelques années, lorsque le docteur Viricel voulut bien me donner les détails de cette observation.

TROISIÈME OBSERVATION.

Tumeurs squirrheuses trouvées après la mort, dans l'épaisseur des parois de la matrice, sur une fille rachitique, qui accoucha à l'hospice de la Charité de Lyon.

La nommée Marie..., âgée de trente-huit ans, rachitique et contrefaite, fut reçue à l'hospice de la Charité dans le dernier mois de sa grossesse. L'examen du bassin, dont le diamètre antéro-postérieur du détroit supérieur nous parut n'avoir que deux pouces et demi au plus, nous fit annoncer que son accouchement serait laborieux. Cependant, au terme régulier de sa grossesse, et par les seuls efforts de la nature, elle accoucha d'un enfant bien portant, dont la tête molle et flexible s'était prodigieusement allongée pour traverser la filière étroite que le bassin présentait supérieurement.

A ma visite du matin, j'appris son heureuse délivrance, et en touchant le bas-ventre, je fus étonné de trouver sur le globe utérin trois tumeurs distinctes et de forme arrondie, dont l'une, ayant la grosseur d'une petite pomme, était située à droite du fond de la matrice, et les deux autres, un peu moins volumineuses, en avant et près du centre de cet organe.

Cette fille mourut presque subitement le quatrième

jour de sa couche. L'autopsie nous permit de constater la nature squirrheuse des tumeurs que j'avais observées ; elles étaient formées par des fibres concentriques, résistant à l'instrument qui les divisait; leur intérieur renfermait une substance moins dure et comme pulpeuse ou cérébriforme, d'une couleur brune foncée, tandis que leur surface extérieure était d'un blanc grisâtre. En incisant la matrice, nous en rencontrâmes plusieurs de la même nature, mais plus petites, dans l'épaisseur même de ses parois; une autre enfin, de la grosseur d'une noix, existait dans la cavité utérine, près de l'orifice de la trompe droite.

Le bassin que je fis préparer pour le cabinet de l'hospice était irrégulièrement conformé, et n'avait que deux pouces et demi d'étendue dans le diamètre antéro-postérieur du détroit supérieur.

II. TUMEURS SQUIRRHEUSES,

ADHÉRENTES A LA SURFACE EXTÉRIEURE DE LA MATRICE.

PREMIÈRE OBSERVATION.

Sur une grossesse avec tumeur adhérente à la matrice par un pédoncule.

Une fille nommée Claudine Germain, âgée de trente ans, née à Meyzieu (Isère), maniaque et sujette à des mouvemens épileptiques, fut reçue dans notre hospice, et y accoucha assez heureusement; mais comme le placenta paraissait adhérent, et que le ventre n'avait perdu que très-peu de son volume, la sœur qui l'aidait dans son travail porta la main dans la matrice, autant pour opérer la délivrance que pour s'assurer s'il n'existait pas un second enfant. Elle fut très-étonnée de trouver la cavité de la matrice vide, et de sentir à travers ses parois une tumeur qui ressemblait à la tête d'un enfant. Elle me manda aussitôt; et, après avoir reçu d'elle ces renseignemens, j'introduisis ma main dans la cavité de l'utérus, et en la retirant je distinguai près l'union du vagin avec le col de cet organe, à travers l'épaisseur de ces parties, une tumeur arrondie, offrant sur sa surface des élévations et des enfoncemens, dont la disposition me parut si ressemblante à la face d'un fœtus, que je ne doutai plus de la présence d'un second fœtus placé hors de la matrice. Je fus fortifié dans cette opinion par la petitesse de l'enfant que l'utérus venait d'expulser, et qui, quoique paraissant à terme, était grêle, menu, comme le sont les jumeaux.

Ce cas me parut assez extraordinaire pour mander ceux de mes confrères qui jouissaient en ville d'une réputation distinguée, comme accoucheurs. Un très-grand nombre se rendit à mon invitation, et reconnut avec moi une tumeur qui, partant de la fosse iliaque droite, se dirigeait dans l'hypocondre du même côté et dans l'épigastre, et qui, transversalement occupait la région lombaire droite, tout le côté droit du ventre, et une partie du côté gauche. Cette tumeur avait la circonscription, l'arrondissement et la résistance qui appartiennent à la grossesse.

Pendant le temps qui s'était écoulé depuis l'accouchement jusqu'à l'époque où mes collègues se rendirent auprès de la malade, la matrice était revenue sur elle-même, et le toucher ne put leur faire distinguer la tumeur que j'avais d'abord reconnue par cette voie. Il fut décidé qu'il fallait attendre de nouveaux indices pour fixer notre opinion sur l'existence de la conception extra-utérine que nous soupçonnions. Des boissons tempérantes, des injections huileuses, furent les seuls moyens employés.

Cette fille eut beaucoup de fièvre les premiers jours, se plaignit de douleurs très-vives dans le ventre, et éprouva des mouvemens épileptiques répétés. Cependant les lochies coulèrent convenablement, le lait se porta aux mamelles, la fièvre cessa, et la malade se trouva assez bien jusqu'au seizième jour de sa couche. A cette époque je fus appelé auprès d'elle à quatre heures du matin, et je la trouvai presque expirante; sa face était décomposée, sa respiration haletante, son pouls petit, faible, et très-facile à déprimer; elle n'articulait que quelques mots d'une voix éteinte, se plaignait du ventre, et y portait constamment les mains; la tumeur semblait plus étendue et plus mobile.

Bien persuadé qu'elle n'avait que quelque temps à vivre, je me bornai à lui prescrire une potion antispasmodique et cordiale : cependant quatre heures après son pouls s'était relevé, sa respiration était plus libre, et le ventre toujours douloureux. Je m'assurai que les lochies coulaient convenablement, et j'insistai sur les antispasmodiques et les cordiaux. Claudine éprouva un mieux-être si rapide, que je la trouvai levée quelques jours après; mais ce mieux ne fut pas de longue durée : les extrémités inférieures et les tégumens du ventre s'œdématisèrent, la respiration redevint gênée et stertoreuse, le visage prit une teinte plombée. La malade poussait de temps en temps des cris aigus, continuait à se plaindre du ventre, refusait toute espèce de remèdes, et même les alimens ; elle resta plus de dix jours dans cet état d'agonie, et expira dans un délire frénétique.

A l'ouverture du cadavre, la cavité du ventre nous offrit une tumeur du poids de six livres, ayant une circonférence de deux pieds et un pouce, un grand diamètre transversal de huit pouces et demi, un petit diamètre longitudinal de sept pouces et quart, une épaisseur de quatre pouces et quart d'avant en arrière. Cette tumeur dure et squirrheuse avait une consistance presque cartilagineuse dans son centre; égale, lisse et arrondie dans ses surfaces antérieure et postérieure : elle offrait inférieurement, et du côté de la fosse iliaque droite, une paroi de forme ovalaire, sur laquelle on remarquait plusieurs saillies et enfoncemens, dont l'ensemble nous en avait imposé pour la face d'un enfant.

Cette énorme tumeur tenait à la partie supérieure et droite de la matrice par un pédoncule de la grosseur d'un pouce, de vingt-quatre lignes à peu près d'étendue, formé par un tissu celluleux gorgé de sang, assez ressemblant à celui des corps caverneux. Il se perdait d'une part dans la tumeur, et de l'autre dans la substance de la matrice. Nous remarquâmes, dans le tissu cellulaire qui unit le péritoine à la surface postérieure de l'utérus, plusieurs autres tumeurs inégales dans leur volume, mais semblables dans leur nature. Nous ne pûmes mieux les comparer qu'aux glandes bronchiques, engorgées et devenues squirrheuses. Quelques-unes offraient une suppuration dans leur centre. Les trompes et les ovaires nous parurent d'une intégrité parfaite.

DEUXIÈME OBSERVATION.

Grossesse avec tumeur squirrheuse, adhérente à la surface antérieure de la matrice, et reconnue après l'accouchement.

Madame Brek, âgée de trente-six ans, bien réglée, et jouissant d'une assez bonne santé, n'avait plus fait d'enfant depuis quatorze années. Dans l'été de 1806, elle éprouva une hépatite qui devint chronique et détermina une obstruction du foie, pour laquelle le docteur Petit lui conseilla les eaux de Vichy. Elle alla les prendre sur les lieux, et en obtint un succès complet.

A son retour elle devint enceinte, et jusqu'au quatrième mois sa grossesse ne présenta aucun accident. A cette époque des douleurs rénales très-vives se manifestèrent, et alternèrent périodiquement avec une toux sèche très-fatigante. Une saignée de bras, des grands bains tièdes, firent cesser ces accidens.

Les douleurs rénales se renouvelèrent cependant au bout de quelque temps, et se compliquèrent d'une constipation des plus opiniâtres. Quelques laxatifs doux remédièrent à la constipation; mais les douleurs rénales reparurent toutes les nuits à la même heure. Bientôt elles s'étendirent sur le ventre, et provoquèrent des contractions utérines, absolument semblables à celles de l'accouchement. Cet état, qui résista à l'emploi de toutes les médications rationnelles, dura pendant deux mois, époque à laquelle une contraction plus forte rompit les membranes du chorion et de l'amnios, et donna lieu à l'écoulement des eaux. Dès-lors les douleurs augmentèrent, et, après dix-huit heures de travail, la matrice expulsa un enfant vivant, qui, quoique grêle et né huit jours avant le septième mois, nous parut viable, et prit très-bien le sein.

Après l'accouchement, et lorsque le globe utérin fut formé, nous distinguâmes, à travers les parois du ventre, une tumeur dure et comme squirrheuse, ayant le volume d'un gros œuf de poule, adhérente à la partie antérieure du corps de la matrice. Cette tumeur, que le docteur Petit et moi avions observée pendant la grossesse, précisément au niveau de l'ombilic, fut regardée alors par nous comme une hernie épiploïque très-ancienne; et ce ne fut qu'après l'accouchement que nous déterminâmes son siége et sa nature. Doit-on la considérer comme la cause de l'accouchement prématuré, et des accidens que cette dame éprouva? c'est ce qu'on ne peut ni affirmer ni nier. Au reste, cette dame se rétablit, et quitta Lyon pour se rendre à Strasbourg, sa patrie.

III. AFFECTIONS DE LA SURFACE INTERNE DE L'UTÉRUS;

DIFFÉRENTES ESPÈCES DE FONGUS OU POLYPES.

OBSERVATION

D'une tumeur polypeuse avec grossesse.

Madame Boisrivin, âgée de quarante-un ans, mère de plusieurs enfans, et ayant eu quleques affections syphilitiques régulièrement traitées, avorta, au sixième mois et demi de sa grossesse, d'un enfant qui ne donna aucun signe de vie. A la suite de cet avortement, plusieurs hémorragies se manifestèrent, et jetèrent la malade dans une extrême faiblesse. Un jour qu'elle fit des efforts considérables pour aller à la selle, elle éprouva tout-à-coup une douleur vive, qui fut suivie d'un poids incommode dans le vagin. On l'examina, et on reconnut l'existence d'une tumeur qui remplissait ce conduit. Son médecin, le docteur Sauzet, convoqua une consultation où je fus appelé avec les docteurs Viricel et mon frère. Nous reconnûmes tous les quatre un polype à base large, fixé à la partie droite du col de la matrice ; sa forme était sphérique, sa surface lisse et polie ; sa nature paraissait fongueuse. Deux des consultans proposèrent l'opération par la ligature ; les deux autres pensèrent que le marasme et la faiblesse de la malade devaient la faire différer. Je n'ai plus revu cette dame. Je n'ai conservé ce fait, que pour prouver que l'existence d'un polype dans l'intérieur de la matrice n'est point un obstacle à la conception (1).

---

(1) Levret rapporte plusieurs observations de polypes utérins, qui n'ont point empêché la conception : lorsqu'ils étaient peu volumineux, la grossesse est parvenue sans accident à son terme ; dans le cas contraire, l'avortement a eu lieu.

IV. AFFECTIONS DU COL DE L'UTÉRUS.

OBSERVATION.

Tumeur sarcomateuse, adhérente à la partie interne et gauche du col de l'utérus, qui, bouchant entièrement son orifice, s'est opposée à l'accouchement, et a donné lieu à la mort de la mère et de l'enfant.

PREMIÈRE OBSERVATION,

Communiquée par le docteur Figurey.

« Madame R***, âgée de vingt-huit ans, d'une constitution pléthorique, et d'un tempérament bilieux, était mère de cinq enfans, et avait toujours joui d'une très-bonne santé. Devenue veuve, et ayant éprouvé de cuisans chagrins, elle fut affectée à plusieurs reprises d'hépatites, suivies de fièvres rémittentes qui dégénéraient en intermittentes, tierces et quartes. A ces affections, qui exigèrent un long traitement, succéda une maladie nerveuse que des moyens adoucissans, le temps et la patience parvinrent à calmer. Madame reprit peu à peu une santé passable, qui dura près d'un an. Alors elle fut tout-à-coup troublée par le retour de la maladie du foie, caractérisée par une douleur violente dans l'hypocondre droit, d'abord continue, puis irrégulièrement périodique, accompagnée pendant les accès de vomissemens bilieux, qui résistèrent à tous les remèdes, et ne cédèrent qu'à l'emploi des bains tièdes, prolongés pendant huit à dix heures.

Au bout de quatre mois seulement, ces douleurs hépatiques cessèrent et vinrent se fixer dans la région iliaque gauche, conservant toujours leur caractère périodique. Pendant l'accès, on remarquait dans cette région une tumeur de la grosseur d'un œuf de poule, qu'on ne retrouvait plus dans l'intermittence.

Au milieu de ces graves accidens, on s'aperçut que le ventre se développait sans douleur vers sa partie inférieure, et la malade annonça à son médecin que, remariée depuis quelques mois, elle n'avait rien négligé pour devenir enceinte; que, quoique ses règles ne fussent pas interrompues, ce n'était pas une raison pour rejeter l'idée d'une grossesse, attendu que dans toutes celles qui avaient précédé, la menstruation avait constamment eu lieu pendant les premiers mois. Peu de jours après, les mouvemens de l'enfant ne laissèrent plus d'incertitude sur l'état de grossesse.

Dès-lors les souffrances diminuèrent; mais la douleur de la fosse iliaque ne se dissipa point, et nécessita la continuation des bains jusqu'au terme de la gestation.

Les douleurs s'étant manifestées à la fin du neuvième mois, l'accoucheur reconnut un commencement de travail, et à travers l'orifice du col dilaté il toucha une masse charnue, arrondie, qu'il ne put rapporter à aucune partie d'un enfant bien conformé; d'ailleurs ce corps n'était point renfermé dans des membranes, aucune poche d'eau ne le précédait; il ne s'était écoulé que fort peu de sérosité avant le travail.

Après quelques heures, les contractions de la matrice cessèrent, pour reparaître ensuite, mais faiblement. Les choses se passèrent ainsi pendant quatre jours, et la malade, affaiblie par ses maux antérieurs, ne se plaignit plus, dit que sa grossesse n'était qu'une illusion, et qu'elle avait pris, sans doute, pour des mouvemens d'enfant, des gaz roulans dans ses intestins.

Le cinquième jour cette dame succomba à la suite d'un violent accès de fièvre, qui dura vingt-quatre heures. L'accoucheur demanda et obtint l'autopsie. Il trouva dans la matrice un fœtus à terme, placé en travers, qu'il jugea mort depuis plusieurs jours, et au-dessous de lui une tumeur charnue, de forme sphérique, ayant le volume d'une grosse tête de fœtus, adhérant par une large base à la partie interne et gauche du col de l'utérus, et bouchant complètement son orifice.

Il est évident que c'était cette tumeur que l'accoucheur n'avait pu caractériser pendant le travail. Si la tête ou les pieds de l'enfant se fussent présentés les premiers, il est probable qu'ils auraient pu s'engager, et qu'il eût été possible de porter des secours à cette malheureuse dame. »

DEUXIÈME OBSERVATION.

Grossesse avec tumeur squirrheuse du col et d'une portion du corps de la matrice, qui a empêché l'accouchement, et procuré une rupture de cet organe.

Dans le mois de décembre 1808, le docteur Barry fut appelé chez madame Goujon, enceinte de cinq mois, pour la soulager d'une douleur vive et constante qu'elle éprouvait dans le bas-ventre du côté du bassin; il crut d'abord qu'il devait s'assurer, par le toucher, de la cause de cette douleur qui avait évidemment son siége dans la matrice; et il reconnut une tumeur dure dans la paroi latérale gauche de cet organe. Il paraît que son existence était antérieure à l'imprégnation; mais, d'après le rapport de la malade, elle n'était douloureuse que depuis le commencement de la grossesse, époque à laquelle cette dame avait éprouvé, jusqu'au troisième mois, des vomissemens, des coliques et une ménorrhagie.

Ces accidens se calmèrent pendant près d'un mois, et le cinquième de la gestation, cette dame, après avoir à plusieurs reprises senti les mouvemens obscurs de son enfant, fut prise de douleurs utérines plus intenses, qui la décidèrent à réclamer de nouveau les secours du docteur Barry.

C'était le 2 janvier 1809; il s'écoula spontanément par le vagin une grande quantité de sérosité, et M. Barry trouva une dilatation à l'orifice du col utérin, dont le rebord était extrêmement dur. L'écoulement aqueux continua pendant près d'un mois, sans que le travail de l'accouchement se prononçât; à cette époque, l'eau qui s'évacuait, de limpide qu'elle était, devint brunâtre et comme mélangée de méconium, et quelques jours après cette dame ressentit tout-à-coup dans le ventre un bruit, un craquement, que son mari et sa mère assurèrent avoir entendu. L'écoulement devint ensuite purulent, et d'une fétidité insupportable; il se supprima au bout de quelque temps; une fièvre lente hectique, accompagnée de coliques sourdes, s'établit, et la malade succomba dans les premiers jours d'avril. Pendant ce long intervalle, le docteur Barry la toucha à plusieurs reprises, et trouva toujours l'orifice de la matrice dans l'état indiqué plus haut.

Je fus appelé pour assister à l'ouverture du cadavre, qui fut faite par le docteur Dartigues, MM. Escoubas et Barry étant présens, ainsi que moi.

Après l'incision des parois de l'abdomen, il s'écoula beaucoup de sérosité roussâtre, d'une odeur infecte. La matrice, élevée jusque dans l'épigastre, adhérait avec les parois du bas-ventre, principalement à gauche; supérieurement et à droite, elle présentait une crevasse de la grandeur d'une pièce de trente sous, dont le pourtour était gangrené. Inférieurement, une partie du corps de cet organe et toute la longueur de son col offraient une énorme tumeur squirrheuse qui en oblitérait l'orifice. Nous trouvâmes dans la cavité utérine un enfant de volume ordinaire, macéré et flétri, mais sans décomposition putride (1).

TROISIÈME OBSERVATION.

Cancer du vagin et du col de l'utérus, avec grossesse terminée par l'avortement au sixième mois.

Madame Dubost, âgée de quarante-neuf ans, grande et belle femme, mère de plusieurs enfans qu'elle avait portés heureusement, était affectée depuis long-temps d'une maladie organique du vagin et du col de la ma-

---

(1) Paul Portal, dans son ouvrage sur la pratique des accouchemens imprimé en 1685, rapporte l'observation d'une femme affectée d'un ulcère carcinomateux à la partie droite du col de la matrice, ulcère qui ne l'empêcha pas d'accoucher d'un enfant bien portant : mais cette femme mourut à la suite de cette couche.

trice, pour laquelle elle avait consulté plusieurs médecins de notre ville.

Dans le mois de juillet 1812, le docteur Rapou, qui donnait des soins à cette dame, m'appela en consultation avec le docteur Rey, ancien chirurgien en chef de l'Hôtel-Dieu.

L'exploration nous fit reconnaître à tous les trois une tumeur sarcomateuse, adhérente à toute l'étendue de la paroi postérieure du vagin, et des prolongemens ou appendices de cette tumeur, confondus avec le col de la matrice, dont ils bouchaient l'orifice. Toute la surface de cette énorme tumeur, qui remplissait le conduit vaginal, était inégale et comme frangée, et il s'en détachait des fragmens imprégnés d'un ichor extrêmement fétide. Cette surface était cependant peu douloureuse, car le doigt qui la parcourait ne faisait presque pas souffrir la malade.

Les règles, suspendues depuis quelques mois, avaient, nous dit la malade, été remplacées, à des intervalles irréguliers, par des hémorragies que ses médecins avaient considérées comme provenant de la tumeur, et dépendant de l'érosion des veines devenues variqueuses: aussi les combattirent-ils avec succès par des injections astringentes.

Cette dame qui, quelque temps avant la suppression

Levret parle aussi de plusieurs femmes affectées de squirrhe, et même de cancer au col utérin, qui ont accouché sans les secours de l'art.

Pierre Amaud et Ruich rapportent des faits de ce genre, qui ont empêché l'accouchement et nécessité des procédés opératoires pour le terminer.

de ses règles, avait souffert l'approche de son mari, quoique étant dans l'état indiqué plus haut, nous dit qu'elle se croyait enceinte; ce qui ne nous parut pas probable, en raison des désordres organiques que nous avions observés.

Depuis notre consultation le ventre se développa régulièrement; les mouvemens de l'enfant se firent sentir au terme ordinaire, et le matin du 16 septembre 1812, parvenue au sixième mois et demi de sa grossesse, madame Dubost rendit tout-à-coup, par les voies naturelles, deux litres à peu près des eaux de l'amnios. Peu après elle éprouva des douleurs régulières d'accouchement, qui se soutinrent pendant toute la journée avec beaucoup d'intensité, sans produire aucune dilatation du col de la matrice.

Le docteur Rapou, son accoucheur, me fit mander à onze heures du soir. Je reconnus avec lui que la tumeur avait acquis un volume plus considérable que celui qu'elle avait lors de notre consultation, et qu'elle bouchait presqu'entièrement le vagin. Dans un tel état, l'accouchement nous parut impossible par les seuls efforts de la nature, et l'opération césarienne, unique ressource de l'art dans ce cas, devenant inutile pour la mère et pour l'enfant qui devait être privé de vie, nous nous bornâmes à prescrire des bains tièdes et quelques injections émollientes et détersives dans le vagin. Les bains modérèrent les douleurs, et parurent soulager la malade sans aucun résultat pour sa délivrance. Dans une telle extrémité, redoutant la rupture de la matrice, nous fîmes part de nos craintes à la famille, et nous proposâmes une nouvelle consultation qui n'eut lieu que le lendemain.

J'y fus appelé avec les docteurs Morel, Martin aîné et Bouchet, tous convoqués par M. Rapou.

Nous reconnûmes que, par l'effet des grands bains, et à la suite des contractions utérines qui se succédaient depuis plus de quinze heures, le col utérin s'était dilaté, que la tumeur sarcomateuse s'était affaissée ; ce qui permettait au doigt indicateur de distinguer au-dessus d'elle la tête de l'enfant. Les douleurs étaient vives alors, le pouls développé, et les forces assez bien conservées. Nous soutînmes le courage de la malade par l'espoir de la possibilité de sa délivrance; nous conseillâmes la continuation des grands bains, des injections émollientes, et l'administration de légers cordiaux. Nous convînmes enfin que si la tête franchissait le détroit supérieur et s'engageait dans le vagin, on essaierait l'application du forceps, malgré la présence de la tumeur.

Les douleurs se soutinrent fortes jusqu'à minuit, sans que la tête s'engageât davantage ; elles faisaient pousser des cris aigus à la malade : mais tout-à-coup elles cessèrent ; le ventre se météorisa, surtout du côté gauche et dans la région épigastrique ; la malade éprouva des étouffemens, des défaillances, et plus de contractions utérines. Je la revis le lendemain à huit heures du matin ; et, après avoir reçu ces détails de M. Rapou, nous trouvâmes dans le côté gauche du ventre météorisé une tumeur dure et saillante, que nous estimâmes être le dos ou les fesses de l'enfant, passés à travers une crevasse de la matrice, qui ne faisait plus au-dessus du pubis la saillie observée la veille.

La face de la malade était décomposée, le pouls

misérable ; les parois du ventre crépitaient sous les doigts, comme dans les emphysèmes. La mort, qui nous parut prochaine, eut lieu à une heure après midi, au moment où les assistans, cédant aux instances de madame Dubost, la soulevaient dans son lit.

On refusa l'ouverture du cadavre, que M. Rapou et moi aurions désiré obtenir.

QUATRIÈME OBSERVATION,

Communiquée par mon ami le docteur Baumers.

Engorgement du corps et du col de la matrice.

« Madame E***, mère de plusieurs enfans, douée d'une forte constitution, et d'un tempérament lymphatico-sanguin, jouissait habituellement d'une assez bonne santé, troublée cependant de temps à autre par des érysipèles au visage, ou par des affections catarrhales que des évacuations sanguines soulageaient constamment. Mais en ayant négligé l'emploi, dans la crainte de trop s'affaiblir, Madame ne tarda pas à éprouver un poids incommode et une espèce d'endolorissement dans la région de la matrice qui augmenta graduellement, au point de déterminer une douleur vive dans cet organe, se réfléchissant le long des cuisses et vers la région des reins, accompagnée d'un écoulement sanguin par la vulve, qui bientôt se convertit en une leucorrhée rebelle.

Je fis une exploration, et je trouvai l'utérus descendu à deux travers de doigt de l'entrée de la vulve, son corps présentant le double du volume de son état normal, son col dur, engorgé et entr'ouvert de manière à permettre l'entrée du doigt dans la cavité utérine. C'était surtout dans la lèvre antérieure que se remarquait la dureté avec tuméfaction traversée par des scissures douloureuses au toucher, qui déterminaient toujours une exsudation sanguine à chaque examen.

Cet état fut reconnu par deux médecins recommandables de notre ville, qui me furent adjoints en consultation, et qui partagèrent mon opinion sur la gravité de cette maladie.

Pour en borner les progrès, il fut convenu qu'on emploierait un traitement antiphlogistique, composé de saignées de bras, immédiatement suivies de l'application des sangsues à la marge de l'anus, de boissons délayantes, de bains, d'injections sédatives, d'un régime sévère et du repos dans la position horizontale. Ce traitement fait avec soin, et continué assez long-temps, modéra les accidens, au point que je crus pouvoir cesser mes visites, recommandant à la malade de continuer encore le régime prescrit.

Deux mois environ après, je fus rappelé, parce que cette dame éprouvait de nouveau les mêmes accidens, et de plus une profonde affection morale qu'elle m'exprima, en me disant: « Ou je suis enceinte, et cette complication rend ma mort certaine; ou bien ma maladie a fait de grands progrès, et je n'ai pour perspective que des souffrances atroces, sous le poids desquelles je dois également succomber. » Mes premiers soins furent de rassurer cette dame, en lui démontrant que, dans l'un comme dans l'autre cas, l'art possédait les moyens de la guérir. Cette assurance, donnée sans hésitation, et avec le sentiment d'une conviction profonde, produisit l'effet que j'en attendais, et je parvins à lui rendre la tranquillité. Je lui prescrivis de nouveau le repos, un régime convenable, des boissons délayantes et tempérantes, et après trois époques de suppression de règles, je lui pratiquai une saignée de bras. Les mouvemens de l'enfant ne me permettant plus de douter de la grossesse, je crus prudent d'insister sur la position horizontale jusqu'au cinquième mois, et de pratiquer encore deux saignées révulsives avant l'accouchement, une avec les sangsues, du cinquième au septième mois, et l'autre par la lancette, dans le huitième. Le régime et les boissons délayantes furent aussi continués jusqu'à la délivrance, qui fut heureuse et facile.

Il est remarquable que le col de la matrice, qui avait été affecté d'un engorgement dur et comme squirrheux, se dilata sans obstacle, et présenta une souplesse tout-à-fait naturelle, ce qui me parut fort extraordinaire et digne d'être noté.

CINQUIÈME OBSERVATION.

Engorgement squirrheux du col de la matrice, formant un bourrelet du volume d'une pomme.

Madame veuve M***, âgée de trente-six ans, vint me consulter, dans l'année 1810, pour des douleurs sourdes et profondes qu'elle ressentait dans le bassin, et qu'elle attribuait à la diminution et à l'irrégularité de ses règles. J'explorai les voies utérines, et je reconnus un engorgement circulaire du col de la matrice, ayant le volume d'une pomme, extrêmement dur et rénitent, douloureux au toucher. Je prescrivis à cette dame très-pléthorique une saignée de bras, l'application des sangsues à la vulve, et ensuite à la marge de l'anus, des bains, des injections émollientes et sédatives, des boissons antiphlogistiques, un régime doux.

Ce traitement n'eut d'autre résultat que de diminuer les douleurs; l'engorgement conserva le même volume et la même dureté. Je conseillai alors à la malade des fondans et des apéritifs, qui n'eurent pas plus de succès.

Cette dame, toujours languissante et désespérant de sa guérison, crut devoir me faire connaître la cause de sa maladie, qu'elle m'avait jusqu'alors soigneusement cachée. « Etant veuve, me dit-elle, j'eus « le malheur de devenir enceinte, il y a environ un « an; et voulant me soustraire à la honte et aux re- « proches de ma famille, je pris inutilement beau- « coup de remèdes pour me faire avorter. On m'a- « dressa alors à un de ces monstres qui font l'infâme « métier d'assassiner les enfans dans le sein de leur « mère; il me porta dans la matrice un stylet pointu « qui me procura une vive douleur, et fit évacuer « de l'eau et du sang. Peu de jours après je me blessai, « en rendant un petit enfant de deux mois et demi « environ. Depuis cette époque je n'ai pas cessé de « souffrir, et je suis tombée dans l'état de langueur « où vous me voyez. »

Après cet aveu, je fis suspendre les apéritifs et les fondans, et lui conseillai de nouveau les bains, les injections sédatives et résolutives, les boissons antiphlogistiques. Elle suivait ce traitement, lorsque les règles s'étant supprimées, elle éprouva tous les signes d'une nouvelle grossesse. Elle me fit part de ce nouveau malheur; je la consolai en lui promettant qu'une bonne grossesse la guérirait de son engorgement de la matrice. Elle reçut mes consolations, et prit des mesures pour se soustraire à sa famille et au public. Elle arriva heureusement au terme de la gestation; l'accouchement fut long, mais naturel : l'engorgement du col de l'utérus était presque nul à cette époque. Depuis lors cette dame a été bien réglée, et s'est parfaitement rétablie.

SIXIÈME OBSERVATION.

Engorgement squirrheux du col de la matrice, qui a résisté aux traitemens les plus rationnels, et qui a été guéri à la suite d'une grossesse.

Madame M***, âgée de trente-six ans, et mère de deux enfans, me consulta pour des douleurs qu'elle ressentait dans la profondeur du bassin, et qu'elle attribuait à une leucorrhée ancienne, que des médecins de Grenoble avaient regardée comme syphilitique, le mari de cette dame ayant eu plusieurs affections vénériennes. Depuis six ans elle avait inutilement employé plusieurs traitemens spécifiques.

J'explorai le vagin, et je reconnus un engorgement squirrheux du museau de tanche, ayant le volume d'un œuf de poule. Cette affection organique avait diminué le flux menstruel, sans le rendre irrégulier.

Je prescrivis à cette dame un traitement antiphlogistique, des injections émollientes, des bains, et un régime doux. Après un mois de ce traitement, ses règles se supprimèrent, et elle éprouva tous les symptômes d'une grossesse. Elle suspendit son traitement, et ne revint me voir que lorsqu'elle eut la certitude de sa grossesse, c'est-à-dire entre le cinquième et le sixième mois.

Je reconnus par le toucher que le col de l'utérus n'offrait plus de dureté que du côté interne, son pourtour étant mou et relâché. J'invitai cette dame à continuer l'usage des grands bains, et lui donnai l'espérance que la grossesse détruirait l'engorgement du col de la matrice.

Comme elle demeurait à trois lieues de Lyon, et que je refusai de l'accoucher, elle pria madame Bruni, sage-femme instruite de la Guillotière, de vouloir bien me remplacer pour cette opération.

L'accouchement ne s'effectua qu'après dix mois et demi de gestation, sans doute à cause de l'affection organique du col de la matrice que la sage-femme me dit avoir trouvé encore assez dur et rénitent, mais que des douleurs vives et répétées dilatèrent après cinq heures de travail.

Six semaines après cette heureuse délivrance, madame M*** vint me revoir, et je m'assurai que le museau de tanche n'offrait plus de traces d'engorgement, et que la leucorrhée n'existait plus. Cette dame est redevenue enceinte plusieurs fois, et a récupéré une santé parfaite.

V. AFFECTIONS DE L'OVAIRE.

PREMIÈRE OBSERVATION.

Tumeur de l'ovaire gauche, reconnue pendant une grossesse.

Le 7 juillet 1808, je fus appelé à Vénissieu, village du département de l'Isère, distant de deux lieues de Lyon, pour y voir la femme Caillot, âgée de vingt-sept ans, qui depuis six semaines s'était aperçue qu'elle portait dans le bas-ventre une tumeur volumineuse et assez douloureuse au toucher.

Cette tumeur occupait la fosse iliaque gauche, et plongeait de ce côté dans le bassin, ce qui me fit penser qu'elle appartenait à l'ovaire. Elle était oblongue, régulièrement arrondie dans sa surface, dure, rénitente et sensible au toucher : j'appris que cette tumeur était survenue à la suite d'une pneumonie grave, qui avait forcé cette femme à sevrer un enfant de deux ans qu'elle allaitait encore. Les parens de la malade me dirent que des douleurs vives dans la région iliaque avaient précédé l'apparition de la tumeur, et qu'une perte utérine s'était manifestée en même temps.

L'extrême maigreur de la malade, sa faiblesse, la décoloration de sa peau, le resserrement du ventre, la rareté des urines et l'absence totale de la fièvre, me laissèrent incertain sur la nature de cette tumeur, que je soupçonnai cependant s'être développée dans l'ovaire, à la suite d'une inflammation sourde et latente de cet organe. Je me bornai à prescrire des boissons mucilagineuses, légèrement apéritives, des cataplasmes et des fomentations émollientes sur la tumeur, des lavemens laxatifs, et un régime doux et analeptique. J'invitai le mari à appeler le chirurgien du lieu pour observer l'effet de ce traitement, et correspondre avec moi pour la suite de cette maladie.

Six à huit jours après il vint me voir, et m'apprit que la femme Caillot, après un travail de quelques heures, avait accouché d'un fœtus de trois mois et demi environ, et qu'après l'accouchement la tumeur de l'ovaire était absolument la même.

J'ai su depuis que cette malheureuse avait succombé à la suite de cette couche.

DEUXIÈME OBSERVATION.

Tumeur de l'ovaire droit, ayant le volume de la tête d'un fœtus à terme, survenue pendant une grossesse, dont l'accouchement fut naturel et heureux.

Madame de Mauregard, de Montfaucon, département de la Haute-Loire, vint me consulter dans le mois de juillet 1808, pour une tumeur qu'elle portait dans les régions hypogastrique et iliaque droites : sa forme était sphérique, et son volume égalait celui de la tête d'un fœtus à terme. Cette tumeur s'était développée dix-huit mois auparavant, pendant une grossesse, et à la suite d'une walse qui détermina une vive douleur dans la partie inférieure et latérale du ventre. Lorsqu'on la reconnut au cinquième mois de la gestation, elle n'avait que le volume d'une petite pomme, et paraissait distinctement séparée du corps de la matrice. Elle augmenta par gradation, et s'élevant au fur et à mesure du développement de l'utérus, elle vint occuper sur la fin de la grossesse le côté droit de l'épigastre. Après la délivrance, elle suivit les mouvemens de contraction de la matrice, et se fixa dans la région iliaque droite : dans cette position, son volume avait presque triplé depuis l'accouchement.

Sa forme arrondie, son indolence, son défaut de dureté dans toute sa surface, et une sensation de fluctuation profonde, me firent penser qu'elle contenait un fluide et que c'était une tumeur enkystée de l'ovaire ou de la trompe.

Les règles chez cette dame étaient régulières, et seulement, depuis deux mois, précédées d'une leucorrhée. Il n'existait aucune altération dans sa santé; elle n'avait jamais éprouvé de fièvre, ni ressenti de douleurs dans la tumeur, excepté lorsqu'elle se livrait à l'exercice de la walse.

Le toucher me fit reconnaître que l'utérus était dans un état d'intégrité parfaite, et que son col n'était point dévié par la tumeur dont on ne distinguait pas le plancher par le vagin.

Le docteur Petit, que j'appelai en consultation, partagea mon avis sur la nature de cette affection. Nous prescrivîmes un traitement palliatif, et nous donnâmes l'espérance à la malade que, si la tumeur existait dans l'ovaire ou dans la trompe, elle pourrait se vider par les voies naturelles, comme Haller en a rapporté des observations; que dans le cas contraire, si la tumeur faisait de plus grands progrès, et que la fluctuation devînt plus évidente, on pourrait donner issue au fluide par le caustique ou le trois-quarts.

TROISIÈME OBSERVATION.

Sur la fin de l'année 1810, je fus consulté par mad. ***, âgée de trente-neuf ans, qui portait dans la fosse iliaque droite une tumeur du volume de la tête d'un enfant, égale dans sa surface, dure, rénitente, douloureuse au toucher, légèrement mobile, s'enfonçant profondément sur le côté correspondant de la matrice qu'elle refoulait sensiblement à gauche. Le docteur Petit consulté alors, ne pouvant assigner aucune cause à cette tumeur, et n'ayant pas même de date précise sur l'époque de sa formation, crut, d'après les conjectures tirées de son volume et de sa dureté, qu'elle avait plus de trois années d'existence. Son siége lui parut être dans l'ovaire droit, ou sur la membrane extérieure de la matrice. Les docteurs Gilibert et Cartier furent, ainsi que lui, d'avis que cette tumeur avait un caractère squirrheux. Pour s'opposer à sa dégénérescence, ils conseillèrent unanimement l'usage des apéritifs et des fondans appropriés à l'état de la malade : ce traitement fut dirigé par M. Robas, médecin ordinaire de Madame, jusqu'au 3 juin 1811, époque à laquelle Madame alla à Vichy, où les eaux lui furent administrées en douches, en bains et à l'intérieur avec assez de succès. Elle reprit l'appétit et le sommeil, qu'elle avait perdus avant l'usage de ces eaux. Cependant la tumeur, quoique moins fatigante, n'avait pas diminué de volume, seulement elle n'était plus douloureuse au toucher.

Cet état se soutint jusqu'au 15 octobre de la même année, époque à laquelle Madame, qui était veuve et n'avait jamais eu d'enfans, contracta un second mariage. Bientôt elle éprouva des tiraillemens déchirans dans les jambes, un poids accablant dans le bas-ventre, principalement vers le siége de la tumeur, de l'insomnie, de l'inappétence, des vomissemens, etc. — Le 28 décembre, elle eut une perte utérine abondante, précédée et suivie de douleurs semblables à celles de l'enfantement. M. Robas crut distinguer, au milieu de nombreux caillots, les dépendances d'un fœtus. Quelques jours après, l'état de malaise se dissipa, la tumeur diminua sensiblement de volume; toutes les fonctions s'exercèrent avec plus de régularité, et le 11 février 1812, Madame put, sans être fatiguée, se livrer à l'exercice de la danse. Cependant les règles s'étaient supprimées, et, dans les premiers jours de mars, les symptômes qui avaient précédé la perte utérine reparurent avec plus d'intensité. M. Robas, rejetant tout soupçon de grossesse, employa les moyens propres à rappeler l'écoulement menstruel; il persista dans leur usage jusqu'au 15 mai, époque à laquelle Madame, renonçant à toute espèce de remèdes, recouvra une santé, sinon parfaite, au moins aussi bonne que pouvait le permettre un état de grossesse qu'on ne soupçonnait pas, en raison de la tumeur dont le volume avait même augmenté. On distinguait encore une autre tumeur dans l'hypogastre, probablement formée par le développement de la matrice; car Madame eut bientôt la certitude d'une grossesse, par les mouvemens de l'enfant: elle vint se confier à mes soins un mois avant son accouchement. La tumeur alors s'était élevée avec la matrice, et se trouvait dans l'hypocondre droit, au-dessous des fausses côtes.

Le 29 octobre, terme révolu de la gestation, les premières douleurs se firent sentir sur les trois heures du matin. La tumeur, grosse comme la tête d'un enfant de quatre ans, acquérait de la dureté et se contractait en même temps que la matrice; elle n'était douloureuse au toucher que dans le point de son adhérence avec cet organe. La dilatation de l'orifice utérin s'opérait avec lenteur ; le 30, à sept heures du matin, il n'offrait encore que la largeur d'un écu de trois livres ; à neuf heures je perçai la poche des eaux, dont l'écoulement soulagea la malade ; ce qui rendit les douleurs plus actives. A onze heures, la tête était parvenue dans l'excavation du bassin ; mais les forces de la femme commençant à se déprimer, et les contractions étant insuffisantes pour vaincre la résistance des parties molles, j'appliquai le forceps, et j'amenai un enfant petit et grêle, quoique bien portant. Après l'accouchement, la tumeur resta dans l'hypocondre droit ; je distinguai une espèce de collet en forme de cordon qui la liait à l'utérus, et sur ce point d'adhérence, des duretés qui s'étendaient jusque sur la partie antérieure et latérale du corps de la matrice. Comme cet organe conservait un volume considérable, et s'élevait jusqu'au-dessus de l'ombilic, l'accélération et la petitesse du pouls, la pâleur du visage, l'absence de l'écoulement vaginal, et surtout des défaillances répétées m'annonçant une hémorragie interne, je me hâtai de faire des frictions sur l'utérus et des applications d'oxycrat froid sur le ventre, qui favorisèrent la sortie de nombreux caillots et firent cesser les accidens. La tumeur descendit à mesure que la matrice, en se contractant, revint à sa situation naturelle, et reprit la place qu'elle occupait avant la grossesse.

La fluxion laiteuse se fit naturellement, et les lochies furent très-abondantes. Madame éprouva alternativement, dans la matrice et dans la tumeur, des douleurs qu'elle distinguait parfaitement les unes des autres. Six semaines après l'accouchement, lorsqu'elle quitta Lyon, sa tumeur toujours douloureuse avait diminué au moins des deux tiers.

Quoique les observations suivantes ne se lient pas directement au sujet de ce Mémoire, puisqu'elles n'ont aucun rapport avec la grossesse, j'ai cru pouvoir les joindre aux trois dernières qu'on vient de lire, avec lesquelles elles ont de l'analogie, en raison du siége et de la nature de la maladie.

Depuis que les médecins modernes, guidés par le flambeau de l'anatomie pathologique, ont étudié avec plus de soin la nature des kystes qui se développent dans le corps humain, il est bien démontré que leur organisation n'est pas toujours identique. Ceuxqui naissent sur les dégénérescences squirrheuses des ovaires ou de la matrice ont évidemment la structure des membranes séreuses, leurs parois n'étant probablement que l'extension du péritoine qui recouvre ces organes. Aussi ces kystes contiennent presque toujours une humeur analogue à celle qui lubréfie cette enveloppe de la cavité abdominale; ce qui leur a fait donner le nom d'hydropisie enkystée, pour les distinguer de celle qu'on appelle ascite, dans laquelle l'eau occupe toute la cavité péritonéale.

L'hydropisie enkystée, dont je m'occupe, n'est susceptible que d'un traitement palliatif; car sa reproduction, lorsqu'on a donné issue à la sérosité qui la forme, suit ordinairement les progrès de la maladie principale, qui est toujours incurable.

Pour démontrer cette vérité, j'ai choisi parmi un grand nombre de faits, que j'ai trouvés dans mes notes, les deux suivans, que j'avais rédigés dans tous leurs détails. On verra dans l'un, que la collection séreuse s'est reproduite après plusieurs ponctions, et s'est terminée d'une manière funeste; et dans l'autre, que les parois du kyste ne se sont pas remplies de nouveau, mais que l'affection organique, qui a fait de grands progrès, se terminera probablement aussi d'une manière fâcheuse.

PREMIÈRE OBSERVATION.

Hydropisie enkystée de l'ovaire droit, développée sur un engorgement squirrheux de cet organe, traitée palliativement par la ponction.

Madame J... femme du receveur-général du département de la Loire, âgée de trente ans, douée d'un tempérament éminemment nerveux, était mariée depuis plusieurs années, et n'avait point eu d'enfans. Dans le mois de mars 1819, elle se rendit à Lyon pour me consulter, et me donna les renseignemens suivans sur l'origine et les progrès de la maladie pour laquelle elle réclamait mes conseils. Depuis environ vingt mois, elle avait éprouvé une vive impression morale, qui fut aussitôt suivie d'un frisson et d'un tremblement général de tous les membres, accident qui fut combattu efficacement par un bain chaud : dans la nuit suivante elle ressentit dans l'hypogastre une douleur aiguë, qui dura pendant deux jours, revint ensuite à des intervalles irréguliers, et disparut après un mois ou six semaines. Madame s'aperçut alors que son ventre grossissait, sans éprouver d'ailleurs aucune incommodité. Ce développement du ventre, qui se fit graduellementpendant six mois, coïncidant avec une diminution marquée du flux menstruel, entretint chez la malade l'erreur d'une grossesse. Elle parla alors de son état au médecin qui avait sa confiance : il explora le ventre, et reconnut un engorgement de l'ovaire droit, pour la résolution duquel il lui conseilla l'usage des douches d'eau thermale d'Aix en Savoie, dont elle n'obtint aucun succès.

Après avoir reçu tous ces détails, j'examinai le ventre, que je trouvai assez régulièrement développé, comme dans une grossesse de huit ou neuf mois. Je le percutai dans différens sens, et je reconnus principalement à droite une ondulation ou fluctuation profonde, bien différente de celle qu'on rencontre dans l'ascite. La circonscription arrondie du ventre, qui ne changeait pas de forme, soit que Madame se couchât sur le côté gauche, soit qu'elle s'inclinât sur le côté droit, ne me permit pas de douter que le fluide qu'il contenait était renfermé dans un kyste, et non dans la cavité péritonéale. Pour confirmer ce diagnostic, j'explorai le vagin, et je trouvai dans le fond de ce conduit, et principalement à droite, un plancher dur et rénitent, qui appartenait évidemment à l'ovaire de ce côté, et qui servait de base au kyste développé dans le ventre. En appliquant une main sur ses parois, il me fut facile d'imprimer au liquide qu'il contenait un mouvement d'ondulation que ressentait mon doigt placé dans le vagin. Cette exploration, en me donnant la certitude que l'hydropisie enkystée n'était qu'un symptôme d'une grave affection organique de l'ovaire droit, me laissait peu d'espoir de guérison. Cependant la santé de madame J... ne paraissait pas d'ailleurs profondément altérée; elle n'éprouvait aucune douleur dans l'organe affecté, les menstrues venaient régulièrement, les urines étaient naturelles et assez abondantes, les digestions bonnes, les selles régulières et, faciles; et sans la gêne que lui causait l'augmentation progressive de son ventre, elle aurait cru jouir de la plus parfaite santé. Elle demandait avec instance qu'on la débarrassât de ce volume incommode; ce qui me décida à lui proposer la paracentèse, que je ne regardai cependant que comme un moyen palliatif. Elle l'accepta avec empressement, et je la pratiquai le 3 avril 1819, en présence du docteur Richard qui suivait alors ma pratique. Le trois-quarts fut dirigé sur le côté droit, mais beaucoup plus bas que le lieu où l'on fait cette opération dans l'ascite. Son introduction éprouva une assez grande résistance lorsqu'il pénétra dans le kyste, et je l'enfonçai beaucoup plus profondément qu'on ne le fait dans la paracentèse ordinaire. La matière qui s'écoula par la canule était de nature albumineuse, assez semblable, pour sa consistance, à de la glaire d'œuf; sa couleur d'un brun obscur, et sa quantité de vingt-quatre livres, ce qui équivaut à douze pintes de Paris. La malade éprouva peu de douleur pendant l'opération; mais au moment où je retirai la canule du trois-quarts, elle ressentit dans tout le ventre de vives tranchées, qui s'accompagnèrent de gêne dans la respiration et d'une espèce de défaillance assez alarmante. Les accidens cessèrent lorsque la malade fut placée horizontalement dans son lit, et que je lui eus comprimé l'abdomen avec un bandage de corps. Après cette compression elle se trouva fort bien, et le sixième jour après l'opération elle fut en état de faire plusieurs courses à pied. Le ventre resta cependant un peu plus volumineux que dans l'état ordinaire, quoique je ne distinguasse aucune fluctuation dans le kyste : mais je reconnus, à travers les parois du ventre, dans l'hypogastre, précisément au-dessus de la vessie, une tumeur volumineuse, indolente, mobile, et s'inclinant de droite à gauche. J'ai appris que madame J... a subi depuis plusieurs autres ponctions, et qu'elle a fini par succomber, après quelques années, à la maladie organique de l'ovaire droit, dont l'hydropisie enkystée n'était que le symptôme.

DEUXIÈME OBSERVATION.

Hydropisie enkystée de l'ovaire droit.

Madame B.., de Mâcon, âgée de soixante-deux ans, vint me consulter à Lyon, dans le mois de juin 1833. Elle me remit un mémoire du médecin qui la soignait, et qui contenait en substance que cette dame, d'une forte constitution, était sujette depuis plusieurs années à des mouvemens fluxionnaires sur le ventre; qu'elle avait même eu un engorgement de la rate, qui n'avait été détruit que par l'usage des eaux de Vichy, prises à la source pendant deux années consécutives; que, depuis un an ces fluxions paraissant avoir changé de direction, elle avait éprouvé une inflammation derrière les oreilles, suivie d'une exsudation d'une humeur lymphatique, comme gourmeuse, qui, en cessant de couler, avait produit une altération évidente dans les traits du visage, dont la peau était devenue de couleur plombée; que dès-lors le ventre était devenu douloureux et avait augmenté de volume; qu'à ces accidens s'était jointe une fièvre continue, avec des signes de saburres dans les premières voies, qui se termina par la formation d'un dépôt à la lèvre supérieure. Ces divers accidens n'avaient cependant apporté aucun changement dans l'état du ventre, qui avait encore augmenté de volume.

Ayant exploré l'abdomen, je reconnus du côté de la fosse iliaque droite une tumeur assez volumineuse, circonscrite et mobile, dans laquelle je distinguai une fluctuation sourde et profonde; ce qui me la fit envisager comme une hydropisie enkystée, développée probablement sur quelque affection organique de l'utérus ou de ses dépendances. Une exploration par le vagin justifia ma présomption; car je reconnus que l'ovaire droit était engorgé, dur, et formait le plancher du kyste développé à l'extérieur, qui, en pesant sur la matrice, la déviait à gauche. Le col de cet organe m'ayant paru, au toucher, mou et relâché, ainsi que la portion de son corps que je pus atteindre, je conclus que l'engorgement n'appartenait qu'à l'ovaire. Voulant m'assurer de la présence du fluide dans le kyste que j'avais cru reconnaître à l'extérieur du ventre, je pressai la tumeur en la déprimant sur mon doigt placé dans le vagin au-dessous de la tumeur, et je sentis une ondulation sensible établie entre mon doigt qui était en rapport avec la tumeur, et ma main appliquée sur le ventre.

Comme le développement du kyste n'était pas considérable, et que les fonctions du ventre étaient peu gênées, je prescrivis un traitement propre à combattre l'engorgement de l'ovaire, dont l'hydropisie enkystée n'était qu'un résultat. Ce traitement consista dans l'établissement d'un large exutoire à la cuisse droite, dans l'emploi des purgatifs salins, des apéritifs et des fondans, et d'un régime approprié, renvoyant la ponction à une époque où la tumeur prendrait un plus grand développement.

Au mois de juin de l'année suivante, madame B... revint à Lyon : son ventre avait acquis un volume extraordinaire, gênait les fonctions digestives et celles de la respiration. Elle me pria avec instance de lui faire la ponction. Je la pratiquai le 24 du même mois, et lui tirai près de quinze litres d'une sérosité verdâtre et trouble. Je fus obligé de me servir d'un trois-quarts un peu long, et j'éprouvai une assez forte résistance en pénétrant dans le kyste. Le lendemain de l'opération, la malade eut un mouvement de fièvre qui dura quarante-huit heures, et le quatrième ou cinquième jour elle retourna dans ses foyers.

Cette année, dans le mois de juillet, elle est revenue me consulter, et j'ai reconnu que la tumeur de l'ovaire avait beaucoup augmenté, qu'elle présentait trois bosselures occupant l'hypogastre, qu'on pourrait prendre pour des tumeurs distinctes, quoiqu'elles ne soient bien évidemment que des portions séparées de la même tumeur. Les parois du kyste, revenues sur elles-mêmes, semblaient ne contenir que peu ou point de fluide, car on n'y observait ni ondulation, ni fluctuation. Cette dame qui a beaucoup maigri, présente cependant un assez bon teint; les fonctions digestives se font bien: je lui ai conseillé l'usage des eaux de Plombières en douches et en bains, dans l'espérance que ce moyen pourra borner les progrès de cette tumeur que je ne crois pas susceptible de résolution.

DES DÉPOTS

DES ANNEXES DE LA MATRICE,

QUI SURVIENNENT A LA SUITE DES COUCHES.

L'INFLAMMATION des annexes, ou dépendances de la matrice, est beaucoup plus commune que celle de cet organe lui-même, quoique presque toutes les causes qui la produisent dépendent du trouble ou de l'irrégularité des fonctions utérines. Rien de plus ordinaire, lorsque les règles sont interrompues ou irrégulières, que les douleurs sourdes et quelquefois aiguës du côté des ovaires, des trompes, des ligamens larges et ronds qui fixent l'utérus dans le bassin.

Les mêmes phénomènes pathologiques s'observent aussi souvent chez les jeunes filles, à l'époque de la nubilité, quand le flux menstruel s'établit avec peine; et plus fréquemment encore chez les femmes, au moment où la menstruation cesse. Mais c'est surtout après le travail de l'accouchement, et pendant la période des couches, que cette inflammation est plus fréquente et suivie des plus graves accidens.

Les phénomènes de la conception, en développant d'une manière plus complète la vie organique de l'utérus, lui impriment une sensibilité relative, mais temporaire, supérieure à celle de tous les autres organes de l'économie de la femme. Cette augmentation de sensibilité s'étend par communication sympathique à toutes les parties contenues dans l'hypogastre, et y détermine, pendant la grossesse, une turgescence nerveuse qui en fait le centre principal des fluxions. Aussi a-t-on remarqué que les phlegmasies chroniques et les irritations spasmodiques fixées avant la grossesse sur certains organes, tels que les poumons, le cerveau, l'enveloppe cutanée, étaient en quelque sorte suspendues pendant la durée de la gestation, et ne reprenaient leur activité que quelque temps après les couches. Ainsi la phthisie, la manie, les dartres, les ulcères cutanés, les inflammations chroniques des yeux et d'autres parties du corps, diminuent ou disparaissent sous l'action révulsive de la fluxion utérine. C'est encore à ce changement opéré par la grossesse dans la sensibilité organique de l'utérus, qu'il faut attribuer ces épiphénomènes sympathiques si multipliés et si bizarres qui se montrent pendant la durée de la gestation, mais qui, n'ayant que des rapports éloignés avec le sujet de ce Mémoire, ne doivent point dans ce moment occuper mon attention.

Les ovaires, les trompes, les ligamens de l'utérus, le péritoine qui les enveloppe, les glandes et les vaisseaux lymphatiques qui les avoisinent, le tissu cellulaire qui les lie, ont des rapports trop immédiats avec l'utérus, pour ne pas participer à cet accroissement de sensibilité, ou, si l'on veut, à cet appareil fluxionnaire, dont l'effet est d'appeler une plus grande quantité de sucs nourriciers, de les tenir en dépôt dans ces tissus, pour les faire servir à la nutrition et à l'accroissement graduel du fœtus, tant qu'il est renfermé dans la cavité de l'utérus.

Après l'accouchement, l'équilibre de la sensibilité tend incessamment à se rétablir; les fluxions, au lieu de conserver une direction vers un centre spécial, se disséminent selon l'ordre naturel des fonctions et l'idiosyncrasie générale : bientôt les glandes mammaires deviennent à leur tour un centre principal de fluxion des sucs nourriciers; et leur sensibilité organique, s'accroissant en raison inverse de celle de l'utérus, appelle, par le moyen des absorbans, une partie des sucs surabondans dont les tissus de la matrice et de ses dépendances sont encore abreuvés, ce qui constitue une véritable pléthore lymphatique; le reste est rejeté au-dehors par les voies des lochies, des urines, des sueurs, des évacuations alvines, et généralement de tous les couloirs excréteurs.

Tant que les choses se passent ainsi, l'ordre des fonctions se rétablit insensiblement, et l'on ne voit survenir ni trouble, ni accident; car on ne peut considérer comme symptômes de maladie ni ces petits frissons, ni cette accélération du pouls, ni ce léger accroissement de chaleur à la peau, qui ne sont que le résultat d'un travail général de la nature, soit pour transporter l'ordre des fluxions vers les organes mammaires, soit pour ouvrir les couloirs de tous les émonctoires.

Mais si ce travail est troublé; si, par suite d'une multitude de causes, dont les unes sont accidentelles et les autres inhérentes à la constitution individuelle, les tissus ne peuvent parvenir à se débarrasser des sucs dont ils sont engorgés ; si la fluxion mammaire ne s'établit pas convenablement, il se manifeste plus tôt ou plus tard des points d'irritation ou de fluxion inflammatoire qui, selon le siége qu'ils occupent, le nombre, la qualité et l'étendue des parties qu'ils embrassent, et les complications hygiéniques qui les affectent, donnent naissance aux métrites, aux phlegmasies des annexes de l'utérus, aux entérites, et généralement à toutes les espèces de maladies confondues sous la dénomination trop vague de puerpérales ou laiteuses.

Ce n'est pas sans apparence de raison que les modernes nomenclateurs se sont élevés contre la dénomination de maladies laiteuses, donnée à toutes ces affections par les médecins anciens ; mais ne peut-on pas leur reprocher d'avoir trop rattaché l'énonciation des maladies qu'ils signalent, au principe unique de l'inflammation, en isolant celle-ci de la circonstance physiologique qui la produit ? A mon sens, la dénomination la plus nosographique doit être celle qui joint à l'énonciation de l'être celle de ses principaux attributs naturels ou accidentels, parce qu'elle forme alors une image qui fixe le jugement, et ne lui permet plus de s'égarer. Ainsi les maladies qui naissent sous l'influence des phénomènes de la grossesse et de l'accouchement, doivent se lier aux changemens introduits par ces phénomènes dans la sensibilité générale et dans la direction des sucs lymphatiques ou nourriciers rassemblés par la nature, pour des besoins prévus. De là suit la nécessité, en conservant à ces maladies la dénomination typique du genre, d'y ajouter un adjectif qui qualifie l'espèce.

*

Aussi croyons-nous convenable de conserver l'expression de dépôts puerpéraux, à ces grands foyers de matière puriforme évidemment formés par la congestion de cette lymphe nourricière, dont les tissus utérins sont abreuvés pendant la grossesse, et qui après l'accouchement ne sont ni complètement évacués par les émonctoires, ni suffisamment repris par les absorbans.

En vain opposera-t-on que les fluides contenus dans ces dépôts, soumis à l'analyse chimique, ne présentent pas les mêmes élémens que le lait : cette objection ne prouve autre chose, si ce n'est que la lymphe nourricière n'est point une liqueur homogène à celle du lait, quoique l'une et l'autre soient nutritives ; secondement, que, pour qu'elle contracte les qualités du lait, elle doit être élaborée par les glandes mammaires ; troisièmement, que l'état inflammatoire décompose les fluides de notre économie, et change leur qualité chimique, en y introduisant de nouveaux élémens.

Mais j'abandonne cette digression, peut-être déjà trop longue, et cependant nécessaire, pour développer ma théorie sur la formation des dépôts qui font l'objet de ce Mémoire.

Je dois prévenir que je n'ai pas l'intention de présenter un travail complet sur cette grave affection ; mais que le but spécial de ce Mémoire est de faire connaître le procédé chirurgical qui m'a le mieux réussi, pour donner issue au pus des dépôts formés dans les annexes de la matrice, lorsque, toutefois, ils ne sont pas en rapport avec les conduits excréteurs voisins.

Aussi je n'énumérerai pas les causes nombreuses qui peuvent donner lieu à l'irritation et à l'inflammation des annexes de l'utérus, qui préparent ces congestions lymphatiques, d'où résultent ces grands et profonds dépôts du bassin ; je ne parlerai pas de la marche tantôt aiguë, tantôt chronique de ces dépôts ; je ne signalerai pas les symptômes locaux et généraux qui les accompagnent, les signes qui les font reconnaître, et les accidens si souvent funestes qui les suivent. Les observations que j'ai recueillies offriront cependant plusieurs traits de ce tableau, que j'aurais pu rendre complet en empruntant ceux qui lui manquent à la pratique des autres ; mais j'aurais dépassé le but que je me suis proposé, qui est de ne faire connaître que les faits tirés de ma propre pratique.

Les annexes de la matrice étant recouvertes et enveloppées de toutes parts par le péritoine, il résulte de cette disposition anatomique, que les dépôts qui se forment dans leur tissu, se trouvant au-dessous de cette enveloppe générale des viscères abdominaux, doivent nécessairement, lorsqu'ils s'ouvrent, déverser le fluide purulent dans la cavité du ventre, à moins que le péritoine enflammé ne contracte des adhésions ou adhérences avec les parois de cette cavité ou avec quelques-uns des conduits excréteurs voisins.

Ayant observé que plusieurs de ces dépôts, dans lesquels ces adhérences ne s'étaient point formées, s'ouvraient spontanément dans le ventre et donnaient lieu à une mort prompte, je réfléchis sur les moyens propres à favoriser cette adhésion salutaire entre les portions du péritoine qui recouvrent ces dépôts, et les parties correspondantes de la même membrane qui tapissent intérieurement la cavité abdominale. — La potasse caustique, appliquée sur le point le plus saillant de ces collections purulentes me parut le moyen le plus favorable à la réussite de ce projet : j'espérais qu'en cautérisant la peau je produirais promptement un travail inflammatoire, qui, par irradiation sympathique, s'étendrait à l'intérieur, et ne tarderait pas à mettre en contact la membrane déjà enflammée du dépôt avec le point correspondant du ventre, rapidement phlogosé par l'action du caustique. Je calculai que, de l'inflammation de ces deux surfaces d'une membrane séreuse, il devait résulter une adhésion, phénomène pathologique qu'on observe assez ordinairement lorsque les tissus membraneux sont affectés de flegmasie.

D'heureux succès ont réalisé les espérances que j'avais conçues, et confirmé une théorie que j'étais fondé à croire rationnelle. Le raisonnement et l'expérience se réunissent donc pour prouver d'une manière évidente, que, pour l'ouverture des dépôts dont je m'occupe, le caustique doit avoir la préférence sur l'instrument tranchant, parce que ce dernier, en donnant issue au pus, ne peut remédier à un accident majeur, auquel le premier s'oppose, celui de l'épanchement partiel au moins du fluide purulent dans la cavité abdominale.

Mais, avant de présenter les observations que j'ai recueillies sur ce genre de dépôts, je veux prouver, par quelques faits pratiques choisis parmi un grand nombre que j'ai cru inutile de rassembler, que lorsqu'on est assez heureux pour opérer dès le début la résolution de l'inflammation des annexes de la matrice, on rétablit promptement l'ordre naturel des fonctions puerpérales, et on combat victorieusement les congestions lymphatiques dont j'ai parlé, qui donnent lieu à ces suppurations vastes et profondes de la cavité du bassin.

PREMIER FAIT.

Madame Vial, âgée de vingt-cinq ans, demeurant dans la rue Dubois, accoucha, le 6 juin 1816, de son premier enfant. Il présentait les fesses, et fut victime de la compression du cordon ombilical, malgré la célérité que M. Jobert son accoucheur mit à appliquer le forceps, après la sortie du tronc de l'enfant.

Madame Vial n'éprouva cependant aucun accident, et sortit le vingtième jour de sa couche par un temps froid et humide. Elle eut l'imprudence de s'asseoir sur un banc de pierre : elle ne tarda pas à éprouver des malaises, des frissons et des douleurs abdominales, qui la forcèrent à se mettre au lit. Le lendemain, 27 juin, elle fit appeler M. Jobert, qui lui trouva de la fièvre, le ventre tendu et douloureux, quoique les lochies sanguines ne fussent pas complètement supprimées. Le 28, ces accidens étaient devenus plus intenses, malgré l'emploi des fomentations émollientes, des infusions mucilagineuses, d'une potion calmante, et d'une diète sévère. Des nausées et plusieurs selles diarrhéiques survinrent dans la matinée, et les lochies furent presque supprimées; M. Jobert prescrivit une tisane de poulet nitrée, la continuation des fomentations alternées avec des embrocations de baume tranquille, des lavemens de décoction de têtes de pavots et de graines de lin, et l'application de six sangsues à la partie interne et supérieure des cuisses. Le 29, les accidens avaient diminué, le dévoiement n'existait plus, mais le ventre restait tendu et douloureux. Le 30, appelé en consultation avec M. Jobert, nous reconnûmes une inflammation des annexes de la matrice s'étendant au péritoine, et nous convînmes d'insister sur le traitement rationnel prescrit par le médecin ordinaire, d'y ajouter quelques bols de nitre et de camphre, l'application d'une vessie remplie d'une décoction émolliente entre les cuisses, et de faire une seconde application de sangsues, si la tension du ventre et les douleurs persistaient. Cette application ne fut faite que le 2 juillet, parce qu'aux accidens indiqués plus haut s'était jointe une rétention d'urine. Ce dégorgement sanguin eut le plus heureux effet : les lochies devinrent plus abondantes, et les urines reprirent leur cours. On insista sur les antiphlogistiques. Le 5 juillet, la fièvre continuant, et les douleurs abdominales ne cessant pas, je fus rappelé auprès de la malade, et je reconnus avec son médecin une énorme tumeur, s'étendant de la région iliaque gauche jusque dans l'hypogastre. Elle était très-douloureuse au toucher; la cuisse correspondante participait à cette douleur; les glandes de l'aine gauche étaient tuméfiées; l'excrétion des urines était fréquente, et ne s'opérait qu'avec des cuissons qui faisaient pousser des cris à la malade; la langue était saburrale. Nonobstant les symptômes inflammatoires que les dégorgemens sanguins n'avaient fait qu'amender, nous pensâmes qu'une révulsion sur l'estomac, par le moyen de l'ipécacuanha aurait un heureux résultat pour détruire cette congestion lymphatique. Quinze grains de poudre de cette racine furent administrés, et déterminèrent plusieurs vomissemens bilieux. L'effet de ce vomitif diminua la sensibilité générale du ventre, mais les douleurs parurent se concentrer dans la tumeur, et les urines coulèrent en abondance. Nous prescrivîmes la continuation des fomentations, des cataplasmes émolliens, l'usage du petit-lait de Weiss, dans lequel nous remplaçâmes le sel d'epsom et le séné par quinze grains de terre foliée de tartre, et une tisane de gramen et de racine de persil; enfin, des lavemens émolliens, avec addition de deux onces de miel de mercuriale. Les accidens restèrent les mêmes jusqu'au 9 juillet, où l'on administra une once d'huile douce de ricin, avant l'usage du petit-lait composé, que la malade prenait dans la matinée. Ce remède procura plusieurs selles, et calma évidemment les douleurs concentrées sur la tumeur. Le 11, la fièvre était moindre, la malade avait reposé dans la nuit. Le 12, la tisane apéritive et le petit-lait de Weiss étant continués, la malade rendit en abondance une urine trouble et épaisse, ainsi que des selles liées: ce qui diminua sensiblement les douleurs, et fit cesser la fièvre. Le 13, la tumeur s'affaissa sensiblement; et, de jour en jour, jusqu'au 24, où elle s'effaça entièrement, on la vit diminuer par gradation, sous l'emploi du petit-lait de Weiss, rendu purgatif, et de la tisane diurétique.

M. Jobert, qui a bien voulu me transmettre cette observation, note au bas que les règles reparurent le 18, et que cette évacuation contribua beaucoup à la résolution complète de la tumeur.

DEUXIÈME FAIT.

Madame Turin, accouchée par M. le docteur Richard, éprouva, le dixième jour de sa couche, un violent accès de fièvre avec frissons, suivi d'une douleur vive dans la fosse iliaque gauche, s'étendant dans le ventre et jusque sur les parois de la poitrine du même côté. Ayant été appelé le lendemain en consultation, je reconnus, avec son accoucheur, un engorgement douloureux dans la direction du ligament large du côté gauche, un gonflement dans les glandes de l'aine, et un œdème de l'extrémité inférieure du même côté. Les lochies sanguines coulaient, mais en très-petite quantité; la fièvre était forte et accompagnée de sueurs abondantes. Nous arrêtâmes de suite l'application de huit sangsues à la vulve, l'usage des boissons délayantes, et l'emploi d'un liniment hypnotique camphré sur les parties douloureuses. Ces moyens modérèrent la fièvre, et diminuèrent la douleur locale. Un vésicatoire, placé le lendemain à la surface interne de la cuisse gauche, ajouta encore au mieux obtenu par les antiphlogistiques. Les jours suivans, la malade fut mise à l'usage d'un petit-lait composé avec les fleurs d'hypéricum, de caille-lait jaune, de souci, et la terre foliée de tartre, dont la dose, de vingt grains d'abord, fut augmentée par gradation et portée jusqu'à un gros. Le petit-lait apéritif fut continué pendant vingt-cinq jours sans interruption, et opéra, après ce terme, la résolution de l'engorgement des annexes de la matrice et de l'œdème de l'extrémité inférieure, qui n'en était que le symptôme.

TROISIÈME FAIT.

Madame Ponchon-Morand était au cinquième jour d'une couche naturelle, lorsqu'elle éprouva subitement et sans cause apparente un accès violent de fièvre, précédé d'une vive douleur dans la fosse iliaque gauche. Appelé en consultation le septième jour par le docteur Montain son accoucheur, nous reconnûmes dans la direction du ligament large, du côté gauche, une tumeur de la grosseur d'un œuf de poules, très-douloureuse au toucher. Les seins étaient flétris, quoique madame Ponchon allaitât son enfant; les lochies ne coulaient presque pas; la fièvre était continue. Nous fîmes appliquer huit sangsues à la vulve, placer sur la tumeur des cataplasmes émolliens, boire abondamment une tisane de chiendent, et observer une diète sévère. Ce traitement modéra promptement les accidens, et, continué pendant six ou sept jours, il opéra la résolution de la tumeur, et rétablit l'ordre régulier des fonctions puerpérales. Le lait vint de nouveau gonfler les seins, et Madame continua l'allaitement sans retour d'aucun accident.

Je me borne à ces trois observations, regardant comme inutile d'en rapporter plusieurs autres dont je retrouve les notes dans mes cartons. Je vais maintenant transcrire celles qui font l'objet plus spécial de ce Mémoire.

PREMIÈRE OBSERVATION.

Madame Micolot, demeurant rue Paradis, à Lyon, eut un accouchement laborieux, que les docteurs Buytousac et Raillard terminèrent avec le forceps.

Dès le lendemain il se manifesta une fièvre très-intense, avec météorisme douloureux de tout le ventre. La fluxion laiteuse des seins n'eut pas lieu; les lochies, sans être entièrement supprimées, furent très-irrégulières. Malgré les soins rationnels de ces deux médecins instruits, les accidens persévérèrent. Je fus appelé le vingtième jour en consultation, et je reconnus avec mes confrères tous les symptômes d'une fièvre lente hectique, occasionée par un dépôt dans la fosse iliaque gauche, s'étendant jusque dans la région lombaire, avec engorgement des glandes de l'aine et de l'extrémité inférieure de ce côté : la fluctuation était prononcée principalement du côté de la région des lombes. Nous crûmes ne pas devoir donner issue au pus dans cette région, espérant qu'au bout de quelques jours la nature manifesterait la fluctuation dans un lieu plus déclive. Nous fîmes recouvrir la tumeur de cataplasmes émolliens, et frictionner sa partie inférieure avec de l'onguent basilicum, afin d'irriter dans ce point la peau, et d'y faire prononcer davantage le dépôt. Mais, au bout de deux jours, la saillie formée par le pus dans la région lombaire augmenta sensiblement, la fluctuation y devint plus évidente; ce qui nous décida à y appliquer une traînée de dissolution de potasse caustique. Le lendemain nous incisâmes l'escarre, et portant le bistouri un peu au-dessous de sa profondeur, nous parvînmes au foyer purulent. Il s'en écoula aussitôt une quantité de pus que nous évaluâmes à un litre, ce qui diminua presque immédiatement la tumeur de la fosse iliaque: la malade fut sensiblement soulagée. M. Raillard maintint dilatée l'ouverture du dépôt, à l'aide d'une mèche de charpie qu'il retirait à chaque pansement. Le pus coula pendant plusieurs jours avec abondance, mais il diminua par gradation ainsi que la fièvre. Bientôt l'appétit revint, les forces et l'embonpoint se rétablirent, et le soixantième jour l'ulcère était cicatrisé, les glandes de l'aine gauche et l'extrémité correspondante étaient dégorgées, et madame Micolot ne tarda pas à récupérer une bonne santé.

DEUXIÈME OBSERVATION.

Le 25 mars 1804, madame Velay-Pélegrin, à la suite d'un accouchement naturel, éprouva une perte utérine considérable, avec syncope et défaillance. A cet accident succéda un état de faiblesse extraordinaire : les seins ne se gonflèrent point ; la sécrétion laiteuse ne s'établit qu'imparfaitement ; et, malgré cela, l'accouchée allaita son enfant pendant environ un mois. A dater de cette époque, madame Velay dépérit sensiblement ; la fièvre fut continuelle ; un marasme extrême, accompagné d'une toux sèche et fréquente, fit penser à M. Colomb, son médecin, que madame Velay était atteinte d'une phthisie pulmonaire. Appelé en consultation au troisième mois de la couche, j'examinai le bas-ventre, où Madame disait ressentir de vives douleurs. Je reconnus dans la fosse iliaque droite une tumeur considérable, de forme ovalaire, se prolongeant du côté de l'aine, lieu où je distinguai une fluctuation profonde. La cuisse et la jambe droites étaient légèrement fléchies, et ne pouvaient s'étendre qu'avec douleur. Je n'hésitai pas à attribuer à cette collection purulente la cause des symptômes énoncés plus haut ; et à proposer au docteur Colomb l'application de la potasse caustique sur le point fluctuant de la tumeur. Il ne partagea point mon avis, regardant la phthisie pulmonaire comme la maladie essentielle. Cette différence d'opinion donna lieu à une consultation nouvelle, où furent appelés les docteurs Dussaussoy et Cartier, qui adoptèrent l'application du caustique que j'avais proposé, et qui fut employé de suite. Le surlendemain je trouvai l'escarre détachée dans un point, duquel s'était écoulé beaucoup de pus. J'introduisis dans cette petite ouverture une sonde cannelée, à l'aide de laquelle je fendis l'escarre dans toute sa longueur; ce qui donna issue à une grande quantité d'un fluide purulent, épais et bien lié, de couleur verdâtre et d'une odeur très-fétide. Dès-lors la malade fut soulagée, et peu de jours après la fièvre et la toux symptômatiques diminuèrent sensiblement. La suppuration fut cependant long-temps très-abondante, l'ouverture du dépôt étant maintenüe par des bandelettes de linge portées très-avant dans la cavité abdominale, qu'on fixait par le moyen d'un emplâtre canet. Ce pansement fut continué pendant cinq mois, avec le soin de diminuer le volume et la longueur de la tente, au fur et à mesure que la suppuration était moins abondante et que l'ulcère fistuleux se rétrécissait. Lorsque la cicatrice fut complète, on distinguait, du côté du ventre, une dureté ou espèce de noyau qui semblait se prolonger vers la fosse iliaque, et un enfoncement sur le point cicatrisé adhérent à cette dureté.

Les règles reparurent trois mois avant la guérison du dépôt, et c'est à peu près à la même époque que madame Vélay reprit des forces, de l'embonpoint et un état de santé parfaite. Elle a eu depuis deux enfans ; mais plusieurs années après elle a succombé à une phthisie pulmonaire tuberculeuse.

TROISIÈME OBSERVATION.

La femme Bergeret, âgée de trente ans, habitant à Vénissieu, village du département de l'Isère, à deux lieues de Lyon, accoucha heureusement dans le mois d'avril 1816. Le jour où la fluxion laiteuse s'établit sur les seins, une commère lui fit une application astringente sur ces organes, qui fit disparaître en peu d'heures l'engorgement des mamelles. Le lendemain de cette répercussion, une fièvre violente s'établit, les lochies se supprimèrent, des douleurs se firent ressentir dans l'abdomen, avec tension et météorisme des parois de cette cavité. M. Cartier, son accoucheur, opposa à ces accidens un traitement antiphlogistique qui les modéra sans les détruire. Les douleurs abdominales et la fièvre continuèrent pendant vingt jours, et ce fut à cette époque que je fus appelé en consultation et que je reçus les détails qui précèdent. L'exploration du ventre me fit bientôt reconnaître un engorgement douloureux dans la direction des ligamens larges, que je crus susceptibles de se résoudre par de nouveaux dégorgemens sanguins, par la continuation du traitement antiphlogistique, et par des applications émollientes et résolutives sur la tumeur. Ces moyens parurent avoir quelques succès, d'après ce que m'écrivit le docteur Cartier ; mais la fièvre ne cessa point, elle fut suivie d'un amaigrissement extrême et d'une rétraction de la cuisse gauche. Je fus rappelé environ six semaines après ma première visite, et je reconnus une collection purulente, occupant les régions hypogastrique et iliaque gauches, et se dirigeant vers l'aine de ce côté, point vers lequel je distinguai une fluctuation profonde avec une légère rougeur à la peau. Je fis appliquer de suite sur ce lieu une traînée de potasse caustique; l'escarre qui en résulta fut incisée le surlendemain par le chirurgien Cartier, et il en sortit une très-grande quantité de pus. La malade fut mise à l'usage du lait de chèvre, du sirop de kina et d'une tisane de millepertuis, autant pour remédier au marasme que pour réparer les forces. Des mèches de charpie furent introduites dans l'ulcère, et diminuées au fur et à mesure que la suppuration était moins abondante.

M. Cartier m'écrivit, deux mois après, que cette malade était parfaitement rétablie.

QUATRIÈME OBSERVATION.

Madame Fournier, demeurant à Lyon, rue de la Vieille-Monnaie, n.° 3, éprouvait dans le bassin, depuis une couche faite en 1805, une douleur qui revenait par intervalles. En 1811, à la suite d'une fièvre muqueuse, cette douleur devint plus intense, et ne se dissipa qu'après un long terme. Ce fut à cette époque qu'on reconnut au-dessus des os pubis une tumeur indolente, qui gênait, à certaines époques, l'excrétion des urines. Cette dame, redevenue enceinte en 1813, ressentit de nouvelles douleurs dans la tumeur, et quelques jours après son accouchement M. Dartigues, son accoucheur, en explorant le bas-ventre devenu très-sensible, reconnut une collection purulente, présentant trois bosselures, dont l'une était centrale, au-dessus du pubis, et les deux autres répondaient à chaque aine. Appelé en consultation, je proposai au docteur Dartigues d'appliquer sur la bosselure de l'aine gauche, qui était la plus saillante et la plus fluctuante, une traînée de potasse caustique, espérant que l'issue donnée au pus dans ce point le plus déclive, viderait la totalité du dépôt. L'escarre résultant de cette application tomba le troisième jour, et à sa chute il s'écoula plus d'une chopine d'un pus fétide et mal élaboré; ce qui affaissa en même temps les trois bosselures, qu'on aurait pu prendre pour trois dépôts différens. Un pansement régulier fut employé : en moins d'un mois la cicatrisation fut obtenue, et la malade rendue à la santé.

CINQUIÈME OBSERVATION.

Madame Naud, aubergiste à la Guillotière, me fit appeler, en 1803, pour lui donner des soins. Sa maladie datait d'une couche qui avait eu lieu quelques mois auparavant, et à la suite de laquelle elle avait eu l'imprudence de se lever le lendemain de la fièvre de lait, pour se livrer aux soins de son ménage, et s'exposer au froid et à l'humidité. Dès le soir même elle avait ressenti des douleurs vives dans le ventre, principalement dans la région iliaque droite. Bientôt après il s'y manifesta une tumeur qui fit de tels progrès, que, lorsque je vis la malade, plusieurs mois après son accouchement, son ventre était aussi développé que celui d'une femme enceinte de sept mois. Les règles, d'abord supprimées, avaient reparu irrégulièrement à diverses époques, occasionant toujours un violent accès de fièvre qui pouvait être considéré comme une exacerbation de la fièvre lente qu'elle éprouvait depuis le développement de la tumeur abdominale. Elle était dans un marasme effrayant et dans une faiblesse telle, qu'elle ne pouvait sortir de son lit. Sa maladie avait été traitée jusqu'alors pour une hydropisie ascite, occasionée par une obstruction du foie. Un examen attentif me fit bientôt reconnaître que la tumeur qui développait ainsi le ventre, avait son siége dans l'ovaire droit ou dans ses dépendances. La circonscription de cette tumeur, la fluctuation sourde que j'y distinguais, la douleur qu'y déterminait la pression, et la fièvre continuelle qui minait la malade, me firent penser que cette tumeur contenait un fluide purulent. L'exploration par le vagin me fit reconnaître le plancher de ce dépôt, faisant saillie entre le col de la matrice légèrement dévié et les parois du vagin. La gravité du cas me fit appeler en consultation les docteurs Petit et mon frère, qui partagèrent mon opinion sur la nature de la tumeur, ainsi que sur la nécessité de donner issue au pus qu'elle contenait. La dureté de sa paroi correspondant au vagin, nous éloigna de l'idée de pratiquer l'ouverture par ce conduit. Nous résolûmes d'appliquer sur les parois du ventre, au lieu le plus déclive et le plus saillant de la tumeur, une traînée de potasse caustique, dont nous n'incisérions l'escarre que quelques jours après, afin d'établir, par le travail inflammatoire qui en serait le résultat, une espèce de continuité ou d'adhérence entre les parois du ventre et la surface correspondante de la tumeur. L'escarre produite par le caustique n'ayant déterminé qu'une inflammation modérée, je crus devoir attendre sa séparation, espérant qu'à sa chute le dépôt s'ouvrirait de lui-même. Je fus plusieurs semaines à l'attendre, et lorsqu'elle fut complètement détachée, je m'aperçus que le kyste de la tumeur était encore très-épais; ce qui me décida à une seconde application de caustique, qui fut beaucoup plus douloureuse que la première, sans cependant occasioner aucun accident. Deux jours après cette application, il s'écoula à travers la seconde escarre une énorme quantité d'un pus inodore, visqueux et très-épais. Nous agrandîmes par gradation l'ouverture fistuleuse, à l'aide d'une tente de charpie d'abord, puis avec un morceau d'éponge préparée, faisant à chaque pansement des injections dans le sac, avec une décoction d'orge adoucie par le miel rosat. Bientôt la tumeur s'affaissa, la fièvre diminua ainsi que la suppuration, qui devenait moindre de jour en jour. Les forces revinrent progressivement, et, au bout de deux mois de traitement, l'ouverture du dépôt se ferma complètement. La cicatrice s'enfonça du côté des parois abdominales, et se confondit avec un noyau dur, assez volumineux, qui se prolongeait dans la fosse iliaque droite. Madame Naud a joui depuis cette époque d'une assez bonne santé.

SIXIÈME OBSERVATION.

Madame de Pommey accoucha pour la sixième fois, le 8 septembre 1812. L'enfant présentait la face, et nécessita la version, qui fut faite d'une manière heureuse pour la mère et pour lui. Les suites de couche furent naturelles jusqu'au troisième jour, époque à laquelle se manifesta la fièvre de lait. Alors le ventre devint douloureux et se météorisa; les seins se flétrirent au lieu de se gonfler; les lochies furent entièrement supprimées : des boissons délayantes et tempérantes, des fomentations émollientes sur le ventre, des vessies remplies d'une décoction de mauve, placées entre les cuisses, et une diète sévère furent employées, et n'amendèrent point les accidens. Le sixième jour, la fièvre persévérant avec un redoublement sur le soir, la langue devint saburrale, il se manifesta une douleur fixe dans la région frontale. L'estomac, sensible au toucher, se météorisa; mais le bas-ventre resta souple et indolent, quoique l'accouchée se plaignît d'y ressentir une chaleur brûlante, chaleur qu'elle éprouvait aussi sur la surface des seins. L'application de quelques sangsues à la vulve n'ayant point changé cet état, je me décidai, le huitième jour, à administrer l'ipécacuanha qui détermina des évacuations glaireuses très-abondantes par le haut, et procura plusieurs selles bilieuses. Ce remède modéra la fièvre, détruisit le mal de tête, et rétablit les lochies; mais les seins ne se remplirent point, malgré la succion d'un enfant fort et vigoureux. Le bien obtenu par le vomitif ne se soutint que quelques jours; les lochies se supprimèrent de nouveau, la fièvre reprit son intensité, et les symptômes de saburre se renouvelèrent : ce qui me fit administrer de nouveau l'ipécacuanha, dont j'obtins encore un effet heureux. Je crus pouvoir soutenir cet effet, en faisant prendre à la malade, le lendemain, une once d'huile douce de ricin, qui procura des évacuations alvines très-abondantes. Le mieux obtenu par ces évacuans ne fut pas de longue durée ; la fièvre augmenta de nouveau : ce qui diminua la sécrétion du lait, au détriment de l'enfant qui languissait, et nous engagea à conseiller à la malade de le confier à une nourrice. C'était le quinzième jour de la couche. Madame se plaignait alors d'une douleur vive dans la fosse iliaque droite, qui augmentait surtout dans la soirée et pendant la nuit. Quoique l'exploration ne fît reconnaître dans cette région aucun engorgement, l'état de faiblesse de la malade me retint sur l'emploi d'une nouvelle évacuation sanguine, que je regardais comme le moyen le plus propre à détruire la fluxion locale qui me faisait craindre la formation d'un dépôt dans la région où elle avait son siége. Je la proposai cependant ; mais la malade et les parens s'y opposèrent. Je jugeai alors qu'une nouvelle secousse, procurée par l'ipécacuanha, deviendrait peut-être le meilleur révulsif, en dirigeant vers les conduits excréteurs, et principalement vers les seins, les sucs lymphatiques qui infiltraient le tissu cellulaire de l'utérus et de ses dépendances. Je ne fus point trompé dans mon attente ; l'ipécacuanha diminua la fièvre, modéra la douleur, et procura de nouveau un soulagement marqué. Les cataplasmes émolliens, les fomentations et fumigations de même nature, furent continués avec persévérance sur les parties douloureuses du ventre. Je fis donner, à l'intérieur, le petit-lait antilaiteux de Weiss, remplaçant le séné et le sel d'epsom par la terre foliée de tartre; et pour tisane, une décoction de chiendent nitrée. L'état de Madame devint stationnaire; la fièvre était moindre, la douleur de la fosse iliaque augmentait et diminuait alternativement; mais l'accouchée s'affaiblissait de plus en plus, et maigrissait chaque jour davantage.

Dans la matinée du vingt-cinquième jour de l'accouchement, en explorant le bas-ventre, je distinguai un engorgement profond et considérable dans la fosse iliaque droite. Il était de forme ovalaire; et, quoique enfoncé du côté du bassin, il s'élevait jusqu'au niveau de l'épine antérieure et supérieure de l'os des îles, et s'étendait beaucoup en arrière. Je fus étonné de la promptitude avec laquelle il s'était manifesté, ne l'ayant point reconnu dans un examen fait quelques jours auparavant. La fièvre augmenta beaucoup, les mouvemens de la cuisse devinrent impossibles, et la malade fut obligée de rester couchée sur le côté. Des douleurs avec élancement se faisaient sentir dans la tumeur, qui ne présentait cependant aucune fluctuation. L'insomnie était continuelle. Je fis recouvrir la tumeur de cataplasmes émolliens, administrer des tisanes délayantes et apéritives douces, et le soir une potion hypnotique. L'engorgement conserva le même caractère pendant près de quinze jours. A cette époque, des douleurs vives se manifestèrent, et la fièvre devint plus intense; ce qui me décida à faire appliquer dix sangsues aux grandes lèvres. Le dégorgement sanguin local produisit un double effet: il modéra la douleur et la fièvre, et procura l'apparition des règles pendant deux jours; mais la tumeur, devenue indolente, sembla prendre plus d'accroissement, et la fièvre, quoique moins forte, resta continue, avec des redoublemens sur le soir. La maigreur devint extrême, et toute la peau, rugueuse, se couvrit d'une éruption miliaire qui, se desséchant au bout de quelques jours, tombait en desquamation, pour se renouveler ensuite. Les choses se passaient ainsi, lorsque, au soixante-quatorzième jour de l'accouchement, je crus reconnaître une fluctuation profonde dans la tumeur, et proposai l'application d'une traînée de potasse caustique au lieu le plus saillant, qui correspondait dans le milieu de l'espace compris entre l'épine antérieure de l'os des îles et les pubis. La malade demanda qu'on ajournât cette application, et deux jours après le dépôt abcéda dans le lieu même où j'avais proposé d'appliquer le caustique. Il s'écoula, par une ouverture comme fistuleuse, un pus séreux très-abondant. Je dilatai l'ouverture avec un trochisque de minium, et, après la chute de l'escarre qu'il produisit, je la maintins ouverte à l'aide d'une tente de charpie. Ce ne fut qu'au bout de quatre mois que j'obtins une cicatrice solide, qui s'établit sur une espèce de noyau profond qui se perdait dans la fosse iliaque droite.

Madame de Pommey, depuis cette époque, a joui de la meilleure santé, et a fait deux autres couches heureuses.

SEPTIÈME OBSERVATION.

Sur la fin du mois de mars 1811, je fus appelé pour donner des soins à madame Léopold, demeurant rue de l'Enfant-qui-pisse, à Lyon. Elle m'offrit les symptômes d'une fièvre lente hectique, accompagnée de toux sèche, de sueurs nocturnes, de suppression des règles, et de maigreur excessive. Elle se plaignait de douleurs vives, ayant leur siége dans l'aine et la cuisse droites, qui revenaient par accès, et s'étendaient jusque sur la jambe du même côté. L'exploration de ces parties ne me fit reconnaître aucun engorgement. Ignorant la cause de ces accidens, je me bornai à lui prescrire des boissons mucilagineuses et des topiques calmans sur les parties douloureuses, jusqu'au moment où je pourrais préciser la nature de cette maladie. Le huitième jour, la malade craignant une mort prochaine, et voyant les progrès toujours croissans de sa maladie, me fit l'aveu de toutes les circonstances qui l'avaient précédée : « Etant enceinte d'environ un mois, me dit-elle, j'ai fait des injections avec de l'eau de lessive, pendant cinq jours : après la dernière, j'ai éprouvé de violens maux de cœur accompagnés de fièvre, avec chaleur et soif extrêmes, ainsi que d'un dévoiement considérable. Une heure après, il s'est manifesté une petite perte d'un sang pâle et comme mélangé d'eau. Un officier de santé, qui m'a soignée, m'a fait prendre du sirop de vinaigre étendu dans de l'eau, et des lavemens de décoction de riz qui ont calmé ces premiers accidens. Mais bientôt après j'ai ressenti des douleurs dans tous les membres, que le moindre mouvement augmentait. Elles ont cessé au bout de six jours : j'ai pu me lever, et je me croyais guérie lorsque ces mêmes douleurs se sont fait ressentir dans l'aine et la cuisse droites, et ont augmenté dans la soirée, instant où je prenais la fièvre. Le même officier de santé me fit frictionner ces parties, d'abord avec de l'eau-de-vie camphrée, ensuite avec un liniment volatil et du baume tranquille. Ces remèdes ne m'ayant point soulagée, j'ai renvoyé l'officier de santé, et vous ai prié de me donner vos soins. »

Après ces détails, j'examinai avec soin les régions douloureuses, et je reconnus l'existence d'un engorgement considérable dans la fosse iliaque droite. Je prescrivis des boissons mucilagineuses et tempérantes, et fis recouvrir la tumeur de cataplasmes émolliens. La faiblesse et le marasme étaient tels, que je n'osais recourir aux dégorgemens sanguins. Ce traitement modéra les douleurs ; mais la tumeur fit des progrès rapides : la cuisse s'engorgea considérablement dans sa partie supérieure et interne, ce qui obligea la malade à la fléchir sur le ventre ; et bientôt après la jambe, devenue douloureuse, prit la même position sur la cuisse. La malade resta dans cet état pendant près de vingt jours, sans que la tumeur offrît aucune fluctuation. Dans la nuit du 9 au 10 mai, après avoir éprouvé une fièvre violente et une agitation générale, elle rendit une urine purulente et fétide, et cette évacuation, qui fut d'abord involontaire, se soutint pendant deux jours ; ce qui produisit une diminution sensible dans la tumeur et dans l'engorgement de la cuisse. Le 12, l'urine redevint claire, et l'agitation générale cessa. Le 13, la fièvre, accompagnée de sueurs générales, se manifesta de nouveau, et l'urine charria un pus moins fétide qui se précipita au fond du vase. Le 14, amélioration dans l'état général, urine claire. Nuit du 14 au 15, retour de la fièvre. Le pus reparut dans l'urine; le bas-ventre, l'aine droite et la cuisse correspondante devinrent extrêmement douloureux. Le 16, l'état fut à peu près le même, mais l'urine charria moins de pus. Le 17, l'urine fut limpide, les douleurs augmentèrent, l'engorgement de la fosse iliaque s'accrut, la fièvre devint plus intense, s'accompagna de redoublemens sur le soir; cet état fâcheux, qu'aucun remède calmant ne put amender, se soutint jusqu'au 26, l'urine étant tantôt mélangée de pus, tantôt claire, et la tumeur diminuant alternativement, suivant que le pus paraissait ou disparaissait dans l'urine. Ce fut à cette époque que la tumeur de la fosse iliaque nous offrit une fluctuation sensible, avec inflammation légère de la peau, un peu au-dessus et dans la direction de l'arcade crurale. J'appliquai sur ce point une traînée de potasse caustique : elle produisit une escarre d'environ huit lignes de longueur sur trois de largeur, qui, le 28, se détacha à son extrémité externe, ce qui produisit une petite ouverture par laquelle s'écoula une grande verrée environ d'un pus blanc, épais et bien lié. Cette évacuation modéra les accidens. M. Rapou, alors mon secrétaire, que je chargeai du pansement de cette malade, introduisit une tente de charpie, enduite de cérat, dans la direction du dépôt, et la maintint en place au moyen d'un emplâtre d'onguent canet. Il s'écoula, matin et soir, à chaque pansement, une quantité de pus considérable, évaluée par lui au moins à un quart de pinte. Il en favorisait la sortie par une pression exercée de haut en bas, dans l'espace compris entre la crête de l'os des îles du côté droit, et la ligne blanche. Le 8 juin, le pus changea de nature ; il devint séreux, et à mesure qu'il s'écoulait, il s'échappait une assez grande quantité d'un gaz inodore qui, mélangé avec le pus, le rendait écumeux ; ce qui lui donnait l'aspect et la consistance de l'eau de savon battue. Cette circonstance fit renaître les douleurs dans la profondeur du bassin, au niveau de la grande échancrure sciatique droite et de la vulve, et ces douleurs étaient d'autant plus vives, d'après l'observation de M. Rapou, que la suppuration était plus séreuse et moins abondante. Cependant ces douleurs diminuèrent, quoique la suppuration ne changeât pas de nature ; la fièvre cessa, la malade récupéra de l'appétit, prit des alimens analeptiques. Son amaigrissement diminua de jour en jour, et ses forces revinrent. La cuisse et la jambe, qui étaient fortement fléchies depuis le commencement de la maladie, exécutèrent des mouvemens sans douleur, et commencèrent à s'étendre. Enfin, le bien-être était tel, que Madame put sortir de son lit et marcher au moyen de béquilles. Les choses se passaient ainsi le 27 juin, lorsque, le 28, la malade éprouva un malaise général, des dégoûts, des maux de tête et de la fièvre ; ce qui ne l'empêcha pas cependant de se lever et d'avoir l'imprudence de s'exposer à l'air libre.

Dans la soirée du 30, des douleurs vives se manifestèrent dans l'aine, la cuisse droite, et principalement le genou; elle se plaignit de coliques; la peau était chaude, le pouls dur et très-fréquent. Le 1.er juillet, la fièvre fut accompagnée d'un redoublement violent; et l'on remarqua, à un pouce environ de l'ouverture fistuleuse, une inflammation de la peau qui semblait s'étendre profondément dans la direction du premier dépôt, dont l'ouverture fournit alors une suppuration plus abondante. Cette inflammation ne fit que s'accroître jusqu'au 13, où il se manifesta un nouveau dépôt au-dessus et suivant le trajet de l'arcade crurale. La fluctuation étant apparente, j'appliquai une nouvelle trainée de potasse caustique, dont l'escarre ne tarda pas, en se détachant, à donner issue à une grande quantité d'un pus épais, blanc et bien lié. Les deux ouvertures, entretenues par un pansement méthodique, ont fourni une suppuration jusqu'au 1.er septembre où elles se sont complètement cicatrisées. Madame Léopold a récupéré un état de santé parfaite, et a marché aussi facilement qu'avant sa maladie. Ses règles n'ont reparu que dans le mois d'octobre suivant.

HUITIÈME OBSERVATION.

Madame Niel, ma sœur, éprouva, le lendemain de son premier accouchement qui avait été très-naturel, un frisson qui dura près d'une heure, et qui fut suivi d'une chaleur très-intense. Cet accès de fièvre ne suspendit point les lochies : elles coulèrent en abondance pendant quarante-huit heures, et le troisième jour les seins se gonflèrent; mais leur turgescence n'eut lieu que pendant quelques heures. Dès-lors les lochies se supprimèrent, le corps se couvrit d'une éruption miliaire, la fièvre devint continue, avec des redoublemens sur le soir, toujours précédés par un frisson, et suivis d'une loquacité extraordinaire avec incohérence dans les idées ; et cependant le ventre n'était ni météorisé, ni tendu, ni douloureux. Les boissons délayantes, les potions tempérantes, deux dégorgemens sanguins successifs, opérés par le moyen des sangsues appliquées d'abord aux cuisses, et ensuite aux aines ; des sinapismes, des vessies remplies de décoctions émollientes placées à la vulve, n'ayant point amendé les accidens dont la nature était évidemment ataxique, j'administrai le quinquina en substance dans l'intervalle des redoublemens, et il triompha promptement des symptômes nerveux. Les lochies reparurent un peu, mais la fièvre continua, et l'éruption miliaire parcourut ses périodes.

Le neuvième jour les lochies furent supprimées de nouveau, la fièvre parut augmenter ; la malade se plaignit d'une douleur vive dans la région de l'ovaire droit, qu'elle disait avoir éprouvée plusieurs fois dans sa grossesse et même avant. Je fis appliquer dix sangsues à la vulve, recouvrir la région douloureuse d'un cataplasme émollient, administrer des boissons apéritives douces, et placer le surlendemain un vésicatoire camphré à la partie interne de la cuisse droite. Mais ces moyens n'eurent aucun résultat heureux ; la fièvre fut continuelle, le point douloureux augmenta de jour en jour, et le quinzième de l'accouchement je distinguai dans la fosse iliaque une tumeur sensible au toucher. Elle fit des progrès rapides, et s'accompagna de douleurs vives, non-seulement dans la région qu'elle occupait, mais encore dans toute l'étendue du membre correspondant, et principalement dans la cuisse. En moins de huit jours cette tumeur acquit un volume considérable; sa forme était oblongue et placée en travers; elle s'enfonçait du côté du bassin d'une part, et de l'autre devenait superficielle dans la fosse iliaque. Je la fis recouvrir de cataplasmes préparés avec de la farine de lin, de la mie de pain, et des fleurs émollientes arrosées d'huile de lis. La diète la plus sévère, les boissons délayantes, les potions émulsionnées, légèrement opiacées, furent administrées. Le vingt-huitième jour de l'accouchement, ou le treizième de l'apparition de la tumeur, j'y distinguai une fluctuation sourde. Quatre jours après elle devint plus évidente, et je me décidai à appliquer, dans le lieu où elle était plus sensible, une traînée de pierre à cautère : c'était au-dessus de l'arcade crurale, en se rapprochant un peu du pubis, lieu où les parois du ventre sont plus amincies. Huit jours après, l'escarre ne se détachant point, je priai mon ami Viricel de vouloir bien l'inciser; ce qu'il fit. Mais cette incision n'ayant point donné issue au pus, il pénétra doucement, avec la pointe d'un bistouri, dans la paroi du dépôt; ce qui donna de suite issue à plus d'un demi-litre d'un pus de bonne nature et bien lié. Une tente de charpie fut introduite par lui à près de trois pouces de profondeur dans la cavité du dépôt. Ce pansement fut renouvelé deux fois par jour; et chaque fois, durant la première quinzaine, il s'écoulait plus d'une demi-verrée de pus.

A dater de l'ouverture du dépôt, les accidens généraux allèrent progressivement en diminuant, mais la malade maigrit beaucoup. L'ulcère fistuleux fut très-long à se cicatriser, et ce ne fut qu'après le cinquième ou sixième mois que la cicatrice fut obtenue. Comme dans les précédentes observations, elle se fit sur une espèce de noyau dur qui s'enfonçait profondément du côté de la fosse iliaque.

NEUVIÈME OBSERVATION.

L'observation suivante, quoique ne se rattachant pas à la circonstance des couches, présente tant d'analogie avec celles qui précèdent, que j'ai cru devoir la comprendre dans ce Mémoire ; c'est d'ailleurs le premier cas où j'ai senti et reconnu la nécessité de donner la préférence au caustique sur l'instrument tranchant pour l'ouverture de cette espèce de dépôt enkysté du bas-ventre.

S. A. R. Mad. la duchesse de Cumberland, belle-sœur du roi d'Angleterre, âgée de plus de cinquante ans, arriva de Paris à Lyon le dimanche 3 octobre 1802. Appelé à neuf heures du soir pour lui donner des soins, je la trouvai étendue dans un fauteuil, se plaignant d'une douleur vive dans la région iliaque droite, le pli de l'aine et les parties sexuelles. L'examen me fit reconnaître une énorme tumeur de forme alongée, située profondément sous les parois de l'abdomen, dans la direction du ligament large de la matrice, du côté droit, faisant saillie à la hauteur de l'anneau, et comprenant dans son étendue les glandes de l'aine très-engorgées et les tégumens du *pudendum*, dont le gonflement était extraordinaire. Cette tumeur était très-douloureuse, quoique la peau ne présentât aucune trace d'inflammation. Le pouls était dur et accéléré, la langue enflammée et sèche, la soif extrême, et la peau brûlante. Je me bornai à prescrire l'application d'un cataplasme émollient, arrosé de baume tranquille, sur la tumeur, et l'administration à l'intérieur des boissons antiphlogistiques tempérantes. Je m'informai ensuite des circonstances qui avaient précédé l'apparition de cette énorme tumeur ; et voici les renseignemens que j'obtins de la bouche de S. A. et de celle de sa dame d'honneur.

« Madame la duchesse ayant passé l'été à Paris,
« y faisait un usage immodéré de boissons glacées
« pendant les plus fortes chaleurs. A la suite d'une
« promenade à Frascati, se trouvant excédée de la
« chaleur du jour, elle augmenta la dose du sorbet
« à la glace qu'elle avait coutume de prendre. A
« peine fut-elle de retour dans son hôtel, qu'elle res-
« sentit de vives douleurs dans l'une et l'autre mâ-
« choires, qui bientôt furent suivies du gonflement
« de quelques glandes lymphatiques du cou. Cette
« fluxion, ainsi que l'engorgement des glandes, se
« dissipa au bout de quelques jours, et S. A. reprit
« son train de vie ordinaire. Peu de temps après elle
« éprouva des malaises généraux, et une douleur
« vive et continue dans la région iliaque droite,
« qu'elle crut pouvoir faire cesser par l'usage de la
« poudre vomitive du docteur James. Ce remède, qui
« provoqua des évacuations abondantes, loin de sou-
« lager, détermina des cardialgies et des coliques
« violentes qui firent craindre pour la vie de madame
« la duchesse.

« Le médecin qui la traita la crut affectée de

« coliques essentiellement nerveuses, et prescrivit des « antispasmodiques chauds qui augmentèrent les accidens. Un autre médecin appelé prescrivit des boissons adoucissantes, des fomentations émollientes « et un régime antiphlogistique. Ce traitement calma « les accidens, et madame la duchesse ayant voulu se « purger, suivant son habitude, avec du calomélas, « les accidens se renouvelèrent avec plus d'intensité. « Ce fut à cette époque que S. A. s'aperçut d'un engorgement dans la fosse iliaque droite. La chaleur « brûlante et la douleur vive qu'elle y ressentait, engagèrent S. A. à la faire toucher au médecin qui, « regardant cette tumeur comme venteuse, prescrivit « des remèdes appropriés à cet ordre d'affections. Les « douleurs persévérant toujours sans le moindre soulagement, la malade, découragée par l'inefficacité « des divers traitemens qu'on lui avait fait subir, « remercia ses médecins, et se mit en route pour « se rendre à Nice. »

Les détails que je venais de recevoir ne me laissaient aucun doute sur le caractère de la tumeur de la fosse iliaque, que je considérai comme le produit d'un noyau inflammatoire, fixé ou dans le tissu cellulaire des ligamens larges de la matrice, ou dans l'ovaire, et prêt à passer à l'état de suppuration. Abstraction faite de la cause qui avait donné lieu à cette tumeur, je crus pouvoir l'assimiler à celles qui surviennent quelquefois dans cette partie, à la suite des couches. Voulant me procurer un diagnostic plus certain, je proposai l'exploration par les voies naturelles; mais un refus positif de son Altesse ne me permit pas d'insister. Les topiques émolliens sur la tumeur, les boissons délayantes et antiphlogistiques, un régime doux et léger furent rigoureusement employés, et madame la duchesse joignit à l'usage de ce traitement celui du laudanum liquide, qu'elle prenait habituellement à forte dose, pour calmer ses douleurs. Les progrès de la tumeur furent rapides : en moins de huit jours, son volume doubla sous l'influence d'une fièvre continue, qui s'accompagnait de temps à autre d'un soulèvement d'estomac et d'un peu de diarrhée. La tumeur se porta bientôt au niveau de la crête de l'os des îles d'un côté, et jusqu'à la hauteur de l'ombilic de l'autre. Les tégumens correspondans étaient œdémateux, et l'on sentait distinctement une fluctuation sourde et profonde dans cette énorme tumeur. Une douleur brûlante et souvent pulsative, augmentait de jour en jour, sans que la peau s'enflammât, et devînt plus mince. Cet ensemble de symptômes ne permit pas de douter de l'existence d'un dépôt dans cette partie de la cavité du ventre. Malgré cette certitude et les efforts que la nature semblait faire pour donner issue au pus qu'il contenait, je n'osai prendre sur moi de pratiquer seul l'opération qui pouvait sauver S. A. La tumeur située dans la cavité même de l'abdomen, pouvait bien avoir contracté des adhérences avec les parois de cette cavité; mais si ces adhérences n'avaient pas lieu, je craignais, en ouvrant le dépôt par l'instrument, de ne pas éviter l'épanchement du fluide purulent à l'intérieur. Cette crainte, autant que l'importance de la maladie et le rang élevé de la malade, m'engagea à demander en consultation les docteurs Petit et Martin aîné mon frère. Ces messieurs, après avoir reçu de moi les renseignemens qui précèdent, et fait l'examen attentif de la tumeur, furent parfaitement de mon avis sur sa nature. Avant de nous décider sur le parti que nous avions à prendre, nous nous réunîmes pour persuader S. A. de la nécessité d'une exploration par les parties sexuelles. Elle s'y soumit enfin. Je trouvai l'utérus dans un état sain ; mais une tumeur dure et comme squirrheuse, paraissant appartenir à l'ovaire, se sentait à travers les parois du vagin, et formait le plancher du dépôt. En soulevant ce plancher avec les doigts et en plaçant mon autre main sur la tumeur, j'imprimai un mouvement d'ondulation alternatif de bas en haut, et de haut en bas. Cette reconnaissance éloigna de nous la pensée que nous avions eue d'abord de frayer une issue au pus, à travers le vagin ; et comme les accidens allaient toujours croissans, que la fièvre était continuelle, les douleurs intolérables et les soulèvemens d'estomac répétés, nous nous décidâmes, d'après l'avis des consultans, à appliquer une traînée de potasse caustique sur la partie la plus saillante, qui se trouvait en même temps la plus déclive de la tumeur. L'escarre qui en résulta fut incisée le lendemain ; et comme le sac du dépôt paraissait à une très-grande profondeur, au-delà de l'escarre, nous crûmes qu'il était prudent d'attendre quelques jours pour pénétrer dans sa cavité à l'aide du bistouri, ayant cependant la précaution de diviser, à chaque pansement, quelques lames celluleuses avec la pointe du bistouri, ce qui amincissait de plus en plus les parois du dépôt. Le cinquième jour je parvins au foyer, d'où s'écoula à l'instant un pus assez consistant, mélangé de grumeaux sanguins, et d'une fétidité insupportable. Il en sortit à peu près un demi-litre. La tumeur diminua beaucoup, et la malade éprouva un soulagement sensible. Le lendemain et les jours suivans, une pression exercée sur le ventre procura l'issue d'une aussi grande quantité de pus que la première fois ; dès le quatrième jour, la tumeur affaissée sur elle-même sembla se vider, et dans les pansemens suivans il ne s'écoulait plus que trois à quatre cuillerées de pus. Comme l'ouverture tendait à se rétrécir, nous la maintînmes dilatée, à l'aide d'un petit morceau d'éponge préparée, qu'on remplaçait de temps à autre par une bandelette de linge fin effilée, enduite de cérat, et portée à l'aide d'une sonde dans la profondeur du dépôt. On appliquait, après ce pansement, un large cataplasme résolutif et tonique sur toute la partie du ventre correspondante à la tumeur. Sous l'emploi de ces moyens et de quelques injections détersives, nous parvînmes à diminuer de jour en jour la suppuration, et à lui donner un caractère plus louable, et au quatrième, la quantité qui s'en écoulait à chaque pansement variait entre une cuillerée et une cuillerée et demie.

Cette abondante suppuration, et les accidens qui l'avaient précédée, avaient considérablement affaibli S. A. R., et produit un marasme remarquable, que nous crûmes devoir combattre par l'usage du lait d'ânesse, des analeptiques et de quelques préparations de quinquina, auxquelles nous associâmes plus tard des extraits amers et savonneux. Ce traitement eut un succès marqué : madame la duchesse reprit un peu d'embonpoint, ses forces revinrent ; mais l'ulcère dégénéra en fistule. Nous engageâmes S. A., qui voulut partir pour Nice deux mois environ après l'ouverture du dépôt, à maintenir cette suppuration, en introduisant dans la fistule soit une tente de charpie, soit une petite canule de gomme élastique, jusqu'au moment où sa santé serait bien rétablie, et lorsque la suppuration semblerait se tarir d'elle-même.

Madame la duchesse m'écrivit de Nice, que son voyage avait été heureux, qu'elle entretenait toujours la suppuration de son ulcère, et que sa santé devenait de jour en jour meilleure. Depuis cette époque, je n'ai plus reçu de ses nouvelles.

OBSERVATIONS

PARTICULIÈRES.

OBSERVATIONS

Sur des tumeurs sanguines, développées dans le vagin et les grandes lèvres, presque immédiatement après l'accouchement.

Le développement d'une tumeur qui, peu d'heures après un accouchement naturel, se manifeste dans les parois du vagin ou dans les grandes lèvres, obstrue ce canal, comprime les conduits excréteurs, supprime les lochies, arrête les urines et les selles, et détermine promptement des accidens graves, présente un cas de pratique bien fait pour étonner le médecin-accoucheur qui l'observe pour la première fois, et qui n'en connaît pas de semblables.

Lorsque je fus appelé pour la femme qui m'offrit la première tumeur de ce genre, ma mémoire me rappela l'observation de Solayrès rapportée par Baudelocque, d'une tumeur sanguine, survenue presque spontanément après l'accouchement, et déterminée par la rupture intérieure de varices que portait sur les grandes lèvres la femme qui la présenta.

Quoique la dame sujet de mon observation ne fût point affectée de varices, je ne doutai pas que la tumeur que je remarquai ne reconnût pour cause du sang épanché dans le tissu des parois du vagin, comme celle qui est rapportée dans l'ouvrage de Baudelocque; car elle présentait tous les signes indicateurs d'une tumeur sanguine.

Depuis cette époque j'ai rencontré encore une tumeur de ce genre; et mon frère m'a communiqué une observation analogue.

Les recherches que j'ai faites dans les auteurs m'ayant prouvé que ce fait pathologique n'a pas été décrit (1), j'ai cru devoir conserver pour l'art ces trois observations, et déduire des circonstances qu'elles ont présentées, le mécanisme de la formation de ces tumeurs et le mode de traitement qu'elles réclament.

PREMIÈRE OBSERVATION.

Le 2 avril 1819 je fus appelé par mad. Bruny, sage-femme du faubourg de la Guillotière, pour porter des secours à mad. Durand qu'elle avait accouchée dans la nuit précédente. Une heure après la délivrance qui avait été naturelle, mad. Durand avait eu une forte hémorragie de la vulve, qui s'était arrêtée après quelques minutes. Cet accident, au rapport de l'accoucheuse, avait été immédiatement suivi de douleurs lombaires, de crampes dans les membres inférieurs, d'un poids incommode dans le vagin, pressant sur le rectum, et provoquant le besoin de pousser,

(1) Depuis que j'ai recueilli ces faits, les journaux de Médecine en ont publié de semblables; et le professeur Deneux a fait sur ce sujet un Mémoire didactique fort intéressant, publié en 1830.

comme pour se débarrasser d'un corps engagé dans les voies naturelles. Après plusieurs efforts inutiles, il était survenu des syncopes et des défaillances effrayantes qui décidèrent la sage-femme à explorer les voies utérines ; elle fut très-étonnée de trouver l'entrée de la vulve bouchée par une tumeur qui remplissait le vagin : elle parvint cependant à introduire le doigt indicateur au-dessous du pubis entre la tumeur et la paroi antérieure du conduit vaginal, ce qui procura la sortie de plusieurs caillots, et fit cesser les douleurs expulsives et les défaillances.

Après avoir reçu ces renseignemens j'examinai les parties, et je reconnus, comme la sage-femme, une énorme tumeur qui fermait la vulve et remplissait le vagin. Sa forme était celle d'un cône aplati, dont la base répondait à l'entrée de la vulve et la pointe se dirigeait dans le vagin, se confondant intimement avec la paroi supérieure de ce conduit qu'elle occupait dans environ deux tiers de sa longueur, tandis qu'antérieurement elle ne lui était que contiguë; ce qui me permit d'introduire le doigt indicateur au-dessous du pubis, entre la paroi antérieure du vagin et la surface libre de la tumeur. C'est dans cet espace que je pénétrai pour arriver au col de la matrice que je pus atteindre, au-dessus d'une espèce de vide, d'où je dégageai beaucoup de sang coagulé. Cette cavité était la portion supérieure du vagin qui n'était point occupée par la tumeur : pour mieux encore m'assurer de son siége et de sa nature, j'introduisis le doigt dans le rectum, et je sentis la saillie qu'elle faisait du côté de la face antérieure de cet intestin. Après avoir ainsi reconnu qu'elle s'était formée dans l'épaisseur même de la paroi postérieure du vagin ou dans le tissu cellulaire qui unit cette paroi avec le rectum, j'écartai les grandes et petites lèvres pour m'assurer de la couleur de sa surface que je trouvai d'un noir violet; en ajoutant à ce signe physique la mollesse et l'indolence qu'elle présentait, et son développement spontané, j'acquis la certitude qu'elle était formée par du sang infiltré ou épanché dans le tissu du vagin. En faisant cet examen, je découvris en même temps une déchirure profonde commençant au-dessous de la fourchette ou commissure inférieure de la vulve, et se dirigeant du côté du vagin au-dessous de la tumeur, dans une étendue de cinq lignes environ. Cette déchirure n'était qu'intérieure, car la peau du périnée me parut intacte. Il est probable qu'elle a dû être considérable au moment où le vagin était largement développé par la présence de la tête de l'enfant, puisque, lorsqu'il fut revenu sur lui-même, la déchirure présentait presque un demi-pouce de longueur sur deux lignes de profondeur. J'eus d'abord la pensée de pratiquer une incision sur cette tumeur, pour donner issue au sang infiltré ou épanché dans le tissu de ces parties; mais, comme les accidens étaient calmés, et que la tumeur ne faisait plus de progrès, j'espérai qu'on pourrait en obtenir la résolution. Dans cette idée, je ne vis d'autre indication à remplir que de favoriser et d'entretenir l'écoulement des lochies, soit à l'aide du doigt porté de temps en temps dans le vagin pour en extraire les caillots, soit au moyen d'injections émollientes destinées au même but. Ces deux procédés, alternés plusieurs fois par jour, favorisèrent l'issue de beaucoup de sang caillé, et facilitèrent l'écoulement des lochies.

Madame Durand conserva pendant huit jours un mouvement de fièvre, ce qui n'empêcha pas que progressivement la tumeur ne diminuât de volume en acquérant plus de densité. Le seizième jour la résolution était complète, la déchirure était en grande partie cicatrisée; mais la paroi postérieure du vagin, tout autour de la déchirure, offrait plus d'épaisseur, et cette partie ne fut rendue à l'état normal qu'un mois environ après l'accouchement.

DEUXIÈME OBSERVATION.

Madame Péron, âgée de vingt-un ans, demeurant rue Vaubecour, arrivée au terme d'une première grossesse, accoucha à minuit, le 5 mars 1820. Son accouchement fut heureux et facile: peu de temps après sa délivrance, elle se plaignit d'une espèce de ténesme qui provoquait des efforts inutiles pour aller à la selle. Son accoucheur, M. Rousset, qui la visita le lendemain à huit heures du matin, trouva le ventre souple, le globe utérin saillant, les parties extérieures de la génération sans déchirure apparente, et l'orifice du rectum sans tubercules hémorroïdaux. Il apprit que les lochies sanglantes avaient été peu abondantes, et que cette dame n'avait point uriné depuis son accouchement.

Regardant les accidens qu'elle avait éprouvés pendant toute la nuit comme une simple irritation de l'intestin rectum, il lui prescrivit de petits lavemens huileux souvent répétés, l'application sur la vulve d'une vessie remplie d'une décoction chaude d'armoise, une tisane mucilagineuse, et la diète. Quatre heures après, il fut rappelé pour remédier à des symptômes plus graves : le ventre météorisé avait acquis une sensibilité extrême, surtout dans la région hypogastrique; le ténesme était devenu plus fréquent et plus douloureux, les lochies étaient complètement supprimées, les urines toujours retenues dans la vessie, le pouls était petit et fort accéléré.

En recherchant la cause de ces accidens, le toucher lui fit reconnaître un engorgement considérable de la grande lèvre du côté droit, une infiltration séreuse de la peau, et une grosse phlyctène dans la partie moyenne de cet engorgement. Il introduisit le doigt dans le vagin qu'il trouva entièrement bouché, à peu de distance de la vulve, par une énorme tumeur qui occupait la paroi droite de ce conduit. L'introduction du doigt dans le rectum lui fit découvrir la même tumeur, affaissant et bouchant également ce conduit; ce qui lui prouva qu'elle était considérable, et lui rendit raison de la suppression des lochies et de la rétention d'urine et des matières fécales.

Cette tumeur de couleur noirâtre, qui présentait de la résistance dans plusieurs points, lui offrit cependant de la mollesse et une espèce de fluctuation dans d'autres; ce qui lui fit soupçonner qu'elle devait être sanguine, et dépendre de quelque déchirure de vaisseau dans le tissu des voies vaginales à la suite du travail de l'accouchement, soupçon qui se fortifiait par l'analogie de cette observation avec la précédente, que M. Rousset, qui était alors mon secrétaire, avait suivie avec moi. Il se hâta d'abord de favoriser la sortie des urines par le cathétérisme, et fit faire des fomentations émollientes sur le ventre et sur la tumeur. Appelé en consultation, je confirmai le diagnostic porté par mon confrère sur la nature de cette maladie, et comme lui j'attribuai à la présence de cette tumeur qui bouchait le vagin, et comprimait la vessie et le rectum, la série des accidens qu'on observait. Nous convînmes, dans l'espérance d'en obtenir la résolution, de pratiquer de légères scarifications sur les phlyctènes et sur l'infiltration séreuse de la grande lèvre, de faire dans le vagin des injections émollientes, de continuer sur le ventre et sur la vulve des fomentations de même nature, d'administrer à l'intérieur une tisane de poulet et une émulsion tempérante, de favoriser la sortie des caillots et des lochies à l'aide d'injections, et, au besoin même, d'introduire dans le vagin une canule de gomme élastique pour frayer une voie aux fluides retenus; enfin, de recourir de nouveau à la sonde pour donner issue à l'urine. Cette médication apporta un prompt soulagement à cette dame qui, dans la soirée même, se trouva déjà mieux. Cependant le docteur Rousset lui introduisit par précaution une sonde dans la vessie, craignant pour la nuit une nouvelle rétention d'urine; et comme les injections avaient procuré la sortie de beaucoup de caillots mêlés avec les lochies, il ne jugea pas convenable d'introduire la canule de gomme élastique. Dès le lendemain on s'aperçut d'une diminution dans le volume de la tumeur, et tous les accidens perdirent de leur intensité. Le troisième jour la fièvre laiteuse se manifesta, et avec elle le ventre sembla devenir un nouveau siége d'irritation, qui ne dura que pendant vingt-quatre à trente-six heures, et cessa avec l'engorgement des seins. Sur la fin du quatrième jour, la tumeur avait sensiblement diminué, les lochies devenues fétides et comme purulentes s'écoulaient facilement, et le sixième jour la tumeur n'avait plus que le tiers de son volume. Ce fut à cette époque qu'il se manifesta un état saburral, effet, sans doute, de la rétention prolongée des matières fécales. Ce nouvel accident fut utilement combattu par l'administration de l'huile douce de ricin, qui provoqua des selles abondantes, d'une odeur extrêmement fétide. Après ces évacuations, on combattit avec le sirop de kina un léger accès de fièvre qui revenait tous les soirs. La résolution complète de la tumeur et la guérison de la malade furent obtenues le dix-huitième jour après l'accouchement, époque à laquelle madame Péron fut en état de sortir.

TROISIÈME OBSERVATION,

Communiquée par mon frère.

« La femme du sieur Barbier, maréchal-ferrant à St-Rambert, département de l'Ain, accoucha heureusement de son premier enfant dans le cours de l'année 1824. Trente-six heures après sa délivrance, elle se plaignit d'une douleur gravative à la vulve, accompagnée d'accidens qui dépendaient de la rétention des lochies. Le chirurgien qui l'avait accouchée reconnut dans cette partie une tumeur volumineuse qui croissait à vue d'œil, et dont la couleur était noirâtre et livide. Ne sachant à quoi attribuer ce singulier accident, il vint me prier de l'aider de mes conseils. Lorsque j'arrivai, la tumeur avait acquis le volume d'un pain de deux livres, elle remplissait l'intervalle des deux cuisses, et avait un diamètre transversal de près de huit pouces. Elle fermait hermétiquement l'ouverture de la vulve.

Je reconnus aisément qu'elle était formée par un épanchement de sang veineux dans la duplicature des grandes lèvres. Je pratiquai immédiatement une incision sur la partie saillante du centre de la tumeur; j'en dégageai, à l'aide de mes doigts, environ deux livres de caillots très-consistans, sans donner lieu à aucune hémorragie.

Les accidens qui dépendaient de la rétention des lochies cessèrent aussitôt, le tissu des grandes lèvres ne tarda pas à se resserrer sur lui-même, et vingt-quatre heures après, l'incision que j'avais pratiquée, qui était de près de quatre pouces, se réduisit à moins de six lignes d'étendue.

Je fis employer des injections avec une décoction de camomille miellée, de trois en trois heures. Elles entraînèrent encore quelques caillots fibreux; le quatrième jour il ne restait plus la moindre trace de la tumeur, et l'incision était presque cicatrisée; les lochies suivirent leur cours ordinaire, et la femme Barbier fut parfaitement rétablie dix jours après son accouchement. »

Je crois pouvoir conclure, d'après ces trois observations: 1.° que les tumeurs qui se manifestent presque spontanément dans l'épaisseur des grandes lèvres ou du vagin, sont produites par la rupture de quelques-uns des vaisseaux sanguins qui rampent à l'intérieur du tissu de ces parties; 2.° que la cause de cette rupture est la distension extraordinaire de ce tissu et des vaisseaux qui le pénètrent, au moment où l'enfant traverse le vagin et franchit la vulve; 3.° que ces tumeurs peuvent se former de deux manières: que dans la première circonstance la déchirure des vaisseaux sanguins est toute intérieure, sans aucune altération apparente à l'extérieur des parties où elle se manifeste; que dans la seconde la rupture est accompagnée d'une plaie ou déchirure d'un des points distendus du vagin ou de la vulve, qui, revenant aussitôt sur eux-mêmes après la sortie de l'enfant, bouchent en partie la plaie, ce qui n'empêche pas au sang des vaisseaux ouverts de s'infiltrer ou de s'épancher, comme dans le premier cas, à travers le tissu cellulaire de ces parties: ce qui constitue un véritable trombus qu'on peut comparer à ceux qu'on observe dans la saignée, lorsque l'ouverture de la peau n'est pas égale à celle de la veine ouverte; 4.° qu'il est facile de reconnaître ces tumeurs à la couleur rouge, violette ou noirâtre qu'elles présentent, à la mollesse et souvent à la fluctuation qu'on y observe, à la rapidité de leur formation après l'accouchement, enfin aux accidens qu'elles déterminent en suspendant les lochies, et comprimant les conduits excréteurs qui avoisinent le vagin qu'elles obstruent; 5.° que la résolution de ces tumeurs peut s'obtenir au bout de quelques jours, si l'on a la précaution de favoriser l'écoulement des lochies, des urines et des selles, pour remédier aux accidens qui résultent de cette rétention;

6.° que l'incision de ces tumeurs, parvenues à un volume considérable, et présentant une fluctuation évidente, est un moyen de guérison plus prompt et exempt de tout danger, comme semble le prouver la troisième observation de ce Mémoire. »

OBSERVATIONS

SUR LA RUPTURE DE LA MATRICE.

La rupture de la matrice est heureusement un accident fort rare, et je ne l'ai observé que deux fois dans ma pratique ; on doit le considérer comme le plus grave de tous ceux qui peuvent compliquer l'accouchement, puisqu'il est presque toujours mortel. Les trois observations suivantes semblent confirmer cette triste vérité.

PREMIÈRE OBSERVATION.

Dans l'été de l'année 1816, on vint me chercher en chaise de poste, pour me rendre à Bourgoin, petite ville du département de l'Isère, à sept lieues de Lyon, pour donner mes soins à Mad. D***, femme du directeur des contributions indirectes, qui était dans la situation la plus fâcheuse, à la suite d'un accouchement qui avait eu lieu dans la nuit précédente.

A mon arrivée, dix-huit heures après l'accouchement, je trouvai cette malheureuse dame dans un état de faiblesse si grande, que je la crus sur le point d'expirer. Son pouls était à peine sensible, sa peau froide, sa figure pâle et décomposée. Elle éprouvait par intervalles des lipothymies, des nausées et même des vomissemens. Ses facultés intellectuelles, au milieu de ces désordrés physiques, ne paraissaient cependant point troublées. Elle se plaignait d'une douleur vive qui lui arrachait des cris plaintifs, dont elle assignait le siége dans l'hypogastre, et demandait avec instance qu'on la soulageât, répondant toujours avec justesse aux questions que je lui adressai.

M. B***, son accoucheur, m'apprit que Madame s'était bien portée pendant sa grossesse; que la veille du jour où je la visitai, elle avait ressenti les premières douleurs de l'accouchement; que dans la nuit les contractions de la matrice avaient été vives et répétées, et qu'après la rupture des membranes il avait reconnu que l'enfant présentait le dos; que l'orifice de la matrice étant suffisamment dilaté, il avait opéré la version de l'enfant, et terminé d'une manière prompte l'accouchement; qu'après la délivrance, Madame éprouvant une très-grande faiblesse accompagnée de défaillance, l'écoulement du sang par les voies naturelles n'étant qu'ordinaire, il avait soupçonné une hémorragie interne; qu'ayant porté aussitôt la main dans l'utérus, il avait trouvé sa cavité non remplie de caillots, mais occupée par une tumeur molle, et composée de portions séparées, dont il n'avait pu reconnaître la nature, ce qui l'avait engagé à m'appeler en consultation.

J'examinai le ventre que je trouvai assez légèrement météorisé et très-douloureux au toucher, au point correspondant à la matrice; j'appris que les lochies, qui le matin avaient été abondantes, étaient presque nulles. Je soupçonnai, d'après l'exposé de l'accoucheur et les accidens que je venais de reconnaître, qu'ils pouvaient bien dépendre d'une rupture de la matrice.

L'exploration de l'intérieur de cet organe devenait indispensable pour m'assurer de cette lésion ; mais l'état de cette malheureuse dame était si alarmant, que je craignais de la voir succomber au moment où je reconnaîtrais la cause de ses accidens. Cependant, empressé de la secourir, j'eus le courage de porter la main dans la matrice, où je parvins sans effort, son orifice étant dilaté par le corps étranger qui remplissait sa cavité. Il me fut facile de reconnaître que l'épiploon et plusieurs anses des intestins grêles avaient passé de la cavité du ventre dans celle de la matrice, à travers une crevasse qui offrait une espèce de collet qui les étranglait. J'essayais de dilater cette ouverture avec l'un de mes doigts, pour replacer dans le bas-ventre les parties qui s'en étaient échappées. Au moment où je faisais cette tentative, la malade prit une défaillance si forte que je crus qu'elle expirait, ce qui m'engagea à retirer promptement la main, et m'ôta l'envie et le courage de tenter un nouvel essai.

Je fis connaître à l'accoucheur la nature de l'accident, et à l'époux de cette dame le péril où elle était, me bornant à prescrire une potion opiacée et de l'eau glacée, seule boisson qu'elle pouvait supporter. J'appris qu'elle avait succombé quelques heures après mon départ. Aurait-on pu sauver cette malade si on avait de suite reconnu l'accident, en refoulant dans le ventre l'épiploon et les intestins, avant que les parois de la matrice, en se contractant, eussent produit le resserrement de la crevasse, qui donna lieu à l'étranglement ? — Je n'ose décider cette question, mais je crois pouvoir avancer que dans un cas semblable, reconnu par l'accoucheur, ce serait l'indication rationnelle à remplir.

DEUXIÈME OBSERVATION,

Communiquée par le docteur Chinard.

« Dans l'année 1833 je fus appelé au village de Ste-Foy, pour donner mes soins à la femme M***, âgée de vingt-huit ans, parvenue au terme d'une deuxième grossesse. Elle était depuis deux heures aux douleurs de l'enfantement, et éprouvait une perte utérine assez abondante. Le toucher m'ayant fait reconnaître que le placenta était adhérent au col de la matrice, et que sa séparation dans un point était la cause de l'hémorragie, je jugeai la délivrance artificielle indispensable, pour sauver la vie de la mère et de l'enfant; je demandai l'assistance d'un confrère, et M. Cliet, ancien chirurgien en chef de la Charité, me fut adjoint. Après avoir reconnu, ainsi que moi, la canse de la ménorrhagie, nous arrêtâmes que j'opérerais de suite la version. Je pénétrai facilement dans la cavité utérine, en divisant le placenta qui bouchait son orifice; mais en allant à la recherche des pieds, je fus aussi surpris qu'effrayé de rencontrer dans le fond de la cavité, et à gauche, une crevasse, ou une ouverture, assez grande pour permettre l'introduction de ma main, qui pénétra dans la cavité du ventre.

Je me hâtai d'opérer la version, et d'amener par les pieds un enfant mort.

Je prévins mon confrère du grave accident que je venais de reconnaître, et le priai de porter la main dans l'utérus pour constater mon observation : il la retira bientôt, et confirma mon diagnostic. La matrice se contracta après l'accouchement, ce que nous reconnûmes par la formation du globe utérin ; la perte utérine s'arrêta, et la malade, à notre grand étonnement, ne présenta aucun accident pendant les deux premiers jours ; mais le troisième elle mourut subitement.

Nous en fîmes l'autopsie, et nous trouvâmes dans l'abdomen un épanchement séro-sanguin, et tous les symptômes qu'on observe à la suite de la péritonite chronique. La surface de la matrice du côté gauche était ulcérée, et c'était dans le centre même de cette ulcération que se remarquait la crevasse que nous avions reconnue au moment de l'accouchement. J'appris des parens de cette femme, qu'elle avait été valétudinaire et souffrante pendant la durée de sa grossesse, en raison sans doute de l'inflammation du péritoine qui a déterminé les accidens organiques qui ont été la cause de sa mort. »

TROISIÈME OBSERVATION,

Communiquée par M. Imbert, chirurgien en chef de la Charité.

« La nommée M***, âgée de vingt ans, ayant à peu près quatre pieds de hauteur, tout le tronc assez bien conformé, mais les genoux fortement courbés en dedans, les hanches étroites et peu évasées, et d'ailleurs d'une assez bonne constitution, entra à la Charité le 12 novembre 1834, à six heures du matin : les douleurs commençaient, elles augmentèrent dans le jour, et je la vis le soir à sept heures. Je trouvai le col de la matrice dilaté, la tête retenue et comme repoussée sur le pubis, la poche des eaux saillante, et les douleurs fortes et fréquentes. Je portai mon doigt sur l'angle sacro-vertébral, et j'estimai le diamètre sacro-pubien à trois pouces moins un quart. Je pensai que l'accouchement naturel, aussi bien que le forceps ou la version, étaient impossibles; c'était le cas de pratiquer l'opération de la symphyse, et j'envoyai chercher pour cela quelques consultans; mais il me fut impossible de les réunir le soir même. Ne voulant pas pratiquer seul une opération aussi grave, et considérant la force de la malade autant que la vigueur des contractions utérines, je remis l'opération au lendemain, me rappelant ces cas dans lesquels une tête petite, et dont l'ossification était peu avancée, avait traversé un bassin aussi difforme que celui que nous observions.

Les eaux s'écoulèrent, à neuf heures les douleurs continuèrent et se soutinrent avec la même vigueur jusqu'à trois heures du matin : à cette époque la jeune fille poussa un grand cri, une perte sanguine assez considérable parut, mais s'arrêta bientôt d'elle-même; dès ce moment les douleurs cessèrent, ou plutôt furent remplacées par des points douloureux dans tout le ventre; la face se décomposa, il y eut des frissons, les jambes devinrent froides et marbrées.

Je la vis à sept heures du matin : je touchai, et je sentis au lieu de la tête de l'enfant que je m'attendais à trouver plus saillante que la veille, le placenta à l'orifice utérin. Les consultans (1) que j'avais appelés

(1) M. Martin le jeune était un des consultans.

arrivèrent à huit heures. Je leur exposai l'état des choses, mais j'ajoutai que tout était changé depuis la veille, qu'il ne s'agissait plus, suivant moi, d'une section de la symphyse, mais d'une simple perforation du crâne; car la présence du placenta à l'orifice utérin nous prouvait que le fœtus était mort.

Les consultans touchèrent, et estimèrent le bassin aux mêmes dimensions que j'avais indiquées: toutefois ils pensèrent qu'il était préférable de faire la version, parce que, dirent-ils, la tête est mobile au détroit supérieur; 2.° parce que les tractions, faites sans ménagement sur un enfant mort, pourraient peut-être amener la tête; 3.° parce qu'il serait plus facile de la vider, après la version (retenue qu'elle serait par la sortie du corps) que lorsqu'elle flottait au-dessus du petit bassin.

La femme fut placée en conséquence sur le bord du lit, retenue par des aides; j'introduisis la main dans le vagin, et je n'eus pas plus tôt touché la tête du fœtus qui était placée vers la fosse iliaque droite, que je sentis à gauche une tumeur du même volume que celui de la tête. Je crus qu'il y avait deux enfans, et je me réjouissais de cette circonstance, pensant qu'ils seraient plus petits; mais je m'aperçus bientôt que cette tumeur était adhérente. Je saisis les pieds, je les amenai au-dehors; je dégageai les bras avec peine, et je tirai sur les épaules; mais les tractions furent vaines, elles eurent pour résultat de détacher les vertèbres, et de rompre les muscles du cou. Comme il ne tenait plus que par quelques lambeaux de peau, et que la dureté des os de la base du crâne, jointe à l'étroitesse du bassin, m'empêchait l'introduction des ciseaux de Smellie, je coupai ces lambeaux et séparai entièrement le corps. J'introduisis ma main de nouveau, je saisis la tête, je la retournai et j'enfonçai alors les ciseaux de Smellie dans la fontanelle antérieure. Ce fut pendant ces manœuvres, qu'étonné de la mobilité de cette tête, et sentant toujours la tumeur du côté gauche, je reconnus une rupture de l'utérus. La femme s'affaiblissait, le pouls était filiforme, le corps froid, il y avait des syncopes et des vomissemens. Je fis toucher de nouveau les consultans; ils reconnurent la rupture, et décidèrent qu'il était inutile, vu l'état de la malade, de terminer l'accouchement: il était dix heures, elle mourut à cinq heures du soir. L'autopsie fut faite le lendemain; j'annonçai, avant de fendre les parois abdominales, les altérations que nous allions rencontrer. Nous trouvâmes en effet, comme je l'avais dit, une rupture à l'insertion du vagin sur le col de l'utérus; elle était transversale, et comprenait la moitié de la circonférence du vagin. La matrice située à gauche était contractée; c'était elle que j'avais sentie en pénétrant dans l'abdomen: la tête du fœtus était dans la fosse iliaque droite, tout le péritoine était enflammé, les intestins et l'épiploon étaient à leur place ordinaire; il n'y en avait pas la plus petite partie dans la solution de continuité, ni dans le vagin.

Le bassin avait trois pouces un quart dans le diamètre sacro-pubien, et quatre pouces et quart dans les diamètres transverse et obliques. Le diamètre sacro-pubien du détroit inférieur avait deux pouces et demi; les diamètres obliques et transverse, deux pouces trois quarts.

La tête du fœtus était énorme, elle avait près de quatre lignes de plus qu'à l'ordinaire dans chacun de ses diamètres.

Je pratiquai l'opération de la symphyse, suivant un procédé qui m'est particulier; elle fut simple et facile, mais il fut impossible de faire passer la tête après un écartement du pubis de deux pouces : c'est ce qu'il était aisé de prévoir en considérant son volume. »

Voici les réflexions que m'a suggérées cette observation, je les présente aux lecteurs. Ce fait, qui m'a paru digne d'être conservé pour l'art, offre un cas rare de rupture de la matrice à son union avec le vagin, à la suite des seules contractions de cet organe qui n'ont pu vaincre l'obstacle qui s'opposait à l'introduction de la tête dans la filière du bassin. En effet, cet accident a eu lieu dans la nuit, au moment où la malade a poussé des cris aigus, qui furent suivis d'hémorragie par le vagin, d'une grande altération dans les traits de la face, du froid du corps et des extrémités, de nausées, et de la cessation des douleurs, qui furent remplacées par des points dans le ventre.

Ces symptômes, indicateurs d'une rupture de la matrice, ne m'auraient pas échappé si j'avais été auprès de la malade; mais ils ne frappèrent point l'élève qui l'assistait, et qui ne me les a transmis qu'après l'évènement funeste. Le lendemain nous les prîmes pour des accidens d'une métro-péritonite. Si nous n'avons pas reconnu de prime-abord ce fâcheux accident, nous trouverons notre excuse dans la même erreur commise par d'habiles praticiens (1), et surtout dans l'absence des intestins dans la place qu'occupait l'enfant, circonstance qui nous aurait mis de suite dans le cas de reconnaître la rupture ; mais, je dois le dire, ce déplacement d'intestins n'a pas toujours lieu, comme le disent tous les auteurs : ce qui est prouvé par cette observation, et par deux cas d'opérations césariennes que j'ai pratiquées, et où je n'ai point vu les intestins s'engager dans la plaie.

Malgré la fâcheuse terminaison de cet accouchement, je crois que nous avons rempli toutes les indications qu'il présentait, et que nous n'avons aucun reproche à nous faire.

OBSERVATION

Sur un emphysème considérable, survenu spontanément pendant le travail de l'accouchement.

Malgré les progrès de l'anatomie physiologique dans ce siècle, il est encore des organes de l'économie animale dont les fonctions sont inconnues : ainsi la glande thyroïde, le thymus, la rate, les capsules surrénales, que la nature ne créa pas inutilement, sont autant d'organes sur les usages desquels les anatomistes modernes ne sont pas mieux instruits que les anciens. — Quoique leur organisa-

---

(1) Voyez le Traité des Maladies des femmes, de Nauche.

tion ait été soigneusement étudiée dans ces derniers temps, le scalpel, dirigé par les mains les plus habiles, et les injections les plus déliées, n'ayant pu y faire reconnaître des conduits excréteurs, notre ignorance sur leurs fonctions nous réduit à des hypothèses plus ou moins ingénieuses, jusqu'au moment où un nouveau mode d'investigation parviendra à nous conduire à des résultats plus heureux.

En étudiant avec soin les phénomènes soit physiologiques soit pathologiques de ces organes, en comparant ces phénomènes avec ceux que présentent les organes qu'ils avoisinent, et avec lesquels ils ont des connexions et des rapports immédiats, peut-être arriverait-on à des résultats moins incertains sur les fonctions qu'ils doivent remplir : ainsi, la glande thyroïde, appelée corps thyroïdien par les modernes, présente des phénomènes d'action, et se trouve passible de maladies qui semblent lier ses fonctions à celles du larynx, auquel elle est si intimement unie. — A l'époque de la puberté et de la nubilité, ce corps, chez les deux sexes, acquiert plus de volume et de turgescence au moment où la voix se forme, et concourt peut-être à donner au larynx ce ton grave et sonore qu'il doit conserver toute la vie. Lorsque, par des cris violens et concentrés, on distend outre mesure la cavité du larynx, le corps thyroïdien s'engorge et devient souvent emphysémateux. Dans les phthisies laryngées, il diminue de volume en s'atrophiant. Enfin, les diverses maladies dont il est susceptible influent sur le jeu et les fonctions de l'organe de la voix; ce qui doit au moins faire présumer qu'il a des usages relatifs à cet organe.

Ces réflexions préliminaires m'ont été suggérées

par le fait pathologique que je vais rapporter, et qui fut suivi d'accidens semblables à ceux qui résultent de la lésion des organes de la respiration.

Claudine, âgée de vingt ans, d'une petite stature, mais d'une forte complexion, arriva sans accidens au terme d'une première grossesse. Elle fut reçue à l'infirmerie des filles en couches de l'hospice de la Charité de Lyon, le 21 décembre 1801. Le 23 du même mois, elle éprouva les douleurs de l'enfantement, qui se succédèrent avec tant de rapidité, qu'après quelques heures le col de la matrice se dilata entièrement, la tête de l'enfant franchit le détroit supérieur, et vint se fixer à la vulve. Retenue dans cette position par la résistance du périnée pendant plus de trois heures, malgré les douleurs les plus vives et les efforts les mieux soutenus de la part de Claudine qui poussait des cris perçans, celle-ci fut invitée par la sœur qui l'aidait dans ce travail, à modérer ses clameurs, et à redoubler ses efforts pour se délivrer plus promptement. Claudine concentrant ses plaintes, cria, ce qu'on appelle vulgairement, du gosier; et, dans un moment d'efforts, elle éprouva un craquement dans l'intérieur du cou, qui fut suivi aussitôt d'un engorgement considérable de la glande thyroïde, du cou et de tout le visage. L'accouchement se termina alors, et la sœur accoucheuse s'inquiéta peu de la bouffissure extraordinaire du cou et de la face. Je ne vis cette fille qu'à ma visite du lendemain 24, et, surpris de l'enflure extraordinaire que présentait son visage, j'obtins de la sœur les renseignemens que je viens de transmettre. J'examinai avec attention cette bouffissure, et je reconnus qu'elle ne se bornait point au cou et à la face, mais qu'elle s'étendait sur toute la poitrine, le dos, le creux des aisselles, la partie supérieure des bras, ayant pour limites inférieurement l'un et l'autre hypocondre, et supérieurement la naissance des cheveux. La couleur de la peau n'était nullement altérée dans toute l'étendue de cet engorgement; mais cet organe était douloureux au toucher et crépitait sous les doigts, comme s'ils eussent froissé du parchemin, ce qui me fit reconnaître un véritable emphysème. Les parties où le tissu cellulaire était plus lâche et plus abondant, comme les paupières, le creux des aisselles, le cou, au niveau de la glande thyroïde, offraient une tuméfaction plus considérable.

Claudine éprouvait un resserrement douloureux dans tout le cou, et principalement au niveau du larynx, au lieu où elle avait ressenti le craquement qui précéda l'emphysème. La respiration était gênée, Claudine poussait des cris plaintifs et entrecoupés; son ventre était météorisé et douloureux; les lochies étaient peu abondantes, le pouls était plein et accéléré. Je prescrivis de suite une saignée de bras, des fomentations émollientes sur le ventre et la poitrine, et la malade fut mise à l'usage d'une tisane émulsionnée et d'une potion tempérante. A ma visite du soir, la douleur du cou avait diminué, la respiration était plus libre, le pouls moins développé et moins vite, l'emphysème et le météorisme du ventre moins considérables. Le 25 au matin, le bon état se soutenait, et, à l'exception de la saignée de bras, je fis continuer le même traitement. Le soir du même jour, à l'invasion de la fièvre laiteuse, les mêmes accidens reparurent ; Claudine éprouva beaucoup d'agitation dans la nuit, des mouvemens nerveux et des rêves effrayans pendant de courts sommeils. A ma visite du matin, le 26, je trouvai les seins gonflés, la langue rouge et desséchée ; la malade éprouvait une soif ardente ; la fièvre était forte ; les lochies étaient supprimées ; la région hypogastrique était douloureuse au toucher, la parole gênée ; elle se plaignait d'un resserrement insupportable dans la gorge, qui rendait la respiration laborieuse. J'ordonnai l'application de dix sangsues aux cuisses, et la continuation des moyens prescrits la veille. Les seins s'affaissèrent subitement dans la soirée ; la fièvre était toujours très-forte ; l'insomnie fut complète pendant la nuit, et accompagnée d'une agitation générale. Le 27 au matin, je trouvai le pouls presque naturel, la langue humectée ; les lochies avaient reparu, l'hypogastre était souple et sans douleur, l'emphysème était moindre ; plusieurs selles diarrhéiques avaient eu lieu dans la nuit et se soutinrent dans le jour. Dans la soirée, retour de la fièvre avec anxiété générale, et dans la nuit douleur avec pulsation et bruit extraordinaire dans la profondeur de la tête, suivant l'expression de la malade ; trouble dans la vision, cris effrayans, sueur générale très-abondante.

Le 28, surdité complète, cessation de la fièvre et de la diarrhée, retour des lochies, sueurs générales, diminution sensible de l'emphysème, disparition entière de celui de la face, mieux-être général pendant toute la journée ; mais à minuit, crix affreux, délire frénétique, mouvemens convulsifs, oppression suffocante, perte de connaissance, fixité de l'œil, coloration des pommettes, gonflement avec tension de la glande thyroïde, engorgement des veines jugulaires, pouls dur et plein : application de huit sangsues sur chaque côté du cou, à la chute desquelles un écoulement considérable de sang eut lieu ; ce qui modéra les accidens de la tête et de la poitrine. Les yeux perdirent leur fixité, mais furent agités par des mouvemens involontaires. La malade semblait entendre les paroles qu'on lui adressait, mais elle ne répondait que par signes. Ce fâcheux état se soutint jusqu'au 29 à midi. Dans la soirée de ce jour, la fièvre revint avec le délire frénétique ; le ventre se météorisa, les lochies se supprimèrent, et ces accidens persévérèrent toute la nuit, malgré l'emploi des fomentations émollientes sur le ventre, des révulsifs sur les membres inférieurs, des tempérans et des antispasmodiques. Le 30, les lochies étaient toujours supprimées, la tête était pesante et douloureuse, le ventre météorisé et sensible au toucher, le pouls plein et dur, le visage très-coloré, la peau brûlante, les idées étaient incohérentes, l'emphysème n'avait point diminué. Une forte saignée de pied rappela les lochies, et ramena un calme général. On continua l'usage des boissons délayantes ; le sommeil fut tranquille dans la nuit, et le 31 au matin l'emphysème avait beaucoup diminué, les idées étaient nettes et le bien-être s'était rétabli. Le 1.er janvier ce bon état se soutint, les lochies coulèrent avec abondance, il n'y eut presque plus d'emphysème ; la malade se plaignit de douleurs dans le dos, qu'on trouva frappé d'escarres, effet de la pression trop forte des liens du corset anglais, employé pour borner ses mouvemens pendant les accès du délire frénétique. Le 2 janvier, disparition complète de l'emphysème, lochies abondantes, souplesse du ventre, langue saburrale : purgation avec la manne pour le lendemain ; depuis lors convalescence, usage de quelques légers toniques, rétablissement complet au bout de quelques jours, époque à laquelle la malade demanda à sortir de l'infirmerie.

OBSERVATION

Sur une espèce particulière de tumeur enkystée de l'ovaire et de la trompe du côté droit, reposant sur un plancher squirrheux, accompagnée de phénomènes singuliers, qui firent croire à l'existence d'un corps étranger développé dans la matrice.

Les maladies de l'utérus, si communes dans notre ville, ne sont pas aussi faciles à reconnaître et à spécifier que le vulgaire des médecins le pense. Quoique cet organe soit accessible au tact et même à la vue, à l'aide des *speculum*, surtout de ceux que l'on doit au génie des médecins modernes, le diagnostic des nombreuses maladies de la matrice est souvent aussi difficile que celui des affections qui atteignent les organes situés plus profondément, et qui sont hors de la portée immédiate des sens.

J'en appelle sur ce point aux praticiens qui s'occupent plus spécialement des maladies des femmes, et qui sont plus à même d'apprécier les erreurs de diagnostic qu'ils ont commises eux-mêmes ou vu commettre à d'autres, lorsqu'ils ont été consultés. En

24

effet, combien de fois des grossesses n'en ont-elles pas imposé pour des maladies organiques, ou des maladies organiques pour des grossesses! Que de métrites chroniques, d'engorgemens lymphatiques ou fibreux de l'utérus, ont été confondus avec de véritables squirrhes! Que de végétations ou de kystes, développés dans la cavité utérine, ont été pris pour des engorgemens des parois de l'organe lui-même! Combien enfin de tumeurs des annexes de la matrice occupant la cavité du bassin, ont été confondues avec des affections utérines!

Ces erreurs, si fréquemment funestes aux malades, sont souvent reconnues, mais rarement avouées de bonne foi par ceux qui les commettent; un aveu public est cependant le plus sûr moyen d'en garantir nos successeurs; aveu nécessaire surtout lorsque l'autopsie cadavérique vient mettre ces erreurs en évidence.

Le père de la Médecine a le premier donné le mémorable exemple de cette noble franchise, qu'on doit regarder comme un précepte aussi avantageux à l'humanité qu'utile aux progrès de la science médicale. L'observation suivante me paraît confirmer la vérité de cette assertion.

Madame Belz, âgée de cinquante-un ans, douée d'une assez forte constitution et d'un tempérament nervoso-sanguin, consulta mon estimable ami M. le docteur Mermet, pour des douleurs qu'elle éprouvait dans la fosse iliaque droite, et dans la région rénale correspondante. Ce praticien distingué explora le bas-ventre, et reconnut une tumeur circonscrite et de forme arrondie, occupant le côté droit du bassin et une portion de l'hypogastre. Cette tumeur ayant résisté pendant quelques mois au traitement rationnel qu'il indiqua, il me fit appeler en consultation. Nous examinâmes ensemble le bas-ventre, et dans le lieu indiqué plus haut nous reconnûmes une tumeur de forme ovalaire, légèrement dolente au toucher, molle du côté de la fosse iliaque, dure et rénitente dans les autres points, et s'élevant presque jusqu'au niveau de l'ombilic. La malade nous dit y ressentir de temps à autre des espèces de contractions douloureuses qui alternaient avec des resserremens de la gorge et des spasmes si violens de l'estomac, qu'ils lui arrachaient des cris involontaires. Cet état presque habituel troublait les fonctions digestives, et les rendait longues et pénibles, quoique Madame ne fît usage que d'alimens doux et légers. Je proposai à mon confrère d'explorer les voies utérines, afin de nous assurer à quel organe appartenait la tumeur. Je trouvai dans cette exploration le col de la matrice mou et relâché, n'ayant que sa longueur ordinaire : ses lèvres, qui n'étaient point engorgées, étaient entr'ouvertes ; le corps de cet organe, confondu avec la tumeur, se perdait dans l'espèce de voûte sphérique qu'elle formait dans la partie supérieure du vagin. Cette reconnaissance me fit penser que la tumeur abdominale appartenait à la matrice, et d'après l'état du col, l'arrondissement et le défaut de dureté rénitente du corps confondu avec la tumeur, les contractions et les resserremens de celle-ci, à certaines époques, sensibles même à la main placée sur l'hypogastre, mon opinion fut que le développement de la matrice qui me parut former la tumeur n'appartenait point aux parois de cet organe, mais bien à un corps étranger, végétant dans sa cavité. Quelques caillots sanguins expulsés précédemment semblaient fortifier encore cet avis, et mon confrère ne répugna point à l'adopter. Nous ne changeâmes rien au traitement qui avait été prescrit, et qui consistait dans l'usage des boissons mucilagineuses et tempérantes, des potions calmantes où entrait la thridace, des bains, des fomentations émollientes, des lavemens de même nature, et dans l'emploi des potages légers et du lait d'ânesse pour toute nourriture.

Dix jours après la consultation, je fus rappelé, et j'appris de mon confrère et de la malade elle-même, que les contractions observées dans la tumeur avaient été continues et plus actives, et que les spasmes douloureux de l'estomac, devenus plus intenses, s'étendaient sur les mamelles et les avaient rendues dolentes. J'explorai de nouveau l'utérus, et je trouvai son col entièrement effacé et confondu avec la tumeur. Son orifice offrait une ouverture annulaire, absolument semblable à celle qu'on observe sur la fin des grossesses, avec cette différence cependant que la circonférence de cette ouverture présentait plus de dureté et de rénitence. Le docteur Mermet s'assura comme moi, par le toucher, de cette disposition nouvelle du col de l'utérus, et nous crûmes l'un et l'autre, d'après ce changement survenu en dix jours, que l'organe ne tarderait pas à expulser un corps étranger.

Près d'un mois se passa sans qu'on observât aucun changement dans la situation de la malade ; et comme le docteur Mermet se disposait à faire un voyage, il me proposa de convoquer une nouvelle consultation, en me priant de suivre cette malade pendant son absence. Notre confrère Viricel fut appelé, et après avoir reçu de nous les renseignemens que nous avions recueillis sur le développement et les progrès de la maladie de madame Belz, il explora en dehors et en dedans la tumeur, et partagea notre avis sur sa nature. La continuation du premier traitement fut arrêtée dans cette consultation. Je suivis la malade pendant six semaines environ, sans observer plus de dilatation dans le col de la matrice. Les contractions de la tumeur étaient cependant soutenues, et la malade les comparait à celles de ses accouchemens, avec cette différence toutefois qu'elles étaient accompagnées d'un bruit intérieur fort singulier, bruit qu'elle croyait devoir être perceptible à l'ouïe et au toucher, mais que je ne pus jamais distinguer ni au tact ni à l'oreille. Pendant la durée de ce travail extraordinaire, les spasmes de l'estomac avaient considérablement diminué; mais d'autres phénomènes plus fâcheux les avaient remplacés. Des douleurs sévirent dans les jambes et dans les pieds, et furent bientôt suivies d'une contraction spasmodique dans les muscles, laquelle devint le prélude d'une paralysie de ces membres. Peu de temps après, Madame se plaignit d'un engourdissement douloureux dans les membres supérieurs. Au milieu de ces anomalies nerveuses, le pouls n'était point fébrile, mais petit et serré, et ne devenait accéléré que dans les crises douloureuses. Deux mois environ s'étaient écoulés, lorsque, en examinant la tumeur, je la trouvai ramollie et fluctuante; ce qui me fit croire que ce que renfermait la matrice pouvait bien n'être qu'un kyste contenant un fluide, ou même un fluide isolé, remplissant la cavité utérine.

Je proposai une nouvelle consultation, où furent appelés MM. Viricel et Janson. Ces médecins, après avoir examiné la tumeur, partagèrent mon opinion sur sa nature, et M. Viricel fut aussi surpris que je l'avais été moi-même, en voyant la conversion de cette tumeur dure en une tumeur molle et fluctuante. Je proposai aux consultans d'introduire à l'instant une algalie de femme dans l'orifice utérin, pour pénétrer jusque dans la cavité de la matrice. Un obstacle invincible s'opposa à cette introduction, qui fut successivement tentée par chacun de nous. Nous convînmes alors que nous dilaterions plus largement l'orifice utérin à l'aide d'un morceau d'éponge préparée, et que si, par ce moyen, nous ne parvenions pas à donner issue au fluide que nous croyions contenu dans la matrice, on pénétrerait dans sa cavité à l'aide d'une sonde mousse, et au besoin pointue. M. Janson voulut bien se charger de placer l'éponge; et ce qui est digne de remarque, à dater de l'époque de son introduction, les contractions cessèrent dans la tumeur. Après trois jours de l'emploi de ce moyen, la dilatation du col fut obtenue de manière à pouvoir y introduire le doigt indicateur; mais aucun fluide ne s'écoula. Je proposai alors à M. Janson d'employer de nouveau la sonde; il s'en servit, et pénétra sans résistance dans la cavité utérine: mais ce fut sans succès pour le but projeté, ce qui nous étonna beaucoup l'un et l'autre.

Dans les jours suivans la paraplégie devint complète, le visage se décomposa, les traits parurent grippés, les yeux restèrent fixes, quelques hallucinations survinrent, et furent suivies d'un délire complet.

Trois jours après ces accidens, madame Belz expira sans agonie.

Sa famille désirant connaître la cause de la maladie extraordinaire à laquelle elle venait de succomber, invita M. Janson et moi à faire procéder à l'autopsie cadavérique. M. Dartigues, mon secrétaire, la fit en notre présence : après qu'il eut incisé les parois abdominales dans la région hypogastrique, nous reconnûmes que la tumeur était formée par un kyste, qui s'étendait de la fosse iliaque droite jusque dans l'hypogastre, adhérant par sa partie inférieure à la matrice, qui se confondait avec lui, et supérieurement à l'épiploon et aux intestins grêles, intimement unis avec la surface externe de ce kyste. Nous remarquâmes également que les intestins et l'épiploon adhéraient entre eux dans plusieurs points, offrant les traces d'une inflammation qui avait produit l'adhésion de toutes ces parties entre elles. Nous reconnûmes que le kyste développé dans le ligament large de ce côté, était probablement formé par la trompe et l'ovaire dont nous ne trouvâmes aucune trace. Les parois de ce kyste, minces antérieurement, étaient très-épaisses à sa partie supérieure et du côté de la fosse iliaque, offrant, dans toute cette étendue, des tubercules de nature cérébriforme plus ou moins volumineux, dont les uns étaient très-durs, et les autres en suppuration. Nous en remarquâmes trois, gros comme de petites noix, rougeâtres, ayant la nature de la mélanose. La cavité du kyste était remplie d'une sérosité limpide ; mais dans son bas-fonds, au lieu où existaient les tubercules, le liquide était trouble et mélangé de pus. La matrice, confondue inférieurement avec ce kyste, présentait une dégénérescence squirrho-cartilagineuse dans son corps, qui avait la moitié moins de son volume ordinaire, tandis que son col mou et relâché était dans un état sain.

Nous pensâmes que tous ces désordres devaient être le résultat d'une phlogose lente et chronique, remontant à une époque très-reculée, phlogose dont il était difficile d'assigner le premier siége, mais qui probablement s'était développée dans les annexes droites de l'utérus, et qui avait affecté d'abord cet organe, et secondairement le péritoine et les intestins.

OBSERVATION

Sur une fistule recto-vaginale survenue à la suite d'un accouchement laborieux, et guérie par la cautérisation.

Dans le mois de novembre de l'année 1810, je fus appelé à St-Symphorien-de-Lay, bourg du département du Rhône, à douze lieues de Lyon, pour consulter sur la maladie de madame D***, avec les docteurs Rapou et Benoît, ses médecins. J'appris de ces messieurs que cette dame âgée de 20 ans, d'une petite stature, ayant beaucoup d'embonpoint, et enceinte pour la première fois, avait été accouchée par le moyen du forceps, après quatre jours d'un travail extrêmement douloureux; que l'enfant qui était mort avait un volume considérable, et que son extraction, faite avec beaucoup de peine, avait été suivie de la sortie d'un putrilage épais et exhalant une odeur très-fétide.

La tête, après la complète dilatation de l'orifice utérin, avait séjourné long-temps dans le bassin, et exercé sur le vagin et les parties molles extérieures une si forte compression, que je trouvai ces parties frappées d'escarres gangréneuses au sixième jour de l'accouchement. A ce fâcheux état local se joignait une fièvre muqueuse avec péritonite et des symptômes adynamiques très-prononcés. Un traitement méthodique, que je crois inutile de rapporter, triompha de la fièvre et des accidens qui la compliquaient.

Madame D***, en me remerciant de mes soins, m'écrivit trois mois après sa couche, pour me prier de lui indiquer les moyens de faire cesser une incommodité qu'elle attribuait à l'application du forceps, et qui était évidemment le résultat du séjour prolongé de la tête de l'enfant dans le vagin. C'était un ulcère fongueux de la grandeur d'un centime, survenu après la chute de l'une des escarres gangréneuses dont j'ai parlé. Il existait à la paroi postérieure du vagin, à un pouce environ au-dessus de la fourchette, fournissait une abondante suppuration, et devenait parfois très-douloureux; Madame ajoutait que depuis sa couche elle s'apercevait que les vents sortaient avec bruit, en partie par le vagin, et en partie par l'anus. Cette dernière circonstance me faisant soupçonner qu'il y avait une communication contre nature établie entre les deux conduits, j'engageai Madame à faire le voyage de Lyon, afin de me mettre à même de juger de son état. Dans l'examen que je fis à son arrivée, je reconnus non-seulement le dégagement des gaz fétides par le vagin, mais encore le passage d'alimens non altérés que je retirai de ce conduit : c'était plusieurs lentilles, et Madame me dit qu'elle en avait mangé la veille.

Il me fut cependant impossible de découvrir le point de communication, malgré les recherches exactes que je fis avec le stylet, dirigé sur plusieurs points de la fongosité que j'avais rendue saillante par un doigt introduit dans le rectum. Je crus être plus heureux après avoir excisé cette fongosité; mais une nouvelle exploration n'eut pas plus de succès; seulement je distinguai, au centre du point qu'occupaient les chairs fongueuses, un espace aminci, facile à reconnaître en plaçant l'un de mes doigts index dans le vagin, et l'autre dans le rectum.

J'espérais au bout de quelques jours trouver le point de communication du rectum avec le vagin, qui m'était démontré par la continuation du passage de l'air, de parcelles d'alimens et de matières fécales, que j'observais à chaque examen dans le dernier de ces conduits.

Madame D*** demandait avec instance la guérison de cette dégoûtante incommodité, que je traitais pour la première fois. J'espérais obtenir cette guérison par une compression exercée au moyen d'un tampon de charpie enduit de cérat, introduit dans le vagin, de manière à ce qu'il remplît et dilatât exactement ce conduit; mais je reconnus bientôt l'insuffisance de ce procédé, qui n'empêchait ni à l'air ni aux matières fécales de pénétrer dans le vagin. Je n'entrevis alors que deux moyens de guérison : la cautérisation fréquente de l'ulcération, pour déterminer une inflammation qui pût favoriser l'adhésion des bords de la fistule, ou bien la section de la paroi qui séparait les deux conduits, en commençant l'incision au-dessus de l'ulcère fongueux. Je me décidai pour le premier de ces moyens, comme étant le plus simple et le plus exempt d'incommodités. Il fut suivi de succès; mais la cure fut plus longue à obtenir; pendant quatre mois je cautérisai chaque jour avec le nitrate d'argent fondu l'ulcère fistuleux, introduisant immédiatement après dans le vagin un gros tampon de charpie engraissé d'onguent rosat. Par ces deux moyens réunis, j'eus la satisfaction de voir l'ulcère diminuer à la longue, et la cicatrisation s'opérer en détruisant la fistule, ce que je reconnus au défaut du passage des gaz fétides et des matières fécales par le conduit vaginal.

Madame D*** redevenue enceinte plusieurs mois après sa guérison, vint faire ses couches à Lyon, et me pria de lui donner des soins; elle y accoucha naturellement le 12 mai 1812, seize mois environ après son premier accouchement qui avait été si malheureux, sans que la cicatrice de l'ulcère fistuleux se rompît et apportât aucun obstacle à la délivrance.

OBSERVATION

Sur un développement extraordinaire de poils sur la membrane muqueuse du rectum.

Le développement accidentel de poils dans une partie du corps qui n'en présente pas ordinairement, n'est point un phénomène aussi rare qu'on pourrait d'abord le croire. Presque tous les systèmes de l'économie animale, les organes même les plus importans à la vie, ont présenté à l'œil des observateurs des productions pileuses insolites; on en a aussi trouvé dans des dépôts, des ulcères, des kystes et des tumeurs anomales; et comme souvent ces poils étaient mêlés avec des matières graisseuses ou de natnre à peu près semblable à la graisse, des physiologistes ont cru pouvoir en conclure que les poils ainsi développés avaient une grande analogie avec l'humeur graisseuse.

Jusqu'ici l'on a considéré ces formations extraordinaires de poils comme un écart de la nature dans les lois de l'organisation animale; mais les faits nombreux que j'ai recueillis dans un Mémoire lu il y a plusieurs années à l'Académie de Lyon, me portent à croire que les poils qui se développent accidentellement dans quelques parties du corps, sont un phénomène pathologique, résultat d'une altération organique des tissus dans lesquels on les observe.

Après la peau, les membranes muqueuses, qui ont tant d'analogie de structure et de fonctions avec elle, sont les parties qui offrent le plus souvent le développement accidentel des poils. Amatus Lusitanus et Portal en ont observé sur la langue, Ruisch dans l'estomac; Morand rapporte qu'on en a trouvé sur la surface interne des intestins grêles; Schenckius en a remarqué dans les reins; M. de la Rivière, médecin de Paris, et le docteur Hamelin, des états de New-York, en ont rencontré dans la vessie; Horstius en a vu dans la matrice, Scharschmidt dans le vagin, et Marchétis dans le rectum; mais de tous ces faits aucun ne m'a paru aussi extraordinaire que celui que je vais rapporter.

Mademoiselle Jarrin, de St-Rambert, petite ville du département de l'Ain, d'un tempérament bilieux et d'une constitution sèche, fut mélancolique et valétudinaire pendant la plus grande partie de sa vie. A l'âge de dix-huit ans, trois années après l'apparition des menstrues, qui furent toujours abondantes et régulières, mademoiselle Jarrin fut affectée de dartres humides sur presque toute la surface du corps, mais principalement sur le visage, les bras et les mains. Cette maladie cutanée résista aux traitemens les plus rationnels jusqu'à l'âge de trente-quatre ans, époque à laquelle elle disparut sans remède et presque subitement. Six mois après, cette demoiselle éprouva des douleurs dans diverses parties du ventre, mais surtout au-dessous de l'ombilic et dans la fosse iliaque gauche. Elles augmentèrent graduellement, et devinrent vives et intenses, un an environ après la disparition des dartres. Ce fut alors qu'elles s'étendirent dans la direction du rectum, dont elles gênèrent les fonctions. Un jour, après avoir éprouvé des picotemens très-incommodes à l'orifice de cet intestin, elle s'aperçut qu'il en sortait une mèche de poils ou plutôt de cheveux, qui avait la grosseur du doigt indicateur. Ils grandirent rapidement, et on put distinguer leur couleur, qui était d'un châtain-clair tirant sur le roux, quoique ceux de la tête de cette demoiselle fussent très-noirs. Cette production extraordinaire occupait tout l'orifice du rectum, et ne paraissait déjetée d'aucun côté. Lorsqu'on exerçait sur elle la plus légère traction, la malade ressentait une douleur vive dans la profondeur du rectum, mais particulièrement à gauche, où cette mèche paraissait être implantée. Les cheveux qui la formaient, rangés les uns à côté des autres, représentaient une espèce de canal par où passaient les matières fécales et les gaz qui s'en dégageaient. Aussi, chaque fois que la malade allait à la garde-robe, ou qu'elle rendait des vents, elle éprouvait les plus vives douleurs dans l'intestin rectum. Trois mois après la sortie par l'anus de cette mèche de cheveux, mademoiselle Jarrin exigea qu'on en fît la section : elle avait alors six pouces de longueur; dans la suite on la coupa tous les deux mois, dans l'intervalle desquels elle grandissait de plusieurs pouces.

Tel était, au commencement du printemps de 1803, l'état dans lequel se trouvait mademoiselle Jarrin, lorsqu'elle me consulta, en m'envoyant une mèche des cheveux de l'anus, dont on avait fait récemment la section : ils étaient d'une couleur rousse, longs de plus de trois pouces, doux et lisses comme des cheveux de tête. MM. Baron et Bibet, chirurgiens de la malade, qui me donnèrent les détails dont je viens de présenter le précis, me demandaient mon avis sur ce cas extraordinaire, en me priant de leur indiquer la conduite qu'ils avaient à tenir : je crus ne devoir prescrire que des moyens propres à maintenir la liberté du ventre, et à calmer les coliques produites par la constipation. Je témoignai en même temps le désir de voir la malade, pour juger par moi-même, en explorant le rectum, du point d'insertion de cette singulière production pileuse.

L'état de souffrance dans lequel se trouvait mademoiselle Jarrin ne lui ayant pas permis de faire le voyage de Lyon, les deux chirurgiens qui m'avaient consulté n'employèrent que les moyens palliatifs que j'avais indiqués, auxquels ils ajoutèrent la section de la mèche de cheveux, aussitôt que par sa longueur elle rendait plus difficile l'excrétion des matières fécales. M. Baron, avec lequel je correspondais, me donnait de temps en temps des nouvelles de cette malheureuse demoiselle, qui finit par succomber dans le mois de novembre 1811. Quelques jours après sa mort, je reçus de lui la suite de cette observation, avec des détails sur l'autopsie cadavérique qu'il fit avec son confrère Bibet.

Il m'écrivait: « Pendant treize ans qu'a duré la singulière indisposition de mademoiselle Jarrin, elle mangeait avec appétit; il est même remarquable qu'elle souffrait moins quand l'estomac était plein, que lorsqu'elle n'avait pas pris d'alimens depuis quelque temps. Elle ne pouvait s'asseoir sans éprouver de vives douleurs dans le fondement, et n'allait jamais à la selle que par le moyen des lavemens, qu'on rendait purgatifs dans les dernières années de sa vie. Par leur usage elle évacuait des matières fort dures, extrêmement fétides. Lorsqu'on négligeait de les employer, elle restait quinze à vingt jours sans aller du ventre; ce qui donnait lieu à de violentes coliques, et à de fréquentes éructations d'une odeur tout-à-fait stercorale. Dans le printemps de 1809, mademoiselle Jarrin, âgée alors de 46 ans, perdit ses règles, et peu de temps après elle éprouva par le rectum un écoulement abondant d'une matière puriforme, qui n'a cessé que trois mois avant sa mort. Cette évacuation avait beaucoup affaibli la malade ; elle avait considérablement maigri ; une fièvre lente hectique parut la consumer, et fut bientôt suivie de l'œdématie des extrémités et des parois du ventre. Dans le mois de septembre de la même année, l'écoulement puriforme du rectum cessa ; et, après avoir éprouvé une longue constipation, elle eut de fortes coliques qui procurèrent une évacuation spontanée de matières fécales extrêmement dures, qui détacha et expulsa la touffe de cheveux, qui n'a plus reparu depuis. A dater de cette époque, la fièvre lente consuma rapidement mademoiselle Jarrin, et le 3 novembre 1811 elle rendit le dernier soupir, à l'âge de quarante-neuf ans, après avoir poussé, avec de grands efforts et d'intolérables douleurs, cinq selles copieuses de matières très-sèches. »

MM. Baron et Bibet ayant fait l'ouverture du cadavre de cette demoiselle, trouvèrent les organes de la poitrine et du ventre dans un état normal, à l'exception cependant de la rate, réduite à la moitié de son volume et dans un état complètement squirrheux. Les intestins, examinés avec beaucoup de soin, n'offraient aucune altération organique ; mais le colon, dans sa partie inférieure, et le rectum à quelques pouces au-dessus de son orifice, présentaient une dilatation extraordinaire, et contenaient beaucoup de matières fécales endurcies. Ils ne trouvèrent sur la membrane muqueuse aucun vestige de cheveux, aucune trace de leur point d'insertion, et n'y observèrent ni inflammation ni ulcération. Il est cependant probable que la matière puriforme qui s'écoulait par le rectum depuis trois ans, devait être le résultat d'une phlogose chronique qui a échappé aux yeux de ces observateurs. Les intestins colon et rectum, que ces messieurs m'envoyèrent, étant macérés dans l'alcohol, il m'a été impossible d'apprécier leur état pathologique, et je n'ai reconnu que leur extrême dilatation, telle qu'elle avait été observée par ces deux chirurgiens au moment de l'autopsie.

OBSERVATION

Sur une tumeur anomale, implantée sur le périnée et les fesses d'un enfant nouveau-né.

Une femme de Lyon, qui avait eu déjà plusieurs enfans bien conformés, accoucha dans le mois de mai, année 1800, d'un enfant mâle qui portait au périnée une tumeur adhérente, ayant en grosseur plus de deux fois le volume de la tête de ce nouveau-né. Sa surface était inégale, molle et fluctuante dans plusieurs points, et dans d'autres elle présentait une dureté comme osseuse. Sa base très-large couvrait l'espace compris entre le scrotum et l'anus, se prolongeait de chaque côté sur les fesses, et entourait le rectum qui s'ouvrait à sa partie supérieure. Sa forme irrégulière la fit prendre pour une envie de tête de veau, et déjà ce bruit était répandu dans tout le quartier, lorsqu'un homme de l'art déclara que c'était une tumeur sarcomateuse. Cet enfant m'ayant été apporté à l'hospice de la Charité par l'accoucheur de cette femme, j'appris de lui que cette énorme tumeur avait rendu l'accouchement long et difficile, sans cependant y apporter des obstacles qui nécessitassent l'emploi d'aucun instrument. Pendant les cinq jours que cet enfant vécut, il s'établit un travail de décomposition dans la tumeur ; sa surface devint successivement rouge et noire, et présenta ensuite des excoriations sur divers points, d'où exsuda une sérosité abondante qui diminua beaucoup son volume. Ces divers changemens me firent croire qu'elle avait subi une décomposition putride, et que je ne pourrais, comme j'en avais l'intention, la conserver, ainsi que l'enfant, dans de l'alcohol. Cependant, après l'avoir ouverte, je reconnus que la peau seule était altérée, et qu'il n'y avait ni suppuration ni gangrène dans les tissus qui la formaient.

J'en fis la dissection en présence de plusieurs gens de l'art, et nous fûmes étonnés de trouver dans son intérieur l'ensemble de presque tous les tissus organiques du corps humain, confondus dans quelques points et très-distincts dans d'autres. Dans le centre nous observâmes des os de forme très-irrégulière ; en arrière, une masse comme glanduleuse, assez ressemblante au pancréas ; en avant et en bas, une substance d'un rouge foncé, se rapprochant de la structure du foie ; dans divers endroits, du tissu graisseux ; ailleurs, des espèces de glandes conglobées, très-distinctement séparées ; dans plusieurs points, des espèces de bandes musculaires, interposées entre les substances que je viens d'indiquer, auxquelles elles étaient unies par des mailles cellulo-membraneuses ; enfin, de nombreux vaisseaux sanguins qui se portaient, en se divisant et se sous-divisant, dans ces divers genres de tissus où nous distinguâmes aussi plusieurs hydatides, et des poches membraneuses renfermant un fluide albumineux, semblable au blanc d'œuf.

Comme on remarquait dans la structure de cette tumeur un grand nombre des tissus organiques du corps humain, nous crûmes pouvoir la considérer comme un avortement de conception, et nous pensâmes à l'unanimité que si cet avortement n'eût pas eu lieu, il en serait résulté ce genre de monstruosité dont on trouve plusieurs observations dans les auteurs, c'est-à-dire l'union de deux enfans par le siége.

OBSERVATION

Sur deux espèces d'appendices des mamelles, de la grosseur d'un œuf de poule, développées sous les aisselles, derrière le rebord des muscles grands pectoraux, au sixième mois d'une quatrième grossesse.

Dans l'année 1804, la femme Huvet, de Pusignan, dans le département de l'Isère, qui était au huitième mois d'une sixième grossesse, vint me consulter pour deux tumeurs qu'elle portait sous les aisselles derrière le rebord des muscles grands pectoraux. Elles avaient le volume et la forme d'un œuf de poule, représentant une espèce de poche pendante, et débordant le creux des aisselles : elles étaient plutôt molles que dures, et ne semblaient être qu'un prolongement de la peau avec développement du tissu cellulaire sous-jacent; car, en les pressant entre mes doigts, je ne trouvais aucune résistance qui pût me faire croire qu'elles eussent une nature glanduleuse : cependant en les

25.

comprimant je vis sortir par divers points de leur surface une sérosité lactescente jaunâtre, assez semblable à celle qui s'écoule des mamelons de certaines femmes, sur la fin de leur grossesse. Cette compression, exercée à plusieurs reprises, diminua de beaucoup le volume de ces tumeurs, et les rendit flasques et molles.

Les seins, chez cette femme, loin d'être développés, étaient au contraire affaissés et comme flétris; et ce fut vainement que je pressai les mamelons peu saillans, je n'en pus faire sortir aucune sérosité lactescente. J'appris de cette femme que l'état que j'observais s'était manifesté dans les deux grossesses précédentes dès le sixième mois, que de temps à autre les deux tumeurs devenaient rénitentes et douloureuses, et que cette femme n'était soulagée que lorsqu'il s'écoulait de leur surface une sérosité abondante, semblable à celle dont je venais de provoquer la sortie en les comprimant. Elle m'assura que dès l'apparition de ces tumeurs les seins avaient diminué de volume, et s'étaient flétris et effacés par gradation dans les deux autres grossesses, comme je les observais dans celle-ci; qu'après l'accouchement la fluxion laiteuse les avait développés et engorgés, ainsi que les deux tumeurs, et qu'ayant nourri ses enfans, lorsqu'ils exerçaient la succion des mamelons on voyait s'écouler de la surface des deux tumeurs un véritable lait, et cela pendant toute la durée de l'allaitement.

Ce développement de deux nouveaux organes sécréteurs du lait constitue une aberration de fonctions d'autant plus extraordinaire, que ces organes offraient évidemment une structure différente de celle des seins, puisque je ne pus y reconnaître ni ganglions, ni glandules: c'est sous ce rapport que ce fait m'a paru curieux et digne d'exercer les méditations des physiologistes.

En faisant des recherches sur cette anomalie, je n'ai trouvé qu'un seul fait qui s'y rapportât; il a été observé et recueilli en 1818 par un médecin estimable, le docteur Champion, de Bar-le-Duc, et se trouve dans le trentième volume du Dictionnaire des Sciences médicales. L'auteur de cette observation ne remarqua ces appendices mammaires qu'au quatrième jour de l'accouchement, au moment de la turgescence des seins, et leur reconnut une nature glanduleuse; tandis que, dans le fait que je viens de rapporter, elles se sont développées pendant les grossesses, et m'ont semblé avoir une organisation toute cellulaire, puisqu'en vidant la tumeur par la pression, la peau formait un repli dessinant le sac qui contenait le fluide laiteux.

RÉFLEXIONS

ET

OBSERVATIONS PRATIQUES

SUR

LES FUNESTES EFFETS DE L'ONANISME

CHEZ LES JEUNES FILLES.

Les réactions sympathiques de l'utérus sur les principaux centres de la sensibilité et sur le système nerveux en général, sont une des causes les plus fréquentes des maladies des femmes. Cette verité, que la pratique médicale démontre chaque jour, était bien connue des anciens qui l'ont exprimée par une idée métaphorique très-ingénieuse, lorsqu'ils ont dit que *la matrice est un animal dans un animal*, qui a ses goûts et ses caprices, et qui asservit et tyrannise souvent tout l'organisme de la femme (1).

---

(1) Le Père de la Médecine l'a consacrée dans son livre *De locis in homine, etc.*, lorsqu'il a dit : *Morborum omnium qui muliebres vocantur, uteri in causâ sunt.*

Démocrite la connaissait, lorsqu'il s'exprimait ainsi dans sa lettre

Je n'ai pas l'intention de considérer ici les nombreux effets de cette influence physiologique sur la santé et sur la vie physique et morale des femmes : je veux seulement démontrer par des observations les funestes résultats de l'onanisme sur les jeunes filles, et prouver que la surexcitation nerveuse qu'il produit sur l'utérus, avant même que cet organe jouisse de la vie qui lui est propre, peut, en réagissant sur le cerveau, déterminer des accidens promptement mortels.

En consultant les auteurs qui ont tracé le tableau des terribles effets de cette honteuse habitude, on voit que les accidens qu'elle produit ont une marche toujours fâcheuse, mais lente et progressive; tandis que, dans les faits que je rapporte, elle a été prompte et aiguë, et dans deux cas rapidement mortelle. C'est sous ce rapport que les quatre observations qu'on va lire m'ont paru intéressantes et dignes d'être conservées.

PREMIÈRE OBSERVATION.

Une demoiselle de notre ville, âgée de dix-huit ans, d'une forte constitution, d'un tempérament sanguin

---

à Hippocrate : *Uterum mulieribus sexcentarum ærumnarum causam existere.* — Arétée en parle plus formellement encore dans ce passage : *Uterum etsi conceptui et partui destinatur, esse tamen asylum omnium morborum; nam ab eo fermè omnes mulierum morbi promanent, aut saltem labem quamdam iis admiscet.*

et lymphatique, présentant de l'embonpoint et de la fraîcheur, contracta il y a environ dix mois l'habitude de la masturbation.

Six semaines s'étaient à peine écoulées, que les traits de son visage s'altérèrent; elle maigrit sensiblement, sa peau se décolora. Elle éprouva des palpitations avec un resserrement spasmodique de la poitrine et une toux sèche, qui fut bientôt suivie d'un crachement de sang. Appelé pour combattre ces accidens, je trouvai le pouls petit, serré et accéléré. La malade ressentait des douleurs dans la poitrine, particulièrement du côté gauche; elle était triste et abattue, et répandait des larmes lorsqu'elle éprouvait la moindre contrariété. J'appris que l'évacuation menstruelle, qui avait eu lieu depuis quelques jours, avait été moins abondante; je prescrivis de suite l'application de dix sangsues aux cuisses, et à l'intérieur l'administration de tisanes mucilagineuses et tempérantes, de loochs blancs et de sirops pectoraux. Les jours qui suivirent, je fis alterner les pédiluves sinapisés avec les bains de vapeurs émollientes et antispasmodiques dirigées sur les parties sexuelles. Ce traitement modéra un peu l'intensité des accidens, sans les détruire. Le crachement de sang persista : je fis placer douze sangsues sur le thorax. La malade fut mise à l'usage du lait et au régime le plus doux, ce qui procura un soulagement marqué et fit cesser l'hémophtysie; mais la santé resta toujours chancelante, et, à la seconde époque menstruelle, l'écoulement du sang n'ayant pas été plus abondant, tous les accidens se renouvelèrent et me firent craindre que cette jeune personne ne fût menacée d'une phthisie pulmonaire tuberculeuse. Le premier traitement fut renouvelé avec une espèce de succès.

Cette aménorrhée ne pouvant être attribuée qu'à un excès d'irritation utérine, chez une fille aussi vigoureusement constituée, et qui avait toujours été bien réglée, je soupçonnai l'onanisme, et je fis part de ce soupçon à sa mère qui, en me protestant de l'innocence et de la pureté de sa fille, m'apprit qu'elle recevait la cour d'un jeune homme qui devait l'épouser, mais à une époque encore éloignée, ce qui la contrariait beaucoup. La continuation du régime laiteux sembla améliorer son état; mais sa santé resta encore chancelante, et elle conserva une grande susceptibilité nerveuse, morale et physique. Elle éprouvait, disait-elle, des malaises dans tout le corps, répandait involontairement des larmes, et, sans être réellement malade, elle ne jouissait pas d'une bonne santé. Elle partit pour la campagne, et, dans le courant du mois de mai 1824, les règles ayant encore diminué, elle éprouva immédiatement après un engorgement considérable dans le genou droit, accompagné d'une vive douleur : cette maladie avait toute l'apparence de ce que les auteurs appellent *tumeur blanche*.

Cet engorgement céda bientôt à l'application locale de douze sangsues, et à l'usage d'un liniment hypnotique.

Dans le mois de juin, Mademoiselle *** fut affectée de douleurs violentes dans la tête; ces douleurs étaient lancinantes, continuelles, et lui arrachaient des cris. Le pouls était serré et non fébrile ; les accidens de la poitrine avaient complètement disparu. L'application de dix sangsues aux bras, les sinapismes promenés sur les membres inférieurs, les émulsions tempérantes, la tisane de poulet, les lavemens émolliens furent simultanément employés ; et, le surlendemain, cette espèce de névralgie prit le caractère d'une fièvre à type rémittent, dont l'exacerbation avait lieu le soir. La continuation des boissons délayantes, des juleps tempérans, administrés pendant l'exacerbation, et des sinapismes promenés sur les membres inférieurs, firent cesser la fièvre au bout de trois ou quatre jours; mais le mal de tête persévéra, le visage devint vultueux ; la peau était injectée, presque comme dans l'érysipèle ; des douleurs épigastriques se manifestèrent, et furent bientôt suivies de vomissemens de bile verdâtre. Considérant ces derniers accidens comme symptômatiques, je fis appliquer dix sangsues derrière les oreilles, administrer le petit-lait clarifié et des juleps calmans, dans lesquels entrait la poudre tempérante de Stahl. L'épigastre fut recouvert d'un cataplasme de riz et de camomille, arrosé avec l'huile d'olives. On donna aussi chaque jour un lavement émollient. Ces médicamens n'eurent aucun succès. Je prescrivis l'application de dix sangsues sur l'épigastre, sans aucun soulagement ; j'ordonnai, à l'intérieur, l'administration de la glace pilée aromatisée avec de l'eau de fleurs d'oranger. Je fis fomenter le front avec un mélange de vinaigre blanc et d'eau distillée de roses. Ces moyens calmèrent bientôt les vomissemens et modérèrent les douleurs de tête, qui ne revinrent plus que par intervalles. Toutefois, le mieux ne fut pas de longue durée, la cause de ces accidens se renouvelant sans cesse, comme on en a depuis acquis la certitude. Ils se reproduisirent bientôt avec plus d'intensité. Obligé de faire un voyage de deux jours, je confiai cette malade aux soins du docteur Pasquier; et le jour même de mon départ, à trois heures du soir, les douleurs de tête devinrent intolérables; les idées se troublèrent, le délire survint, des mouvemens convulsifs se manifestèrent, et tous les symptômes d'un arachnitis furent évidens. Le docteur Pasquier fit appliquer dix sangsues aux tempes, promener les révulsifs sur les membres inférieurs; et, ayant prévenu les parens du danger où se trouvait cette jeune personne, il demanda l'assistance de deux de ses confrères. Les docteurs Bouchet et Janson furent convoqués; et on arrêta, dans la consultation, que, vu l'époque prochaine des règles, et en raison des accidens primitivement observés, lorsqu'elles étaient irrégulières, on placerait huit sangsues à la vulve, qu'on envelopperait la malade dans une peau de mouton, qu'on continuerait l'usage des révulsifs promenés sur les membres inférieurs, qu'on placerait des vésicatoires aux cuisses. Comme on n'obtint aucun résultat favorable de l'emploi de ces moyens, le docteur Pasquier fit placer un vésicatoire à la nuque. Le lendemain, au grand étonnement de tout le monde, la malade reprit ses sens; mais la vue resta troublée. La pupille était largement dilatée, et la tête toujours douloureuse. Je visitai ma malade à huit heures du soir avec M. le docteur Pasquier : nous prescrivîmes le calomélas. Elle en prit vingt-quatre grains dans le courant de douze à quinze heures. Il n'opéra aucun effet laxatif, et ne détermina aucune douleur dans le ventre.

Pendant la nuit, on surprit la malade dans l'exercice de la cause de tous ses maux. On m'en prévint à ma visite du matin, et je devins peu de temps après le témoin de cette affreuse habitude. J'interrogeai cette infortunée, et elle m'apprit qu'elle se livrait à la masturbation depuis environ dix mois, qu'elle n'avait pu s'y soustraire même pendant la durée des diverses maladies qu'elle avait éprouvées. Je lui adressai des remontrances morales, et lui promis que j'engagerais ses parens à la marier, aussitôt qu'elle serait rétablie. Mes remontrances et mes promesses furent inutiles ; elle se livra encore avec fureur à sa honteuse passion, devant ses parens et les assistans qui s'occupaient sans cesse de retenir ses mains. J'ordonnai qu'on les fixât avec des liens. Elle fit alors des mouvemens du corps, pour suppléer aux mains qui lui manquaient. On la retint, elle entra en fureur, tint les propos les plus obscènes, et s'abandonna aux imprécations et aux juremens les plus forts contre les assistans, et ses parens même qui lui adressaient inutilement des remontrances. Dans la journée, le ventre se souleva et se météorisa, et pendant la nuit l'incohérence des idées fut complète. A ma visite du lendemain, la dilatation de la pupille était extrême, et je n'observai plus de mouvement dans l'iris. La malade poussa des cris aigus par intervalle, ne reçut plus les boissons, et dans la nuit suivante elle expira au milieu des plus affreuses convulsions, résultat probable d'un épanchement séreux qui termina l'arachnitis.

Je n'ai pu obtenir l'autopsie cadavérique, qui aurait complété cette observation.

DEUXIÈME OBSERVATION.

Nathalie *** touchait à sa douzième année ; elle était remarquable par sa beauté et le développement précoce de ses facultés intellectuelles. Douée d'un tempérament lymphatico-sanguin, elle avait pris en peu de temps un accroissement considérable, et offrait déjà plusieurs indices d'un travail commençant de nubilité. On attribuait sa maigreur et la délicatesse de sa constitution autant à ce travail qu'à la rapidité de son accroissement, sans soupçonner qu'elle eût contracté la funeste habitude de la masturbation.

Appelé pour lui donner des soins, le 26 novembre 1824, je la trouvai affectée d'une fièvre continue, avec chaleur âcre de la peau, sécheresse et rougeur de la langue, accidens que je regardai comme symptômatiques d'une inflammation ou irritation inflammatoire du ventre, caractérisée d'ailleurs par la tension et le météorisme des parois de cette cavité, et par un besoin continuel d'uriner, qui provoquait la sortie d'une urine peu abondante et de couleur rougeâtre. Je prescrivis une tisane mucilagineuse, une potion tempérante nitrée, des lavemens émolliens et des fomentations de même nature sur le ventre.

Le lendemain 27, les mêmes accidens existaient : la malade éprouvait des vomissemens bilieux, et sa langue était couverte d'un enduit jaune-verdâtre ; ce que j'attribuai à l'extension de l'irritation sur l'organe hépatique. Je fis quelques questions à la mère de Nathalie ; et, d'après ce qu'elle me dit de son extrême susceptibilité nerveuse, je soupçonnai que l'onanisme pouvait bien être la cause des accidens qu'elle me présentait. La mère combattit ce soupçon, et crut pouvoir m'assurer que sa fille n'avait pas cette vicieuse habitude.

A ma visite du lendemain, cette malheureuse mère m'annonça, en versant des larmes, que ce soupçon était confirmé par l'aveu naïf de sa fille. L'inspection des parties sexuelles me fit reconnaître une dilatation de la vulve, extraordinaire à cet âge, et dont la jeune personne expliqua la cause. Les remontrances que cette mère adressa à sa fille, suivies de mes réflexions sur l'extrême danger qu'elle courait en se livrant à cette honteuse habitude, parurent faire une vive impression sur l'ame de cette jeune malade, qui promit bien de ne plus s'y livrer. Je fis insister sur les moyens propres à calmer l'irritation nerveuse de l'utérus, réfléchie sur les organes abdominaux, et de là sur tout l'organisme. Ces moyens eurent promptement l'effet que j'en attendais : le ventre devint souple, l'urine coula librement et en plus grande abondance; la fièvre était presque nulle le troisième jour.

J'engageai la mère à la surveillance la plus active, lui annonçant qu'elle devait peu compter sur des promesses que la force de l'habitude pouvait rendre illusoires. Je lui conseillai même de placer à Nathalie, au moins pendant la nuit, un corset à longues manches, propre à fixer et à retenir ses mains. La surveillance fut observée, mais le corset ne fut pas mis. Le cinquième jour, Nathalie fut surprise et interrompue par sa mère dans un nouvel acte d'onanisme. Presque aussitôt la langue de cette jeune malade s'embarrassa, sa parole fut gênée, un état général de spasme se manifesta, le ventre se tendit de nouveau, l'urine se supprima : à ma visite, je trouvai une fièvre ardente réunie à ce cortége d'accidens nerveux. Je prescrivis de suite l'application de six sangsues à la vulve, une tisane émulsionnée, des fomentations calmantes sur le ventre, et, après l'effet des sangsues, des sinapismes promenés sur les membres supérieurs. Dans la soirée, diminution marquée des symptômes de l'irritation abdominale, mais augmentation évidente de ceux de l'encéphale ; prostration générale des forces, attribuée par les parens aux sangsues, dont les piqûres avaient fourni beaucoup de sang ; visage pâle, yeux ternes, pupilles dilatées et peu mobiles, exsudation séreuse par les paupières ; larmes coulant de temps en temps par l'angle externe des commissures, parole plus gênée, réponses vagues et incohérentes aux questions qu'on adressait à la malade, pouls petit et serré : indices marqués d'une congestion grave du cerveau. Je proposai et on refusa, en raison de la faiblesse, un nouveau dégorgement sanguin dans le voisinage de la tête ; je fis appliquer à la nuque un vésicatoire sans cantharides ; les sinapismes furent renouvelés à plusieurs reprises et sur divers lieux. On insista sur les fomentations, les lavemens émolliens et huileux, les tisanes émulsionnées, les juleps tempérans, etc. Tous ces moyens eurent peu d'action sur ces graves accidens, qui me firent craindre une issue funeste. Je demandai une consultation ; mon ami Viricel me fut adjoint. Il adopta mon plan de traitement ; seulement la tisane émulsionnée fut remplacée par la décoction d'orge blanchie avec le lait. Le sixième jour de cette rechute, les forces parurent un peu relevées, le ventre tendu devint plus souple, et à l'extrême dilatation des pupilles succédèrent un resserrement et une mobilité dont elles n'étaient point susceptibles auparavant. La jeune personne distingua les objets qu'on lui présenta, répondit aux questions qu'on lui fit ; mais elle était dans un état de somnolence qui n'était interrompu que par des mouvemens d'agitation de tout le corps, revenant de temps à autre. Je fis appliquer une sangsue derrière chaque oreille ; et, après l'écoulement de sang que ces deux sangsues procurèrent pendant plus d'une heure, je prescrivis, en trois doses, six grains de calomélas, qui ne purgèrent pas, mais provoquèrent une abondante quantité d'urine. Le septième jour, affaissement général, insensibilité, état comateux, dilatation extraordinaire des pupilles sans aucun mouvement, resserrement de la gorge qui ne permit plus le passage des boissons, diarrhée abondante de nature verdâtre, pouls misérable. Je prescrivis une potion tonique, avec trois grains de sulfate de quinine ; une infusion de fleurs d'arnica montana, alternée avec de l'eau vineuse sucrée ; des vésicatoires aux jambes, et des sinapismes promenés sur les membres. Le 8 et le 9, le même état désespérant se soutint : je fis insister sur les mêmes remèdes. Le 10, la connaissance revint, et la malade voyait les objets qu'on lui présentait, entendait et répondait aux questions qu'on lui adressait : le coma avait cessé ; elle se plaignait d'avoir la tête lourde et pesante. Je remarquai que la tête était dirigée en arrière, et l'épine arquée dans le même sens, ce qui constituait un véritable opisthotonos. Le traitement tonique fut continué jusqu'au

15, sans que j'observasse de changement notable dans l'état de la malade. Le 16 elle éprouva une agitation nerveuse, avec jactation des membres ; l'affection comateuse avait entièrement cessé, le ventre était souple ; elle rendait abondamment de l'urine ; mais l'opisthotonos subsistait toujours. Elle demanda des alimens ; je fis cesser le traitement tonique ; le col fut frictionné avec de l'huile camphrée. La malade fit usage d'une tisane émulsionnée qu'on coupa avec du lait, et je permis une soupe légère de fécule de pommes de terre. A dater de cette époque, les forces morales et physiques revinrent. On observa une diminution progressive des accidens et surtout de l'opisthotonos, à la suite de l'usage des grands bains tièdes et d'un régime antiphlogistique soutenu. La guérison parfaite de la malade fut obtenue au bout de deux mois. Elle jouit aujourd'hui d'une brillante santé, ayant entièrement perdu l'habitude vicieuse qui l'avait jetée dans l'état déplorable que nous venons de décrire.

TROISIÈME OBSERVATION,

Communiquée par M. Pillet, médecin à Lyon.

« Je fus appelé, le 12 mai 1835, pour donner des soins à mademoiselle Joséphine L..., âgée de quatre ans. Cet enfant, dont l'intelligence était précoce et le corps assez bien développé, était malade depuis quatre jours, et présentait une inflammation des parties génitales, accompagnée d'un écoulement puriforme abondant.

A ma visite je trouvai l'enfant assoupi : il était couché sur le côté droit, se plaignait et résistait lorsqu'on cherchait à l'éveiller. Son regard, qui alors fuyait la lumière, paraissait incertain, et ne se fixait sur aucun objet : le pouls était petit, lent, irrégulier ; la face pâle, plaquée de rouge par intervalles ; la langue était rouge sur ses bords, le ventre un peu météorisé, la peau sèche, excepté sur le sommet de la poitrine et sur la face, où j'observai une sueur d'expression. Les selles étaient supprimées, les urines fréquentes et d'odeur alkaline ; les pupilles étaient contractées, et l'on observait de temps en temps ce resserrement convulsif des lèvres, connu sous le nom de mouvement de carpe.

Les symptômes hydrocéphaliques étaient évidens. Je dirigeai contre eux une médication des plus actives, tout en cherchant néanmoins quel rapport pouvait exister entre l'affection du cerveau et celle des parties génitales ; quelle était surtout la nature de cette dernière inflammation. Ce fut alors que, remontant aux causes premières, j'appris que le père était affecté depuis plusieurs années d'une éruption dartreuse à la face, et que cette maladie, contre laquelle les traitemens les mieux entendus avaient échoué, venait de disparaître par l'emploi des eaux du Riage ; que la mère, d'une constitution très-débile, était fréquemment en proie à une affection catarrhale bronchique.

Conçue sous cette influence, la jeune fille portait depuis dix-huit mois à la jambe droite un énorme bouton qui se couvrait de croûtes lymphatiques. Sans cause appréciable, ce bouton disparut deux mois avant la maladie pour laquelle j'étais appelé. On s'aperçut alors que son linge était taché par une humeur lymphatique jaunâtre qui s'écoulait des parties génitales enflammées, que l'enfant devenait taciturne et perdait l'appétit.

Justement alarmé des symptômes que j'observai, je réclamai les conseils de M. le docteur Martin le jeune. nous examinâmes ensemble la malade, et les parties génitales nous présentèrent une dilatation du vagin si considérable, qu'il fut impossible d'en méconnaître la cause directe. La domestique qui la surveillait l'observa plus attentivement, et nous confia que cette malheureuse petite accomplissait fréquemment l'acte de l'onanisme comme par un mouvement automatique, et qu'alors les symptômes que nous regardions comme si graves paraissaient redoubler d'intensité. Elle nous assura que cette habitude ne datait que d'une époque très-rapprochée, parce que, couchant quelquefois l'enfant à côté d'elle, elle ne s'en était jamais aperçue.

M. le docteur Martin proposa l'emploi des gants de toile métallique, comme moyen coercitif, et me conseilla les médications les plus rationnelles et les plus sages; mais il était trop tard : les accidens cérébraux augmentèrent, et la jeune malade succomba peu de jours après. Jusqu'au dernier moment, les intervalles de liberté qu'on laissait à ses mains, étaient employés à répéter l'acte qui la conduisait au tombeau.

QUATRIÈME OBSERVATION.

Mademoiselle de R***, âgée de neuf ans, d'un tempérament lymphatique et nerveux, éprouva tout-à-coup, dans le printemps de 1825, une forte céphalalgie avec une épistaxis abondante ; elle fut suivie de mouvemens convulsifs et continuels dans les membres, de cris aigus, et d'une fixité dans les yeux relevés du côté des orbites, symptômes évidens d'une congestion du cerveau avec compression de cet organe. Cet état dura près de quatre heures, et ne fut suspendu que par un sommeil profond, qui ramena le calme. Lorsque ce sommeil cessa, les mouvemens convulsifs reparurent, la langue se paralysa, la parole se perdit, et un ténesme douloureux s'établit sans produire aucune évacuation alvine.

Cet état violent, qui donna la crainte d'un épanchement séreux dans le cerveau, dura sans interruption pendant près d'un mois, et fit désespérer de la vie de cette jeune personne. A cette époque on remarqua une diminution progressive dans ces graves accidens, qu'on avait combattus par des dégorgemens sanguins multipliés, des révulsifs et des antispasmodiques employés tant à l'intérieur qu'à l'extérieur. Au fur et à mesure que les accidens diminuèrent, la jeune malade tomba dans un amaigrissement et une faiblesse extrêmes ; le soixantième jour elle ne présenta plus, dans les muscles, que ces mouvemens involontaires, irréguliers et brusques qui caractérisent la chorée, maladie qui dura encore deux mois, et ne se termina que lorsqu'elle fut prise d'une bouffissure avec coloration de la peau du visage, qui ne tarda pas à s'accompagner d'une boulimie extraordinaire.

Deux mois s'étaient à peine écoulés que les premiers accidens reparurent, mais avec un peu moins de violence, et durèrent à peu près le même temps.

L'année suivante, toujours au printemps, la danse

de St-Guy se renouvela seule, et durait depuis trois mois, lorsque je fus consulté. Je prescrivis un traitement antispasmodique, qui fut employé sans succès. Soupçonnant alors que l'onanisme pouvait être la cause des accidens nerveux que j'observais, je communiquai mes soupçons à la mère de la jeune malade. Elle l'observa avec attention, et la surprit se livrant à l'habitude vicieuse qui avait donné lieu à tous ces accidens, habitude qu'elle avoua avoir contractée quelque temps avant leur apparition. Je prescrivis des mitaines de toile métallique, qu'on fit de suite confectionner. Elle les porta jour et nuit, et ce moyen coercitif mit bientôt fin à la maladie. Je dois cependant observer que cette année 1835, à l'époque correspondante à celle des années précédentes, elle a éprouvé un retour léger et de peu de durée de la chorée, quoiqu'elle soit entièrement corrigée de sa funeste habitude, ce qui s'explique par une répétition périodique de mouvemens nerveux, assez commune dans les maladies spasmodiques développées sous l'influence de l'excitation de l'utérus. D'ailleurs, cette jeune personne a repris de l'embonpoint et de la force, et toutes ses fonctions s'exécutent bien, ce qui fait espérer un retour complet de la santé.

NOTICE

SUR DIVERS MOYENS

DE FAVORISER L'ALLAITEMENT NATUREL,

AVEC L'INDICATION D'UN PROCÉDÉ NOUVEAU

PLUS SIMPLE ET PLUS COMMODE,

PRÉSENTÉ A LA SOCIÉTÉ DE MÉDECINE DE LYON,

Le 2 novembre 1810.

C'est une vérité reconnue, que les femmes qui, fidèles aux lois de la nature, allaitent elles-mêmes leurs enfans, sont beaucoup moins exposées aux maladies qui surviennent à la suite des couches ; mais c'est une erreur de croire que toutes puissent remplir ces douces fonctions, et même que celles qui les remplissent n'éprouvent aucun accident.

Les accidens qui peuvent suivre l'allaitement sont assez nombreux et assez connus : depuis long-temps on en a opposé le tableau aux préceptes absolus et aux opinions exclusives de quelques moralistes, qui ont prétendu que toutes les femmes indistinctement peuvent nourrir leurs enfans ; mon intention n'est pas d'y revenir. Je me borne à rappeler ici deux causes résultant de l'état du mamelon de la nourrice, qui rendent l'allaitement difficile, douloureux et même quelquefois impossible ; encore ne le fais-je que pour arriver à l'indication d'un moyen qui me paraît réunir beaucoup plus d'avantages que tous ceux qui ont été proposés ou employés jusqu'à ce jour. Ces deux causes sont l'extrême sensibilité du mamelon, et son défaut de longueur et de saillie : séparées ou réunies, elles opposent à l'allaitement des obstacles plus ou moins difficiles à surmonter. Lorsque le mamelon est trop court et comme enfoncé dans l'aréole, ou, pour me servir de l'expression vulgaire, lorsque le sein n'est pas formé, l'enfant a de la peine à le saisir avec les lèvres, et ne peut le fixer à l'entrée de l'espèce de canal formé par sa langue ; de là l'impossibilité d'opérer la succion d'une manière convenable, parce que l'air extérieur s'introduit par les commissures des lèvres, à mesure que le vide se forme dans l'intérieur de la bouche ; après plusieurs tentatives inutiles le nourrisson pousse des cris, se dépite, et refuse de prendre le sein lorsqu'on le lui présente.

Si le mamelon, recouvert d'un épiderme trop ténu, est doué d'une extrême sensibilité, la pression des lèvres et des gencives détermine d'abord une irritation douloureuse, puis de l'inflammation et des gerçures qui rendent souvent l'allaitement impossible aux mères les plus courageuses ; trop heureuses encore quand ces accidens ne donnent pas naissance à des dépôts laiteux.

A la vérité, on connaît plusieurs moyens de prévenir ces accidens : ces moyens consistent, les uns à allonger le mamelon d'avance par la succion pratiquée avec la bouche, ou à l'aide de différens appareils pneumatiques connus sous le nom de téterelles, pompes à sein, ventouses, etc.; les autres, à mouler le mamelon et à durcir l'épiderme par une pression douce et continue exercée avec des chapeaux ou étuis faits en cire, en bois, en ivoire, ou en métal. C'est aussi pour remplir cette dernière indication, qu'on a conseillé de laver fréquemment le mamelon avec des liqueurs spiritueuses et astringentes.

Mais ces moyens prophilactiques ne remplissent qu'imparfaitement leur objet; il fallait, pour atteindre le but, trouver un procédé qui, dans l'instant même de l'allaitement, mît le mamelon à l'abri de la pression des lèvres et des gencives de l'enfant, et favorisât son développement sans s'opposer aux effets de la succion.

Quelques médecins français essayèrent de fixer sur le mamelon un morceau de cannepin percé ou criblé de trous dans l'espace correspondant à l'orifice des conduits laiteux. Ce moyen dut être infructueux, et fut abandonné.

Lorsque je rédigeai cette Notice, je croyais que les accoucheurs anglais étaient les inventeurs du pis de vache préparé et adapté à un étui de bois ou de métal pour remédier aux gerçures des seins, et faciliter l'allaitement naturel; c'est une erreur que je m'empresse de relever, en rendant au génie de la chirurgie française l'honneur de cette utile découverte: l'humanité en est redevable à Pierre Amand, chirurgien de Paris, qui en donne la description très-détaillée dans son Traité d'accouchemens, imprimé en 1714.

Je connaissais cet appareil ingénieux que je savais

être employé en Angleterre, et je l'avais indiqué en 1800, dans mes cours publics d'accouchemens. J'avais chargé plusieurs artistes de notre ville de me préparer des pis de vache suivant le procédé que j'attribuais alors aux Anglais, mais aucun ne put réussir dans cette préparation. Ce n'est que quatre ans après, que le docteur Colladon, de Genève, voulut bien, à ma sollicitation, en faire venir de Londres; et c'est sur ce modèle que le sieur Beaumont, bandagiste herniaire de notre ville, prépara les premiers pis de vache qui furent employés à Lyon. Plusieurs de ses confrères étant depuis parvenus à en fabriquer, l'usage en devint général, non-seulement dans notre ville, mais encore dans toute la France.

La préparation en est extrêmement simple; elle consiste à choisir des pis d'un volume convenable, à les nettoyer exactement, de manière à n'en conserver que le corion, à les passer à la chaux, et à les faire macérer dans l'alcohol. On peut leur donner une couleur d'un très-beau blond, en les faisant tremper pendant quelques heures dans une eau chargée d'une très-petite quantité de chlore.

Cependant les pis de vache présentent encore des inconvéniens que je vais signaler, avant de parler du moyen que j'ai cru devoir leur substituer. 1.° D'abord on ne peut les conserver que dans l'alcohol, et, quoiqu'on les fasse macérer dans l'eau avant de s'en servir, ils retiennent toujours une portion de la liqueur alcoholique, qui enflamme la bouche des enfans et occasione assez souvent des aphtes et des tranchées.

2.° Si après chaque allaitement, dans le temps des chaleurs, on ne les remet pas dans l'alcohol, ils passent promptement à l'état de décomposition putride.

3.° Comme leur tissu n'est ni assez résistant ni assez élastique, après quelques jours d'usage, leurs parois, affaissées par la pression des lèvres et des gencives, se collent et interrompent la communication entre la cavité de la bouche de l'enfant et l'intervalle qui existe entre le mamelon et le chapeau qui le recouvre, ce qui annule l'acte de la succion.

Qu'on ajoute à ces inconvéniens le volume excessif des pis de vache comparativement à celui du mamelon de la nourrice, la répugnance qu'ils inspirent à beaucoup de femmes, la difficulté de les maintenir propres, parce qu'on ne peut les laver que dans l'eau froide si on veut les conserver, la dépense qu'ils occasionent pour les renouveler (1), et encore l'embarras de ne pouvoir les envoyer au loin que dans un flacon d'alcohol; peut-être appréciera-t-on les avantages des mamelons artificiels que je propose, après m'être assuré qu'ils n'ont aucun des inconvéniens que je viens de signaler (2).

Ces mamelons sont en gomme élastique. Depuis long-temps j'avais songé à remplacer les pis de vache avec cette substance que la chirurgie emploie avec tant de succès pour les sondes creuses et pleines, les pessaires, etc. J'avais fait plusieurs expériences pour m'assurer que ni le lait, ni la salive n'avait sur elle

(1) Ils se vendent, à Lyon, six francs.

(2) Plusieurs rapports des Sociétés de Médecine tant de la France que de l'étranger, ayant constaté la supériorité et les avantages de ces mamelons sur les pis de vache, on a entièrement abandonné l'usage de ces derniers.

une action dissolvante ; je savais qu'elle se ramollissait à un certain degré de chaleur au point d'être pétrie entre les doigts, et qu'elle reprenait de suite sa consistance et son élasticité naturelle; la difficulté consistait à lui donner et à lui faire conserver sans tissu la forme conique, et surtout à augmenter sa souplesse en diminuant sa densité.

Plusieurs artistes de Lyon qui travaillent sur la gomme élastique s'occupèrent sans succès de la préparation des mamelons fabriqués avec cette substance, et me déclarèrent même que le projet que j'avais conçu était inexécutable ; l'un d'eux cependant, M. Rouillet, chirurgien herniaire, ne se découragea pas, et, après plusieurs essais infructueux, il parvint à remplir les deux conditions que j'avais exigées dans la confection de ces mamelons. Il me fit connaître son procédé, que je dus tenir secret, parce que, si l'idée du moyen m'appartenait, l'exécution était évidemment la propriété de M. Rouillet.

Peu de mois après cette découverte, plusieurs bandagistes de notre ville parvinrent à confectionner ces mamelons par le procédé de l'inventeur, que je peux aujourd'hui rendre public sans aucune indiscrétion.

Ces mamelons, qui imitent parfaitement les mamelons naturels, et qui s'emploient comme les pis de vache, sont en caoutchouc pur ; ils réunissent tous les avantages, et n'ont aucun des inconvéniens indiqués dans cette Notice ; ils conservent toujours leur élasticité, et, susceptibles d'être lavés dans l'eau chaude, on peut les entretenir dans la plus grande propreté. L'artiste leur donne tel volume que bon lui semble ; enfin, le même mamelon, lorsqu'il est bien confectionné, peut servir à plusieurs allaitemens successifs, et il est plus facile à exporter (1).

Manière de fabriquer des mamelons artificiels en caoutchouc.

On se sert, pour confectionner ces mamelons, de la gomme élastique pure, tirée des poches de cette substance, qu'on vend dans le commerce. On a soin de choisir celles qui ont une épaisseur convenable et uniforme. Après les avoir incisées, on les applique, pour les diviser, sur des mandrins en bois qui ont la forme d'un mamelon, et qui varient de volume, suivant la grosseur qu'on veut leur donner; on coupe sur ce mandrin ou espèce de moule, de la manière

---

(1) L'utilité du mamelon de gomme élastique ne se borne pas à favoriser l'allaitement naturel, on s'en sert encore avec succès dans l'allaitement artificiel, en l'adaptant aux diverses téterelles. Je crois devoir indiquer ici un nouvel instrument de ce genre, bien supérieur à tous ceux qu'on a employés jusqu'à ce jour : son invention appartient à MM. Dufaut et Jouffroy, bandagistes, dentistes et mécaniciens de notre ville; il est composé d'un tube de métal inaltérable par le lait. Ce tube, qui fait l'office d'une pompe aspirante, aboutit d'une part dans la liqueur laiteuse renfermée dans une petite carafe, et de l'autre dans le mamelon fixé sur son extrémité ; de sorte que, sans introduction d'air, et dans de justes proportions, le lait arrive facilement dans la bouche de l'enfant par la succion qu'il exerce sans peine et sans effort sur le mamelon de gomme élastique.

la plus égale et la plus nette, les morceaux qui doivent servir à la confection des mamelons. Cette section faite, on rapproche les bords de chacun de ces morceaux de la manière la plus exacte, et on les soumet à un degré de chaleur convenable, jusqu'à ce qu'ils s'unissent et se soudent ensemble. Après les avoir laissés refroidir, on les replace sur le mandrin où on les fixe avec une ficelle aplatie, qu'on a soin de ne pas trop serrer; on lie ensuite la petite extrémité des mamelons avec un fil de soie que l'on noue, et après cette opération on les sort du mandrin pour les retourner sur eux-mêmes, de manière à ce que la ligature se trouve placée en dedans, et avec un emporte-pièce bien tranchant on pratique sur l'extrémité arrondie des mamelons deux ou trois trous, pour livrer passage au lait. La grande extrémité ouverte est ensuite fixée, à l'aide d'un cordonnet de soie, sur la circonférence d'un étui ou chapeau fait en bois, en ivoire ou en métal.

Manière de se servir des mamelons élastiques.

On applique l'étui qui le supporte sur l'aréole, de manière que le bout du sein remplisse sa cavité; la nourrice le soutient avec deux doigts, pendant que le nourrisson opère la succion : de cette manière, le lait s'écoule du mamelon naturel dans l'artificiel, et de là dans la bouche de l'enfant.

Comme le froid tend à durcir la gomme élastique,

et peut faire perdre au mamelon artificiel une partie de cette souplesse que l'artiste lui a donnée ; on la lui rend aisément en le trempant dans de l'eau bien chaude ; on peut même employer cette précaution chaque fois qu'on s'en sert. J'ai observé que les enfans le prennent plus promptement quand on a soin de le plonger dans de l'eau ou du lait sucré.

NOTICE

SUR L'HISTOIRE ET LES PERFECTIONNEMENS

DU FORCEPS,

AVEC QUELQUES REMARQUES DE PRATIQUE

SUR SON USAGE.

Cet instrument, dont le nom francisé indique la forme, est sans aucun doute le plus utile de ceux que la chirurgie emploie dans ses opérations, puisqu'il est destiné, entre des mains habiles, à sauver à la fois la mère et l'enfant dans certains cas d'accouchemens laborieux.

On recherche en vain l'origine du forceps dans les écrits des accoucheurs anciens, et on convient assez généralement que la pince d'Avicène, ou la tenaille d'Albucasis, a fourni la première idée de cet instrument. Mais qu'il y a loin de ces machines barbares et toujours meurtrières pour l'enfant, à cette bienfaisante pince qu'on connaît sous le nom de forceps ! Deux siècles se sont à peine écoulés depuis son invention, et si l'histoire n'a pas conservé le nom de l'homme de génie auquel l'humanité en est redevable, c'est que, sans doute informe à son origine, la première idée qui le créa n'apparut pas à la science ou à l'art des accouchemens avec tous les avantages que lui ont procurés, par la succession des temps, les nombreux perfectionnemens ajoutés à la forme et au mécanisme de cet instrument. Cette Notice, dans laquelle je me suis occupé, autant que possible, de l'examen de ces perfectionnemens dans leur ordre chronologique, me paraît remplir une lacune que je trouve dans tous les traités d'accouchemens publiés dans notre langue; car si j'en excepte celui de Levret, qui m'a fourni plusieurs des documens de ce précis, aucun des auteurs français, pas même ceux qui ont fait, à ma connaissance, des traités particuliers sur le forceps, n'ont écrit d'une manière exacte et méthodique l'histoire et les perfectionnemens de cet instrument.

Si je ne me suis pas égaré dans mes recherches, tous les médecins-accoucheurs qui ont utilement coopéré à amener le forceps au point de perfectionnement auquel il est arrivé, y recueilleront la part de gloire qui leur est due.

Que la pince d'Avicène, ou la tenaille d'Albucasis, ait donné l'idée du forceps, ou qu'on doive cette découverte aux médecins d'Herculanum, puisqu'on a trouvé dans les fouilles de cette ville un instrument dont la forme se rapproche beaucoup de celle du forceps, il n'en est pas moins impossible de désigner son premier auteur.

Les Anglais font honneur de cette invention à Hugues Chamberlayne, ou à Douglas; les Français en revendiquent la gloire en faveur de Palfin ou de Gilles-le-Doux.

Un des fils Chamberlayne, qui publia une traduction anglaise de l'ouvrage de Mauriceau, imprimée en 1668, parle d'un instrument bien préférable au tire-tête de cet auteur, mais ne le décrit pas : on est fondé à croire que cet instrument n'est autre que le forceps, dont les Chamberlayne faisaient un secret de famille.

Johnson cependant en attribue la première invention à Drinckwater, accoucheur de Brentfort. D'autres biographes la revendiquent en faveur de Solingen, accoucheur hollandais, ou de Slevogt, chirurgien allemand, qui employaient le forceps à la même époque que l'accoucheur de Brentfort. Le baron de Haller, et M. Sue, dans son Essai historique des accouchemens, font honneur de cette découverte à Jacques Rueff ou Ruff, chirurgien de Zurich en Suisse, qui a fait l'éloge de cet instrument, et en a donné la figure dans un ouvrage publié en 1600. Quoi qu'il en soit de cette discussion sur l'origine du forceps, difficile à éclaircir et assez peu importante à mon avis, ce n'est qu'en 1733 que Chapman publia la description du forceps des Chamberlayne ; et à peu près à la même époque, Giffard, chirurgien à Londres, consignait, dans un ouvrage qu'il publia, plusieurs observations d'accouchemens terminés par le forceps.

Treize ans auparavant, c'est-à-dire en 1720, Palfin, chirurgien à Gand, avait présenté à l'Académie des Sciences un forceps non fenestré, dont Gilles-le-Doux, chirurgien d'Ypres, lui disputait l'invention. Il est bien probable que ces deux chirurgiens flamands n'avaient pas connaissance du forceps des Chamberlayne, puisque celui de ces accoucheurs était fenestré, tandis que le leur ne l'était pas. La ressemblance de ce forceps plein avec les crochets mousses à large prise, en forme de cuillers, qu'on trouve gravés dans les Œuvres d'Ambroise Paré, a porté Levret à croire qu'ils avaient puisé la première idée de leur instrument dans l'ouvrage du restaurateur de la chirurgie française.

Quoi qu'il en soit, ce fut seulement en 1720 que le forceps fut connu en France.

Description générale du Forceps.

Cet instrument est composé de deux branches de fer trempé, aplaties et semblables, qui se réunissent à volonté lorsqu'on les emploie à l'usage auquel il est destiné. Chaque branche représente une espèce de cuiller dans le tiers à peu près de sa longueur; et le reste de leur étendue, qui en forme comme la queue ou le manche, est terminé différemment suivant les espèces de forceps.

Les deux branches s'unissent par rapprochement ou juxta-position, ou par chevauchement ou croisement; ce qui constitue deux espèces de forceps, qu'on connaît sous le nom de non croisés et de croisés.

Dans les forceps croisés, c'est un peu au-dessous des cuillers de l'une et l'autre branche que se trouve le point d'union ou de jonction dont le mode et la forme ont singulièrement varié; dans les forceps non croisés, c'est ordinairement à leur extrémité, mais quelquefois aussi au-dessous des cuillers que se trouve le moyen de jonction.

La description de tous les forceps connus serait aussi inutile que fastidieuse, puisqu'on en compte quatre-vingts ou cent : il suffira sans doute de donner celle des forceps perfectionnés qui sont le plus en usage, tels que ceux de Smellie, de Levret, de Pean ou de Baudelocque, de Dubois, de Flamant et de Thenance, connu encore sous le nom de forceps lyonnais et auquel j'ai fait plusieurs corrections. Mais avant de décrire ces différens forceps qui tirent tous leur origine des deux forceps primitifs de Chamberlayne et de Palfin, je crois devoir étudier les perfectionnemens successifs qu'ils ont subis depuis leur invention, afin de faire ressortir l'avantage et l'utilité des modifications qu'y ont apportées les accoucheurs célèbres, depuis 1720 jusqu'à nos jours.

Ces perfectionnemens, pour être exposés avec plus de clarté et d'ordre, doivent être suivis dans les trois parties distinctes de l'instrument, savoir : les cuillers destinées à saisir la tête, l'articulation des deux branches par un mécanisme qui les contient et les empêche de se disjoindre, et le manche sur lequel s'exerce les tractions pendant la durée de l'opération.

Des Cuillers.

Les premiers forceps connus n'avaient, comme de nos jours, que deux cuillers pleines dans les forceps de Palfin, et fenestrées dans celui des Chamberlayne. Leur solidité, leurs dimensions et leur coubure n'étant pas calculées en raison de la forme de la tête de l'enfant, et de la configuration de la filière du bassin, il arrivait le plus souvent que l'instrument devait vaciller, plier ou lâcher prise dans l'action. Palfin, sur l'observation d'un accoucheur de Bruges, imagina d'en ajouter une troisième, pour saisir et retenir plus solidement la tête : l'accoucheur anglais Leak adopta cette addition, et notre célèbre Levret lui-même fit fabriquer une espèce de forceps à trois branches, qu'il appela tire-tête, parce qu'il était employé pour saisir la tête de l'enfant dans la matrice, dans les cas de détroncation.

Ce prétendu perfectionnement ne servit qu'à compliquer le mécanisme de l'instrument, et à en rendre l'application difficile et dangereuse ; il ne tarda pas à être rejeté. Burton, sans augmenter le nombre des cuillers, les rendit mobiles, et les adapta à un seul manche qui offrait une gaîne particulière, destinée à les recevoir. Ce forceps qui présentait beaucoup d'inconvéniens, tant par la difficulté de l'introduction des cuillers que par leur défaut de prise exacte sur la tête de l'enfant, n'eut d'autre partisan que son auteur.

La forme des cuillers a beaucoup varié : dans le principe, elles ressemblaient à l'instrument dont elles ont emprunté le nom, ou mieux encore aux curettes dont on se sert dans l'opération de la taille; mais elles étaient plus grandes, pleines, évasées en dedans et arrondies par le haut, pour s'accommoder à la convexité de la tête de l'enfant; elles diminuaient de dimension en largeur jusqu'au point de leur jonction, et n'offraient pas sur leurs bords cette lèvre arrondie, soit filet, dont elles ont été pourvues par la suite (1). Les unes étaient lisses dans leur concavité, d'autres garnies de lignes saillantes et même d'aspérités, pour se fixer plus solidement sur les tégumens de la tête de l'enfant. Ces précautions n'empêchaient pas qu'elles ne glissassent et lâchassent souvent prise. Dussé, accoucheur de Paris, attribua cet accident à la forme arrondie de leur sommet, et imagina de l'échancrer en croissant dont les angles étaient fort mousses. Cette correction n'eut d'autre résultat que de rendre l'application de l'instrument plus difficile et plus douloureuse; elle fut aussitôt rejetée que conçue.

Le premier et le plus utile perfectionnement apporté à la forme des cuillers, consiste dans la fenestrure pratiquée dans leur épaisseur. L'honneur en est dû à Hugues Chamberlayne; on la trouve en effet dans la description du forceps de cet accoucheur, donnée par Chapman. Cette correction, ou plutôt ce perfectionnement, se remarque dans les forceps de Douglas, de Giffard, d'Ailken, de Johnson, de Foster, de Freike, de Butter, de Smellie, de Levret, de Menard, de Grégoire fils, de Coutouli, de Lauverjat; tandis que ceux de Palfin, de Gilles-le-Doux, de Brug, de Rathlaw, de Roonhuysen, de Soumain, de Dussé, de Menard, d'Assalini, en sont dépourvus (2).

Le défaut capital des cuillers dans tous les anciens forceps, était de n'être pas assez allongées; pour peu que la tête de l'enfant fût retenue à la hauteur du

(1) On en voit de ce genre, gravées dans l'ouvrage d'Heister.

(2) Levret pense sans doute avec raison que la fenestrure fut empruntée à la pince à polypes.

détroit supérieur, elles ne pouvaient en saisir que le sommet conique, et lâchaient prise en glissant aux premières tractions. Outre ce défaut commun à tous les forceps, la forme des cuillers en présentait beaucoup d'autres dans leur épaisseur, leur largeur, la configuration de leurs bords et leurs courbures. L'épaisseur n'est devenue uniforme que lorsqu'on a eu calculé avec précision le degré de force nécessaire pour vaincre la résistance de la tête de l'enfant arrêtée au passage, et l'art du coutelier s'est exercé dans la recherche d'un mode de trempe qui donne au métal une solidité suffisante sans le rendre cassant.

La largeur des cuillers a été mise en rapport avec l'étendue de la surface de la tête sur laquelle elles doivent agir, et la configuration des bords a reçu une forme arrondie, pour ne pas contondre ou diviser les tégumens sur lesquels ils pressent pendant l'opération.

La correction la plus importante faite aux cuillers consiste dans les deux courbures qu'on leur donna, et qu'on accommoda successivement à la convexité de la tête de l'enfant et à la forme de l'excavation du petit bassin. L'idée de la courbure sur le champ, est la plus ingénieuse; elle appartient également à Smellie et à Levret : j'en parlerai plus au long en décrivant les forceps de ces deux grands maîtres de l'art d'accoucher. L'allongement des cuillers est aussi une utile correction ; je la ferai connaître en décrivant les forceps des accoucheurs auxquels on la doit.

Manche du Forceps.

Dans le principe les branches du forceps se terminaient inférieurement par une tige fixée et rivée sur un morceau de bois arrondi. Ces deux manches, semblables à ceux des crochets que la chirurgie emploie, avaient l'inconvénient de tourner dans les mains de l'accoucheur lorsqu'on les rapprochait. D'après le rapport de Levret, on les remplaça par de grands anneaux oblongs qui furent à leur tour rejetés, parce qu'ils gênaient et blessaient les mains de l'opérateur, ce qui lui ôtait sa force et son agilité. On se borna alors à renforcer la tige en fer, et à courber l'extrémité inférieure en forme de crochet; et ce fut Dussé qui conseilla de les tourner en dehors, pour s'en servir au besoin comme de crochets mousses. Je parlerai plus au long des modifications de détail qui y ont été successivement introduites, lorsque je décrirai les différentes espèces de forceps perfectionnés.

Jonction ou articulation des deux branches du Forceps.

Cette jonction s'opérait, dans les forceps de Palfin et de Gilles-le-Doux, par la simple juxta-position des deux branches, qu'on enveloppait avec un ruban pour les retenir et les fixer. L'insuffisance de ce moyen d'union fut bientôt reconnue : on le remplaça d'abord par un crochet en fer mobile qui les fixa un peu mieux, mais point assez pour compter sur l'efficacité constante de son action: on lui substitua un entablement à mi-fer, qui permettait, en croisant les branches, de joindre les deux pièces de l'instrument, et de les fixer par le moyen d'un clou à vis à large prise, reçu dans un trou taraudé au milieu de l'entablement des deux branches. Ce mode d'union, très-solide à la vérité, était d'une application longue et difficile, surtout pour faire rencontrer les orifices des trous pratiqués sur l'entablement de l'une et l'autre branche au moment où on les croisait. On crut pouvoir remédier à ces obstacles en allongeant les entablemens, et en les perçant sur leur longueur de deux trous au lieu d'un, pour s'en servir à volonté; correction qui n'eut d'utilité qu'en ce qu'elle allongea les serres de l'instrument, mais qui laissa subsister toutes les difficultés du croisement. Alors on supprima les clous à vis, on fixa sur l'entablement d'une des branches, qu'on désigna sous le nom de branche mâle, un axe rivé, terminé à sa partie supérieure au moyen d'un petit collet pratiqué à la hauteur du vide de l'entablement; sur l'autre branche appelée femelle, on pratiqua un trou cylindrique destiné à recevoir l'axe ou le pivot; et sur la partie opposée à l'entablement, on fixa une plaque percée d'un trou rond d'un diamètre égal à celui de l'axe et d'une fenêtre longitudinale qui s'ouvrait dans la partie inférieure de la ronde, et qui n'avait de largeur que celle du collet de l'axe; en sorte que cette pièce étant mobile, glissait à volonté dans une coulisse par le moyen de deux petits tenons rivés sur la plaque, et faits en dessous en queue d'aronde, lesquels étaient engagés dans de petits enfoncemens longitudinaux pratiqués à la face externe du corps de la pièce. Ce mode de jonction, qu'on attribue à Grégoire le jeune, devint supérieur à tous ceux qu'on avait inventés jusqu'alors; mais il subit encore des modifications, et même des changemens.

Levret crut perfectionner le forceps en augmentant encore la longueur de l'entablement de chaque branche, en le perçant de trois trous coniques placés à des distances égales, et ayant à leur base une dépression circulaire qui agrandissait le trou : chaque pièce portait, à la partie opposée à son entablement, une plaque semblable à celle du précédent forceps, mais un peu plus longue, et percée également de trois trous; un axe conique, séparé des branches, s'introduisait à volonté dans l'un des trous quand on les avait croisées, et poussant alors la coulisse au moyen de la pièce de pouce, sa surface embrassait le collet de l'extrémité de l'axe avec autant de solidité que si c'eût été une rivure. Levret regarda d'abord ce mode de jonction comme le dernier degré de perfectionnement, quoiqu'il ait été abandonné ensuite par ce célèbre accoucheur. On peut lire, dans son Traité d'accouchemens laborieux, la description en termes techniques de ce mécanisme compliqué, dont je ne donne ici qu'un extrait.

Un moyen plus simple et plus commode fut ensuite inventé : il consistait dans un pivot mobile placé sur la branche mâle; il était aplati et échancré à sa partie supérieure, et lorsqu'on l'avait engagé dans l'ouverture de la branche femelle, il suffisait de le tourner sur lui-même pour réunir et fixer les deux branches.

Mais toutes ces modifications n'empêchaient pas que les cuillers du forceps croisé ne serrassent souvent la tête d'une manière nuisible au fœtus, en raison du trop grand rapprochement des branches lorsqu'on faisait effort sur le manche pour en opérer l'extraction : cette compression pouvait souvent compromettre la vie de l'enfant. Ce fut pour la limiter et la graduer à volonté, que le célèbre Jean-Louis Petit fit au forceps les corrections suivantes : il adopta, avec de légères modifications, le mode de jonction de Grégoire le jeune, que j'ai décrit plus haut, mode qui a été conservé et qu'on retrouve dans tous les forceps croisés des modernes accoucheurs. Mais pour fixer la dilatation qu'on voulait donner aux serres, et leur empêcher de ne se rapprocher l'une de l'autre qu'autant qu'il était nécessaire pour embrasser sûrement la tête du fœtus sans l'écraser, il imagina le mécanisme suivant : il fixa à l'intérieur de la branche mâle, à l'aide de deux vis, une petite plaque faite en coulisse qui recevait une crémaillère mobile qui portait un crochet pour la mouvoir, auquel il y avait un bec en forme d'anche qui était reçu dans les crans ou entaillures de la crémaillère de la branche femelle. A l'aide de cette espèce de régulateur, il espérait se rendre raison du degré de pression que les cuillers exerçaient sur la tête de l'enfant, et la modérer à volonté. On peut voir la gravure de cet instrument, qui n'est plus en usage, dans le troisième volume des Œuvres chirurgicales de son auteur, planche soixante-huitième.

A l'exemple de Petit, et peut-être avant lui, des

accoucheurs avaient placé à l'extrémité des branches du forceps une espèce d'échelle, qu'ils nommèrent labimètre, à l'aide de laquelle ils croyaient non-seulement se rendre compte du degré de compression que les cuillers exerçaient sur la tête de l'enfant, mais encore des dimensions de cette tête. Cette addition fut bientôt jugée aussi embarrassante qu'inutile, et je me serais abstenu d'en parler si elle ne se liait pas à l'histoire du forceps.

Je termine ici la description de ce qui est relatif au mode d'union du forceps croisé, que les auteurs ont désigné sous le nom d'articulation par entablure. Ils ont appelé encochure, un autre mode d'union qu'on retrouve dans presque tous les forceps anglais : il consiste dans une échancrure pratiquée sur les deux branches au-dessous des cuillers; l'échancrure d'une branche reçoit celle de l'autre, de manière à s'engrener ensemble, et à établir l'union des deux branches lorsque l'instrument est placé. Quelques accoucheurs, pour rendre cette jonction plus sûre et plus solide, crurent nécessaire de perforer les encochures, pour y ajouter un pivot ou une cheville. Lorsque je décrirai le forceps de Smellie, j'indiquerai les défauts de ce mode d'union.

Le forceps non croisé (1) présente un assemblage qui lui est particulier; ses branches se réunissant par

---

(1) De ce genre étaient les forceps de Palfin, de Gilles-le-Doux, de van de Laar de la Haye, d'Ailken d'Edimbourg, d'Assalini, qui a voulu renouveler les cuillers pleines de Palfin en les corrigeant, de Lacroix, et de plusieurs autres accoucheurs encore.

approche ou juxta-position, il a fallu nécessairement placer le moyen principal d'union à leur extrémité inférieure : on l'a configuré de manière que l'une d'elles présente une mortaise en saillie, destinée à recevoir un tenon dont est armée l'autre branche : la mortaise et le tenon sont percés d'un trou rond, destiné à recevoir une cheville ou clou ailé ; c'est l'espèce d'articulation qui a été nommée par charnière.

Comme cette union ne suffisait pas pour retenir les serres de l'instrument rapprochées lorsqu'on opère l'extraction, on a pratiqué une ouverture dans l'épaisseur des branches au-dessous des cuillers destinée à recevoir une serviette, avec laquelle on rapproche et serre exactement les branches, et qui sert en même temps à former une espèce de manche à l'instrument. Plusieurs accoucheurs croyant que la serviette n'était pas un lien assez fort, l'ont remplacée par une tige de fer, introduite et fixée solidement dans le trou par un mécanisme qui a beaucoup varié. Parmi les corrections de ce genre qu'on a faites au forceps non croisé, il en est une que je crois devoir signaler ; elle a fait donner à ce forceps le nom de forceps à crans, et j'ai lieu de croire qu'il a servi de modèle au forceps de Thenance.

Lorsque j'étais chirurgien en chef de l'hospice de la Charité, j'appris que peu de temps avant mon entrée on avait vendu à un coutelier tous les vieux instrumens de l'arsenal de l'hospice, et qu'on l'avait chargé d'en confectionner de nouveaux ; en examinant ces vieux instrumens, je trouvai le forceps à crans ; je l'achetai, et je le replaçai dans l'arsenal d'où il était sorti. Ce forceps, articulé inférieurement par une charnière absolument semblable à celle du forceps de Thenance, présente près du point d'intersection des cuillers avec le manche, une branche transversale, ayant sur son bord inférieur plusieurs entaillures : elle est fixée sur la face interne de l'une des branches, et son extrémité libre vient s'engager dans une ouverture pratiquée sur l'autre branche, à la face externe de laquelle se trouve un petit ressort, qu'on engageait à volonté dans l'une des entaillures lorsqu'elle avait dépassé l'ouverture qui la fixait et la retenait solidement. Par ce mécanisme on graduait à volonté la dilatation ou le resserrement des cuillers sur la tête de l'enfant.

Je borne là les documens que j'ai recueillis sur les divers modes de jonction du forceps, parce qu'en décrivant ceux qui sont le plus en usage j'aurai encore occasion de revenir sur ce sujet.

De la plus importante des corrections faites au forceps.

De la double courbure de ses cuillers, ou courbure de champ.

Pour que les cuillers s'ajustassent à la forme arrondie de la tête de l'enfant, il était nécessaire qu'elles fussent courbées sur leur plat, de manière à représenter dans leur rapprochement une cavité ovoïde, dans laquelle le saillant des parties saisies s'emboîterait.

Pour que la tête ainsi saisie pût être entraînée à la vulve, en suivant la courbure de l'excavation du bassin, et en cheminant dans la direction de ses axes et de ses détroits, il était indispensable que les cuillers fussent courbées sur leur champ : de ces deux conditions, la première était en partie remplie depuis long-temps, mais elle avait besoin d'être perfectionnée. C'est aux méditations de deux hommes de génie qu'on dut l'exécution de la seconde : Smellie en Angleterre, et Levret en France, sont regardés comme les auteurs de ce perfectionnement capital.

L'ouvrage de Smellie, qui signale la double courbure, fut publié en anglais en 1754 ; mais la traduction française que M. de Préville en a donnée ne parut qu'en 1771. Le Traité des accouchemens laborieux de Levret porte la date de 1770, antérieur d'un an à la Traduction de l'ouvrage de Smellie.

Il n'en reste pas moins vrai, qu'en jugeant la question de priorité par les époques de la publication, la gloire de ce perfectionnement serait adjugée à l'accoucheur anglais. D'ailleurs cette question, suscitée par les rivalités de l'orgueil national, me paraît d'une importance trop secondaire pour que je m'attache à la discuter. On va voir, par la description successive des forceps de ces deux auteurs également célèbres, que l'un et l'autre ont pu, sans s'entendre et sans se copier, arriver simultanément par les mêmes réflexions au même perfectionnement ; car leurs instrumens diffèrent l'un de l'autre sous beaucoup de rapports.

Du Forceps de Smellie.

Ce célèbre accoucheur employait deux forceps de forme et de dimension différentes : il se servait du premier lorsque la tête engagée dans le petit bassin était arrêtée au détroit inférieur ; et du second, lorsqu'il était nécessaire de la saisir au détroit supérieur, et plus spécialement lorsque le corps de l'enfant étant hors de la vulve, la tête était retenue au passage.

Les cuillers du premier avaient six pouces de long et deux de large : elles étaient fenestrées, et leurs faces internes arrondies ; leurs courbures sur le plat étaient portées au point que leurs extrémités supérieures se touchaient ; ce qui augmentait considérablement le diamètre de leur écartement au centre, et le diminuait aux extrémités. La double courbure, ou courbure de champ, n'était pas très-prononcée, quoique, d'après les expressions de Smellie, il l'eût établie sur la forme et la direction du bassin, ainsi que sur la configuration de la tête du fœtus. On dirait même qu'elle n'existe pas sur son petit forceps, qui paraît droit dans la gravure qu'on en trouve dans le quatrième volume de la Traduction de Préville. Les manches de cinq pouces et demi de long et de deux de large, revêtus en cuir épais ou en bois, plats en dedans et arrondis en dehors, ne se terminaient point en crochets, mais formaient à l'extrémité une saillie arrondie, au-dessus de laquelle se trouvait un petit enfoncement ou collet pour recevoir un ruban destiné à fixer en serrant le manche de chaque branche, lorsqu'on les avait croisées et engrenées l'une dans l'autre dans leur encochure.

Le second forceps, que l'auteur désignait sous le nom de long et de courbe, ne diffère du premier que par la plus grande longueur des cuillers, dont les fenestrures étaient aussi plus ouvertes. Toute la surface des cuillers de l'un et de l'autre de ces forceps était recouverte d'une peau mince.

On a reproché avec raison au forceps de Smellie plusieurs défauts. Le levier qu'il représente n'est pas assez long, et manque de la force suffisante pour vaincre la résistance de l'enclavement dans beaucoup de cas : ce défaut de longueur en rend l'application moins commode et plus difficile ; l'étroitesse des cuillers et la forme cylindrique de leur face interne nuisent à leur prise et à leur puissance sur la tête de l'enfant ; l'excès de leur courbure sur le plat, en augmentant le diamètre du centre de leur évasement dans leur partie inférieure, donne souvent lieu à la déchirure du périnée ; la peau qui les recouvre diminue encore leur fenestrure, déjà trop étroite, les empêche de glisser, et rend l'application plus difficile ; d'ailleurs cette enveloppe peut s'imprégner de virus contagieux, et les communiquer à des femmes saines, inconvéniens qui a fait généralement rejeter cette enveloppe ; enfin, le rapprochement des extrémités supérieures en fait des espèces de pinces qui, lorsque l'instrument lâche prise, peuvent non-seulement déchirer les tégumens de la tête de l'enfant, mais encore saisir les parties molles de la femme, ce qui n'a point lieu lorsque les extrémités supérieures des cuillers conservent un écartement entre elles, au moyen d'une courbure mieux calculée.

Du Forceps de Levret.

Levret, que son génie a placé au premier rang des accoucheurs, a consigné dans son Traité des accouchemens laborieux les corrections successives qu'il fit au forceps de Palfin, déjà modifié par quelques accoucheurs; corrections si importantes, j'ose même dire si complètes, que celles qu'il a subies depuis n'ont que fort peu ajouté au perfectionnement de cet instrument. La plus remarquable sans doute, comme je l'ai déjà dit précédemment, consiste dans la double courbure donnée aux cuillers, accommodée à la forme du bassin, avec un tel avantage qu'elle remédie évidemment au grave inconvénient de la déchirure du périnée qu'on évitait rarement avant cette correction. On peut lire dans son ouvrage la description en termes techniques de chacune de ces corrections. Je me bornerai à rappeler les différentes dimensions de son instrument, et le mode d'union qu'il adopta définitivement.

La longueur totale de son forceps est de quinze pouces six lignes; celle des cuillers, de six à sept pouces; celle de leur fenêtre, de cinq pouces trois lignes à six pouces; la largeur de leur rebord, de cinq lignes; d'un de ces rebords à l'autre dans le milieu, de quinze lignes; l'angle des cuillers près de la jonction, est de dix-huit degrés; la plus grande distance des cuillers entre elles est de deux pouces; leurs extrémités se touchent presque, et leur élévation de la ligne horizontale est de deux pouces quatre lignes, et du bord inférieur de l'extrémité du manche, de trois lignes. Le bord interne des serres est garni d'une vive arête, soit filet, qui saillit d'une demi-ligne environ. Les deux branches inférieures qui constituent le manche, y compris l'entablement, ont de huit à neuf pouces six lignes, suivant que les cuillers ont six ou sept pouces; ces branches, écartées l'une de l'autre de treize lignes dans leur plus grande largeur, sont croisées et s'assemblent au moyen d'un double entablement pratiqué dans leur épaisseur. Un de ces entablemens est armé d'un pivot mobile aplati sur ses côtés, dans sa partie supérieure, et légèrement échancré à son sommet; il s'ajuste dans une ouverture pratiquée dans l'épaisseur de l'entablement opposé. Ce pivot, qui a un pouce de hauteur, se tourne transversalement lorsque les branches sont placées, ce qui suffit pour les retenir et les fixer assez solidement. La branche droite, pourvue d'un pivot, est désignée sous le nom de branche mâle; et la gauche, dont l'entablement est percé d'une ouverture pour le recevoir, est appelée branche femelle. L'une et l'autre se terminent à leur partie inférieure par des crochets aplatis et tournés en dehors; elles sont arquées en dedans dans leur longueur.

Malgré tous les avantages attribués justement au forceps de Levret, dont la forme a été généralement adoptée, on lui reproche cependant d'être dans beaucoup de cas d'une application difficile, en raison de la peine qu'on éprouve dans le croisement des branches, à cause de la forme et de l'élévation du pivot. On accuse aussi ce mode d'articulation de n'être pas assez solide, ce qui rend les cuillers vacillantes, et tend à les séparer de la tête du fœtus, au moment où on opère les tractions.

Les cuillers n'ont pas une longueur suffisante pour saisir la tête au détroit supérieur, et lorsqu'on les emploie à cet usage, la jonction des branches étant trop rapprochée des parties sexuelles, on est exposé à les blesser et à saisir des poils dont le tiraillement est extrêmement douloureux pour la femme. La largeur des serres et celle des fenêtres ne sont pas suffisantes pour embrasser et saisir solidement la tête; enfin, la vive arête que présente leur rebord intérieur peut meurtrir et blesser même les tégumens du crâne. Tels sont les défauts que les accoucheurs modernes ont reprochés au forceps de Levret, et et qu'ils se sont efforcés de corriger, comme on le verra dans la suite de ce Mémoire.

Du Forceps de Baudelocque.

Deleurie et Pean, qui avaient reconnu que les cuillers du forceps de Levret étaient trop courtes pour saisir la tête au détroit supérieur, en augmentèrent l'étendue. Baudelocque, partageant l'avis de ces accoucheurs, détermina cette augmentation à deux pouces, et regardant comme nuisible pour l'enfant la ligne saillante ou vive arête du rebord interne des cuillers, la fit effacer dans le forceps qu'il adopta. Il donna à l'extrémité inférieure des branches une courbure en dehors, de manière à former un crochet mousse un peu recourbé, pour servir au besoin. Plus tard, dans son Traité d'accouchemens, il proposa de donner à ce crochet la forme d'un croissant et même celle d'un angle presque droit, en diminuant un peu sa longueur, l'arrondissant et le faisant terminer par un bouton olivaire.

Le forceps de Baudelocque a une longueur totale de dix-sept pouces et demi; la courbure sur le champ des cuillers, plus étendue et plus douce, s'accommode mieux à la forme du détroit supérieur et de l'arcade du pubis, ce qui rend son application plus facile et plus sûre dans le bassin supérieur; cet accoucheur a d'ailleurs adopté le croisement et le mode d'union du forceps de Levret (1).

Comme on le voit par cette description, le forceps de Baudelocque présente plusieurs des défauts reprochés à celui de Levret; l'augmentation de longueur qu'il a donnée aux cuillers n'est point suffisante, et n'a pas été calculée, comme je le démontrerai plus bas, sur l'étendue du diamètre oblique de la tête du fœtus, et sur la hauteur de l'excavation du bassin.

Du Forceps du professeur Dubois.

Le professeur Dubois a fait aussi au forceps de Levret plusieurs corrections.

---

(1) M. Désormaux a fait au forceps de Baudelocque la correction suivante : il a diminué la hauteur du pivot, en a changé

Il a allongé les cuillers de neuf à dix lignes, pour favoriser leur application au détroit supérieur. L'extrémité inférieure des branches est pourvue de crochets arrondis, formant un demi-cercle, et terminés par un bouton olivaire creusé en dedans pour recevoir, l'un la pointe aiguë de l'extrémité de l'une des branches, et l'autre la pointe tranchante de l'extrémité de la branche opposée; on les découvre en dévissant l'olive, et on peut, au besoin, les appliquer sur la tête d'un enfant mort. Les crochets revêtus du bouton olivaire sont destinés à s'appliquer sur le pli des aines de l'enfant, pour dégager les fesses : on peut n'en employer qu'un; si on est obligé de les employer tous les deux, on réunit les branches du forceps en sens inverse, et les cuillers deviennent le manche de l'instrument. Cette manœuvre instrumentale ingénieuse paraît plus sûre, et ne présente pas les inconvéniens de celle de l'application du forceps court de Smellie sur les hanches, recommandée par ce célèbre accoucheur.

Les modifications que je viens d'indiquer rendant plus grêles les branches de l'instrument, ce qui en diminue la force et rend leur maniement difficile, l'auteur a reconnu la nécessité de les enchâsser dans deux pièces de bois d'ébène, qui se placent et s'ôtent à volonté au moyen de deux clous à vis, ce qui donne une prise plus forte et plus solide sur le manche de l'instrument. Le mode de croisement et d'union des

---

la forme, et a adapté à la branche femelle une plaque à coulisse dans le genre de celle de Grégoire le jeune, adoptée par J. L. Petit.

deux entablemens est à peu près le même que dans celui de Levret.

Les critiques prétendent que les cuillers ont trop d'épaisseur et pas assez de largeur; que leurs fenêtres sont trop étroites, ce qui rend moins exacte et moins sûre leur prise sur la tête du fœtus ; que leur courbure antéro-postérieure n'est pas suffisante ; que leur angle curviligne est encore plus prononcé que dans les cuillers du forceps de Levret ; enfin, que l'intervalle de leurs extrémités supérieures est trop rapproché.

Du Forceps du professeur Flamant.

Le forceps de Flamant n'est aussi que le forceps de Levret, modifié par ce professeur. Quoique les corrections qu'il y a faites soient postérieures à celles du forceps de Thenance, j'ai cru devoir les indiquer avant, parce que l'instrument du professeur de Strasbourg appartient à la classe des forceps croisés.

Ces corrections consistent dans un pouce de longueur de plus qu'au forceps de Pean ou de Baudelocque, ce qui donne aux branches un peu plus de dix-huit pouces de long. Les cuillers ou serres ont une longueur qui varie de neuf pouces six lignes à dix pouces, ce qui égale, dit l'auteur, l'étendue du diamètre sus-occipito-mentonnier ou oblique de la tête du fœtus, qui a cinq pouces et un quart, et la hauteur de l'excavation du bassin, qui a de quatre et demi à cinq pouces en arrière. Les cuillers courbées sur leur plat laissent entre elles, lorsque les branches sont réunies et l'instrument fermé, un espace de deux pouces six à huit lignes, ce qui est l'étendue à laquelle a été réduite l'épaisseur de la tête d'un fœtus à terme, dans une parturition longue et pénible, comme le prouve une observation de Solayrès. Cette longueur des cuillers rend évidemment la courbure plus douce; ce qui empêche que l'entrée de la vulve ne soit trop subitement distendue, lorsque la tête chargée par l'instrument franchit le détroit périnéal.

Les fenêtres des cuillers n'ont que six pouces de long, pour ne pas en affaiblir les parois; arrondies à leur partie antérieure, elles présentent un diamètre de dix lignes, qui va en se rétrécissant jusqu'à la partie postérieure, et qui est plus large au centre que dans le forceps de Baudelocque : elles sont circonscrites par un rebord qui présente à peu près partout la même largeur d'un demi-pouce. Il a, du côté correspondant à la fenêtre, deux lignes et demi d'épaisseur, et va en s'amincissant jusqu'au bord interne : ces deux bords sont légèrement arrondis, pour ne pas blesser la tête de l'enfant. Les cuillers, aplaties sur deux faces, ont, dans le plus grand évasement des fenêtres, deux pouces dix lignes de largeur, et vont en diminuant jusque vers le point de jonction, où elles ne présentent plus que neuf lignes. Leur plus forte épaisseur est de deux lignes et demie autour des fenêtres; mais depuis la partie supérieure de celles-ci, les cuillers augmentent d'épaisseur jusqu'à la jonction, où elles ont quatre lignes : des deux faces des cuillers, l'externe est lisse et polie, convexe d'avant en arrière et d'un rebord à l'autre. L'interne, concave dans ces deux sens, a reçu un coup de meule à vif, d'où résultent beaucoup de sillons transverses qui empêchent la tête de glisser lorsqu'elle est saisie par l'instrument.

La courbure de champ des cuillers est facile à distinguer quand le forceps est fermé et placé sur un plan horizontal (l'auteur n'en assigne pas les degrés); le bord inférieur est convexe, et le supérieur concave. L'intervalle compris entre l'extrémité des cuillers, est d'une ligne et demie quand l'instrument est fermé.

Les manches ont de six pouces et demi à sept pouces de long ; un peu aplatis transversalement, ils sont arrondis sur les quatre angles, et courbés dans leur face interne, laissant entre eux un espace elliptique, dont le diamètre moyen est de neuf lignes. Entre le bas des cuillers et le commencement des manches, les branches aplaties sur deux faces ont d'abord un pouce et dix lignes de largeur, et vont en diminuant insensiblement jusqu'au point de jonction où cette largeur se réduit à neuf lignes. Les manches sont terminés en arrière par un crochet dirigé du côté de la face concave des cuillers, et lorsque les branches sont croisées, les deux crochets sont tournés en dehors. Une échancrure, creusée dans la moitié de l'épaisseur des branches, sépare les cuillers d'avec les manches ; elle est dirigée obliquement de dehors en dedans et d'arrière en avant, et a quinze lignes de long. Lorsque les deux branches échancrées sont réunies dans l'entablure, le forceps, dans ce point de jonction, n'est pas plus élevé qu'une de ses branches, en raison de leur superposition. Dans l'échancrure inférieure est fixée une cheville ou pivot immobile, terminée par une tête arrondie, soutenue par un collet sur lequel glisse une plaque à coulisse : au milieu de l'échancrure supérieure, est percé un trou destiné à recevoir ce pivot. Lorsque les deux branches sont réunies, la tête et le collet du pivot dépassent la branche supérieure sur laquelle se trouve la plaque à coulisse, dans le trou de laquelle passe le pivot; cette plaque porte en arrière une pièce de pouce qui sert à fermer l'instrument en la poussant, et à l'ouvrir en la retirant. L'auteur ayant remarqué que la serviette dont on enveloppe le manche de l'instrument déplaçait quelquefois la plaque à coulisse, ce qui séparait les branches du forceps, a remédié à cet inconvénient en tirant la plaque au lieu de la pousser, pour fermer l'instrument.

On voit que la plupart des détails de cette description, extraits du Traité du forceps du professeur Flamant, appartiennent à celle que nous avons donnée du forceps de Levret : on peut réduire les corrections qu'il a faites à ce dernier, 1.° à un allongement d'un pouce de plus qu'au forceps de Pean ou de Baudelocque, ce qui augmente de trois pouces la longueur totale de celui de Levret : 2.° à la suppression de la vive arête de la surface interne des cuillers, remplacée par des lignes transversales faites avec la meule; 3.° dans le changement du pivot mobile, remplacé par un pivot fixe, auquel il a adapté la plaque à coulisse de Grégoire le jeune, qu'on tire à soi au lieu de la pousser; 4.° dans une épaisseur plus forte donnée aux cuillers, et dans une largeur plus grande au centre de l'ouverture ou fenêtre qu'elles présentent. On ne peut disconvenir que ces corrections, calculées sur l'étendue du grand diamètre de la tête que les serres de l'instrument doivent saisir, et sur la hauteur de l'excavation du bassin, ne rendent ce forceps bien supérieur à ceux de Levret et de Baudelocque, pour les cas où cet instrument doit être placé au détroit supérieur. Aussi je le regarde comme le plus perfectionné des forceps croisés des accoucheurs modernes.

Du Forceps lyonnais ou non croisé, connu sous le nom de Forceps de Thenance.

Les premiers forceps n'étaient pas croisés, et comme on ne trouva pas d'abord les moyens de rendre solide l'union des deux branches qui composaient cet instrument, on imagina de les croiser en forme de pince ou de tenaille, et de leur donner ainsi une force et une fixité résultantes de l'action de deux leviers opérant en sens inverse sur l'axe transversal de la tête de l'enfant. Ce mode d'articulations, qui présente des avantages et des inconvéniens, éloigna sans doute long-temps l'idée des forceps non croisés; et le nom de l'auteur ou du rénovateur de ce genre particulier de forceps, n'est pas plus connu que celui de l'inventeur de cet instrument. Je crois cependant que le forceps à crans, qui sortait de l'ancien arsenal de chirurgie de l'hospice de la Charité de Lyon, et que j'y ai réintégré, a fourni la première idée du forceps lyonnais, et que c'est au génie d'un chirurgien de Lyon qu'on doit ce mode de jonction, qui remonte évidemment à l'idée mère de cet instrument.

Lorsqu'en 1801 feu M. le docteur Thenance

rendit publique la description du forceps non croisé, qu'il employait, ainsi que tous les autres accoucheurs de Lyon, depuis près de vingt ans, en se déclarant l'auteur de cette utile modification, je fus chargé par la Société de Médecine de faire un rapport sur son Mémoire.

L'opinion la plus répandue à cette époque parmi les anciens accoucheurs de notre ville était, que le célèbre Pouteau et M. Dussaussoy, l'oncle de l'ex-chirurgien en chef de l'Hôtel-Dieu, étaient les inventeurs de cette modification du forceps de Levret. Craignant de blesser l'amour-propre du respectable M. Thenance, qui vint me voir pour me certifier qu'il était bien réellement l'auteur de la correction du forceps qu'il venait de publier, je supprimai de mon rapport les renseignemens que j'avais recueillis, de l'authenticité desquels je ne pouvais d'ailleurs répondre, et je laissai à M. Thenance, qui le premier donnait la description de ce forceps, la gloire d'y attacher son nom.

Il diffère de celui de Levret par le mode d'articulation des branches, et par quelques changemens de détail dans la dimension des cuillers et de leur fenestrure. Malgré l'opinion d'un savant accoucheur moderne, M. Gardien, qui reproche le défaut de solidité au mode de jonction ou d'articulation de cet instrument qu'il n'a probablement jamais employé, je puis assurer, d'après une assez longue expérience, qu'il est aussi solide, s'il ne l'est davantage, que celui du forceps croisé, qu'il évite les difficultés inséparables de l'assemblage des entablemens lors du croisement des branches, et qu'il ne fait pas courir le risque d'une pression trop forte sur la tête de l'enfant. Bien sûrement ceux qui le critiquent ou qui le rejettent ne le connaissent pas : j'en appelle sur ce point à la pratique des accoucheurs lyonnais, qui l'emploient avec tant de succès.

Ce forceps a dix-huit pouces de longueur, c'est-à-dire, deux pouces et demi de plus que celui de Levret; ses cuillers, jusqu'à l'ouverture destinée à recevoir un mouchoir ou une serviette fine, ont huit pouces six lignes; mais l'ouverture fenestrée n'a réellement que cinq pouces onze lignes, ce qui ne lui donne que trois lignes de plus qu'à celui de l'accoucheur de Paris. Leur largeur, mesurée à douze lignes au-dessous de leur extrémité supérieure, est de deux pouces ; à leur partie moyenne, d'un pouce sept lignes; à la partie inférieure, de onze lignes seulement; de l'ouverture fenestrée des cuillers, prise à la distance de huit lignes au-dessous de son bord supérieur interne, d'un pouce; à la partie moyenne, de sept lignes ; à la partie inférieure, de trois lignes. La largeur des branches qui forment la circonférence des cuillers dans la partic moyenne de leur longueur, est de six lignes ; à l'extrémité supérieure de la rondache, de sept lignes; de l'ouverture fenestrée où passe l'angle de la serviette, de trois lignes ; mais dans cette partie la largeur et l'épaisseur des branches sont un peu plus considérables, pour y conserver le même degré de force que dans les parties voisines de cette ouverture. L'épaisseur du rebord interne fenestré des cuillers, lequel diminue sur la face extérieure, qui est arrondie pour ne conserver au bord opposé que celle du filet, est de deux lignes trois quarts ; celle de la partie supérieure concave de la rondache, de deux lignes un quart. La hauteur du filet ou vive arête est de deux tiers de ligne ; l'intervalle de l'extrémité des serres, de neuf lignes ; le petit axe du sinus curviligne que forment les cuillers rapprochées l'une de l'autre dans la partie supérieure fenestrée (les deux branches étant articulées), est d'un pouce trois lignes ; dans sa partie moyenne, de deux pouces cinq lignes ; et dans sa partie inférieure, de onze lignes.

La longueur des branches, à partir des cuillers, est à peu près de douze pouces ; elles ne se touchent pas dans toute leur étendue, mais seulement au point où elles sont articulées inférieurement au moyen d'une charnière aplatie, double à l'une des branches et simple à l'autre, se trouvant traversée par un trou qui reçoit une goupille qui les unit. A peu près dans le milieu de l'instrument se trouve une ouverture ovale, de quinze lignes environ, pratiquée sur les deux branches, et destinée à recevoir la serviette qui sert à les fixer dans ce point, et à les envelopper en formant une espèce de manche à l'instrument, très-utile au moment de l'action. De ces deux points opposés de contact il résulte un écartement entre les deux branches, qui est d'un pouce près de la charnière, qui augmente dans le milieu, pour diminuer encore près de l'ouverture ovale, de telle sorte que la grandeur du grand axe de cette ouverture est d'environ cinq pouces.

Il résulte de cette description, extraite de l'ouvrage de M. Thenance, que son forceps diffère de celui de Levret, 1.° par son mode de jonction qui se fait par le moyen d'une charnière avec goupille, placée à l'extrémité de ses branches au-dessus des crochets, et par une ouverture ovalaire qui traverse les deux branches, destinée à recevoir une serviette. Cette ouvertnre se trouve au-dessous des cuillers, à peu près au point où est placé l'entablement dans le forceps de Levret. D'où il résulte 1.° que les branches s'ajustent l'une contre l'autre dans ces deux points de jonction, et qu'il n'y a point entre elles d'entre-croisement; 2.° que ce forceps est plus long que celui de l'accoucheur de Paris, que ses cuillers ont aussi plus d'étendue en tous sens, et conséquemment une prise plus exacte et plus sûre sur la tête de l'enfant; 3.° que l'axe transversal du sinus curviligne, que les cuillers laissent entr'elles, est un peu moins grand que celui du forceps de Levret; 4.° que les cuillers, depuis leur partie moyenne, se rapprochent insensiblement, de manière que leur courbure en est si légère qu'on ne court pas risque de repousser la tête dans le grand bassin en introduisant les cuillers au détroit supérieur, et que lorsqu'elle est amenée dans le vagin et à la vulve, la dilatation des parties molles s'opère d'une manière plus graduée en raison de cette courbure insensible, ce qui expose beaucoup moins aux déchirures de la vulve et du périnée. Telles sont les différences du forceps de Thenauce avec celui de Levret, et les avantages que l'accoucheur lyonnais attribue à son forceps.

Les avantages du forceps de Thenance me paraissent incontestables en ce qui concerne le mode de jonction ou d'articulation des branches; il n'en est pas de même des changemens qu'il a introduits dans les dimensions et les courbures des cuillers. On peut lui reprocher avec justice de n'avoir pas donné aux cuillers une longueur suffisante pour l'application de son instrument au détroit supérieur, et d'avoir tellement diminué la courbure de champ, que sa forme se rapproche de celle du forceps droit, si utilement corrigé par Smellie et par Levret, et ne s'accommode que très-imparfaitement aux parois latérales de la tête de l'enfant et à la courbe de l'excavation du bassin. Outre ces deux défauts majeurs, on critique encore avec raison la forme aplatie des crochets par lesquels le manche se termine, et le mode de leur courbure qui ne permet pas de s'en servir en guise de crochets mousses pour dégager les extrémités inférieures, lorsque les fesses sont arrêtées au passage.

Il y a plus de trente ans que, frappé de ces défauts, j'essayai de les corriger : l'instrument que je fis exécuter, et dont je vais donner la description, a servi de modèle aux couteliers de Lyon, et est généralement employé par les accoucheurs de cette ville.

Mon forceps excède de trois pouces et demi la longueur de celui de Levret, et d'un pouce celle du forceps de Thenance : il a dix-neuf pouces de longueur.

Les cuillers ont neuf pouces six lignes de développement entre la naissance du manche et leur extrémité supérieure ; le grand diamètre de la fenestrure est de sept pouces ; sa largeur dans son plus grand évasement près de la rondache, de quatorze lignes ; et dans le plus petit, en se rapprochant du manche, de quatre lignes seulement. Ces dimensions ont été calculées sur la hauteur du bassin et sur l'étendue du grand diamètre, soit diamètre oblique de la tête de l'enfant. Bien long-temps après moi, le professeur Flamant, guidé sans doute par le même calcul, les a introduites dans le forceps de Levret, qu'il a modifié, comme on l'a vu plus haut dans la description que j'ai donnée de son forceps.

La courbure de champ des cuillers, calquée à peu près sur celle du grand forceps de Smellie, est beaucoup plus prononcée que celle du forceps de Thenance ; elle a été évaluée, avec autant d'exactitude que possible, sur la courbe naturelle de l'excavation du petit bassin : de telle sorte que l'instrument qui a saisi la tête, suit en l'amenant cette direction, ce qui prévient la dilatation trop brusque, et conséquemment le déchirement de la vulve et du périnée, au moment où la tête franchit l'ouverture ; avantage que ne présente pas le forceps de Thenance, qui n'a presque point de courbure de champ. La courbure de plat est aussi plus forte que dans le forceps de cet auteur ; le sinus ou l'intervalle compris entre les deux cuillers réunies, l'instrument étant placé, est de deux pouces et demi, c'est-à-dire égal à la réduction que peut subir le diamètre bipariétal de la tête de l'enfant dans les accouchemens longs et difficiles ; correction importante qu'on retrouve aussi dans le forceps de Flamant.

L'intervalle que laissent entre elles les extrémités des cuillers, lorsqu'elles sont réunies, le forceps étant fermé, est de huit lignes, espace bien suffisant pour empêcher le pincement des parties sexuelles, lorsque l'instrument vient à lâcher prise.

Je n'ai fait aucun changement au manche ; mais j'ai observé que dans le forceps de Thenance les crochets qui le terminent, aplatis et courbés en dehors et sur lesquels se trouve la charnière qui réunit et fixe les branches, ne pouvaient tenir lieu de crochets mousses qui, dans les autres forceps, servent pour dégager les cuisses dans les cas d'accouchemens par les fesses. Dans mon forceps, les crochets sont arrondis au lieu d'être plats, leur courbure plus prononcée forme presque un angle droit avec l'extrémité des branches; ils se terminent par une espèce d'olive bien polie, offrant à son extrémité une légère scissure qui peut recevoir un petit tournevis ou une pièce de monnaie mince : cette olive, creuse au dedans, est vissée sur l'extrémité des branches, dont l'une est pourvue d'un crochet triangulaire aigu, et l'autre munie d'une pointe aplatie, tranchante des deux côtés, qu'on peut découvrir à volonté en dévissant l'olive; une pièce qui sert de charnière est fixée à l'une des branches, à la naissance du crochet, par un clou à vis qu'on enlève, quand on veut se servir du crochet mousse, des deux branches; l'extrémité de cette pièce de rapport, aplatie et percée d'un trou rond, s'engage dans une ouverture pratiquée à l'extrémité de la branche opposée où on la fixe à l'aide d'un clou ailé, ce qui unit et retient solidement les branches. Par ce mécanisme simple, imité du forceps de Dubois, le forceps lyonnais, dont les crochets étaient sans utilité, offre le double avantage que présentent les crochets mousses et les crochets aigus dans le forceps du professeur de Paris, lorsqu'il est nécessaire d'agir sur le pli des aines dans les accouchemens par les fesses, ou d'employer les crochets aigus sur la tête d'un enfant mort.

Je n'ai pas l'intention de déposséder feu M. Thenance de la gloire d'avoir donné son nom au forceps non croisé, soit forceps lyonnais; il la mérite, parce que c'est lui qui le premier a décrit cet instrument. Les changemens que j'ai faits aux dimensions et aux courbures des cuillers, ceux que j'ai ajoutés dans la configuration des crochets, peuvent être considérés comme des perfectionnemens incontestables, nécessités par les rapports des dimensions et de la configuration de la filière du bassin, et par l'inutilité absolue des crochets aplatis : ils ont été adoptés par la majorité des accoucheurs qui se servent du forceps lyonnais. Si les sectateurs du forceps croisé voulaient se livrer à une discussion critique des avantages respectifs de l'instrument de Levret, perfectionné par Baudelocque, Dubois, Flamant, etc., et du forceps lyonnais ou non croisé, c'est mon forceps et non celui de Thenance, qui, en bonne justice, devrait servir de terme de comparaison.

Quelques remarques de pratique sur l'usage du Forceps.

Lorsque, pendant la durée de l'accouchement, il se manifeste des accidens qui exposent la vie de la femme, ou celle de l'enfant qu'elle recèle dans son sein, et même de tous les deux ensemble, l'art doit opérer la délivrance artificielle.

La version de l'enfant pour l'amener par les pieds, ou l'application du forceps pour l'extraire par la tête, sont les deux moyens qu'emploie la chirurgie pour satisfaire à cette urgente indication.

Les accidens qui la réclament étant exposés d'une

manière exacte dans tous les Traités d'accouchemens, je crois inutile de grossir ce Précis des détails minutieux et cependant fort importans que comporte ce sujet : je dirai seulement que quelquefois ces accidens laissent à l'accoucheur le choix de l'un ou de l'autre de ces procédés, mais que le plus souvent l'application du forceps devient exclusive, et qu'on ne pourrait sans danger la remplacer par la version.

En ce qui concerne les préceptes qui dirigent l'application du forceps, exposés aussi avec autant de clarté que de méthode dans tous les Traités modernes d'accouchemens, je regarde comme superflu de les rappeler ici ; je me borne à discuter quelques cas où j'ai cru ne devoir pas les suivre à la lettre, et à indiquer les procédés que ma pratique m'a démontré être plus commodes et même plus avantageux.

Le précepte de tenir à peu près comme une plume à écrire les branches du forceps qu'on veut introduire dans le vagin, donne bien à la main qui les tient et qui les conduit plus d'élégance pour leur introduction, mais moins de sûreté et d'aisance qu'en les embrassant avec tous les doigts.

J'avoue qu'après avoir suivi ce précepte dans le commencement de ma pratique, je l'ai abandonné, ayant reconnu qu'en saisissant de tous mes doigts l'extrémité des branches et les tenant ainsi solidement, leur introduction était plus facile et plus prompte. L'expérience m'a fait aussi rejeter le conseil donné par presque tous les accoucheurs, de n'employer que quelques doigts pour diriger les cuillers : il n'est applicable que lorsque la tête sur laquelle on les place est à l'entrée de la vulve ; mais lorsqu'elle est située dans la profondeur du bassin ou au détroit supérieur, il faut, toutes les fois qu'on le peut, introduire la main entière ; elle devient un conducteur plus commode et plus sûr, qui protége efficacement les parois du conduit vaginal, et fait glisser avec plus de facilité l'extrémité des cuillers sur la tête de l'enfant, sans courir le risque de blesser le col de la matrice, lorsqu'il n'est pas encore complètement dilaté.

Relativement aux points par lesquels la tête de l'enfant doit être saisie par les pinces, soit cuillers de l'instrument, je ne prétends pas contester la sagesse des règles que les accoucheurs modernes ont posées, puisqu'elles sont déduites des rapports géométriques des diamètres respectifs de la tête et du bassin. Je dois dire cependant, que dans la pratique il n'est pas toujours aussi facile de les appliquer qu'on pourrait le croire, d'après les démonstrations de la théorie : par exemple, lorsque la tête est arrêtée au détroit supérieur ou engagée dans l'excavation, avant d'avoir exécuté son mouvement de rotation, on a recommandé de placer les cuillers de manière à la saisir par son petit diamètre, c'est-à-dire d'en faire glisser une derrière l'arcade du pubis, et l'autre au-devant de l'angle sacro-vertébral. Cette manœuvre, longue et pénible, est rarement susceptible d'une rigoureuse application : en se conformant aux règles données, on court souvent le risque d'agir d'une manière fâcheuse sur le col de la matrice, sur la membrane vaginale et même sur les organes du voisinage, dans les efforts auxquels on se livre pour ramener les cuillers dans la position rationnelle fixée par la théorie. Ce cas s'est présenté plus d'une fois dans ma longue pratique ; le plus souvent, rebuté par les difficultés presqu'insurmontables de la manœuvre prescrite, j'ai été forcé de placer les cuillers sur les parties latérales du bassin, sans avoir égard au sens du diamètre par lequel la tête était saisie, et jamais il n'en est résulté d'accidens graves pour la mère et pour l'enfant. C'est dans ce cas surtout que j'ai senti l'importance d'introduire une des mains toute entière dans le vagin, pour servir de guide ou de conducteur aux cuillers de l'instrument; tandis que l'autre main, qui le tient par son extrémité, le conduit de l'extérieur à l'intérieur. En se rappelant bien l'axe du grand bassin, on conçoit la nécessité de porter presque perpendiculairement, dans la direction de cet axe, les serres du forceps, lorsqu'on l'applique au détroit supérieur. Pour rendre cette opération plus facile, j'ai toujours fait tenir la femme sur un plan beaucoup plus élevé que le bord de son lit, en faisant placer au-dessous de ses fesses, qui débordaient un peu, un coussin épais et résistant; de manière qu'en mettant un de mes genoux sur le sol, je me trouvais situé en-dessous du bassin de la femme, et mes mains, dans cette position, manœuvraient avec plus d'aisance. Lorsqu'elles avaient conduit les cuillers à la hauteur convenable, et que, les ayant placées sur la tête, celle-ci se trouvait bien au centre de leur sinus ou cavité, je rapprochais les branches, et après les avoir articulées, je les ramenais légèrement en arrière, de manière à repousser un peu dans ce sens le périnée, ce qui fixait solidement la tête entre les deux serres (1). J'agissais alors en conservant le plus possible à l'instrument sa direction perpendiculaire, jusqu'au moment où je m'apercevais que la tête avait franchi le détroit et se trouvait dans l'excavation du bassin ; j'imprimais alors une autre direction à l'instrument, pour l'amener à la vulve : avec ces précautions qui me furent dictées par la pratique, je parvins à exécuter avec succès cette manœuvre, qu'on regarde avec raison comme la plus difficile de toutes.

J'ai constamment observé que lorsque la tête est bien saisie par les cuillers du forceps, et que son volume n'est pas disproportionné à la grandeur du bassin, ni celui-ci au volume de la tête, il n'est pas nécessaire de rapprocher fortement les cuillers ; une pression modérée suffit pour l'extraire, et on ne doit pas craindre que l'instrument lâche prise. Il est cependant nécessaire d'observer, pendant les tractions, si la tête s'avance avec les cuillers ; car si celles-ci, en s'approchant de la vulve, présentent un vide dans leur sinus, c'est l'annonce qu'elles glissent sur la tête qu'elles ont mal saisie, et qu'elles ne tarderont pas à l'abandonner : on doit alors, sans retirer l'instrument, remonter les cuillers et rapprocher un peu plus les branches, manœuvre que j'ai souvent exécutée avec succès. On évite souvent cet inconvénient en ayant soin, lorsqu'on a placé le forceps, de s'assurer si les cuillers ont bien exactement saisi la tête, soit en por-

(1) Ce fait se conçoit aisément en se représentant la forme et la courbure de champ des cuillers.

tant les doigts aussi profondément que possible dans le vagin, soit en tirant à soi le manche de l'instrument pour savoir s'il résiste, avant d'exercer les tractions. Par l'oubli de ces précautions, j'ai vu souvent les cuillers abandonner la tête sous l'action des premiers efforts, circonstance aussi décourageante pour la femme que fâcheuse pour l'accoucheur.

Je n'ai jamais attendu les contractions de la matrice pour faire l'extraction de la tête saisie par le forceps, comme le recommandent quelques auteurs; j'ai toujours observé que la présence de l'instrument les provoquait immédiatement, et que les cris et les efforts de la femme, déterminés par les tractions, devenaient de puissans auxiliaires pour opérer la délivrance.

Je ne me suis jamais conformé au conseil donné par quelques accoucheurs, de retirer les cuillers du forceps aussitôt que par son usage on a fait exécuter à la tête le mouvement de rotation qui place l'occiput ou la face sous l'arcade du pubis, et d'abandonner son expulsion aux forces de la nature : une fausse théorie a pu seule établir ce précepte sur des raisons qui ne sont pas admissibles. L'épaisseur des cuillers n'augmente que très-peu le volume de la tête, et leur action, sagement combinée par les mains qui conduisent l'instrument, m'a toujours paru plus propre à empêcher la déchirure du périnée qu'à la produire, parce qu'on retient presque à volonté la tête, et qu'on est maître de graduer la dilatation de la vulve; ce qu'on ne peut pas toujours faire dans l'accouchement naturel, lorsque les contractions utérines sont vives et précipitées. D'ailleurs, retirer le forceps sans terminer l'accouchement, c'est condamner la femme à de nouvelles souffrances dont on ne peut calculer la durée, et la jeter dans le désespoir, parce qu'elle doit croire que l'opération qu'elle vient de subir a été inutile. Je puis assurer que dans les nombreuses applications de forceps que ma pratique m'a mis dans le cas de faire, j'ai bien rarement observé des déchirures trop fortes du périnée. Je le dois sans doute à la précaution que j'avais de dilater graduellement la vulve en y retenant long-temps la tête, et de faire pendant l'intervalle des douleurs des lotions huileuses, répétées tant sur les parties extérieures que dans l'intérieur même du vagin.

Quoique beaucoup de faits aient prouvé que des têtes de texture molle, et dont l'ossification des os du crâne était imparfaite, avaient, par les seuls efforts de la nature et en s'allongeant extraordinairement, traversé des bassins viciés très-retrécis, il ne faut pas en tirer la conséquence qu'on peut obtenir le même résultat avec le forceps. Ceux donc qui croient qu'avec cet instrument on peut réduire beaucoup le volume de la tête de l'enfant, et que par une forte compression on lui fait gagner en longueur ce qu'elle perd en épaisseur, sont dans une erreur bien dangereuse : l'action des serres, rapprochées avec trop de force, s'exerce d'une manière funeste sur les os du crâne et sur le cerveau lui-même, et j'ai vu beaucoup d'enfans devenir les victimes de cette manœuvre imprudente. Je crois, avec le célèbre Baudelocque, dont les expériences sur ce point sont devenues décisives, que la réduction la plus forte qu'on puisse obtenir sur l'épaisseur de la tête par la plus grande compression, ne peut pas dépasser cinq lignes. J'admets donc, avec tous les accoucheurs modernes, le précepte rationnel qui défend l'application du forceps lorsque le diamètre antéro-postérieur du détroit supérieur, ou le transversal ou sciatique du détroit inférieur, ont moins de trois pouces. J'ai cependant vu deux cas où le premier de ces diamètres offrait ce degré de rétrécissement, et dans lesquels j'ai appliqué le forceps avec succès, en amenant les enfans vivans. Mais je dois dire que dans ces cas la tête avait une petitesse et une mollesse remarquables. Cette disposition, que j'avais reconnue avant l'accouchement, m'engagea à tenter l'application du forceps, et c'est à elle que je dus la réussite que j'obtins.

Ces deux femmes qui avaient subi l'application de cet instrument dans des accouchemens antérieurs, et auxquelles on l'appliqua encore depuis, virent constamment leurs enfans être les victimes de cette opération, parce que leur tête avait le volume ordinaire: aussi ces observations, loin d'infirmer, confirment au contraire le précepte qui rejette l'emploi du forceps lorsque les deux diamètres désignés ont moins de trois pouces.

Je borne là mes remarques sur l'application du forceps, et je ne crains pas de faire ici l'aveu que j'ai souvent enfreint les règles de la théorie dans la pratique des accouchemens; car, dans ce pénible et difficile métier, on fait le plus souvent ce qu'on peut et non ce qu'on voudrait faire. Je dois aussi à la vérité de dire que, dans les quatre ou cinq premières années de mon exercice, je me suis plus servi du forceps que dans les vingt autres qui les ont suivies. Je crois donc que ce n'est pas sans raison qu'on a reproché aux jeunes accoucheurs l'emploi du forceps dans beaucoup de cas où les forces utérines, sagement excitées, auraient suffi pour terminer l'accouchement naturel. Nul doute, cependant, que l'impatience des femmes et les instances importunes de ceux qui les entourent ne deviennent quelquefois contagieuses, surtout pour celui qui commence l'exercice de cet art difficile, et qu'évaluant mal la portée des forces de la nature, il ne se décide parfois avec trop de précipitation à recourir à ce moyen de délivrance artificielle. Après cet aveu, que repousseront sans doute les anciens praticiens, et que les jeunes pourront bien traiter de concession gratuite, je me demanderai si dans les cas d'accouchemens retardés par l'épuisement ou la suspension des forces expulsives, lorsque la tête parvenue dans l'excavation ne peut s'engager dans le détroit inférieur, et lorsque surtout elle se présente à la vulve, il y a plus de danger à recourir à l'application du forceps qu'à exciter les forces par des moyens thérapeutiques, si souvent dangereux.

La réponse à cette question ne serait pas douteuse, si le forceps n'était jamais placé que par des mains habiles et exercées, et avec les précautions requises pour entraîner la tête de l'enfant sans blesser les parties molles qui tapissent le conduit qu'elle traverse. Car cette opération, bien exécutée, n'est ni aussi longue, ni aussi douloureuse, ni surtout aussi dangereuse qu'on le croit communément : aussi la plupart des femmes qui l'ont éprouvée dans un premier accouchement, la réclament presque constamment avec instance dans ceux qui le suivent; et il n'est pas d'accoucheur qui n'ait été dans le cas de lutter contre ce désir, lorsqu'il jugeait que les forces de la nature étaient suffisantes pour opérer la délivrance.

On ne peut pas en dire autant de ces remèdes excitans, administrés sans discernement par l'empirisme pour accélérer la délivrance. Combien de fois je les ai vus irriter, enflammer même la membrane muqueuse de l'estomac, réagir sur le cerveau et sur tout l'organisme d'une manière funeste, disposer aux maladies les plus graves pendant la couche, et produire même souvent des hémorragies utérines inquiétantes après l'accouchement! Je n'en excepte pas même les remèdes qui ont une propriété spécifique sur la contractilité de la matrice, comme les diverses préparations du seigle ergoté, qui ont acquis depuis quelques années une si grande réputation. L'action excitante de cette substance sur le système musculaire en général, et sur celui de la matrice en particulier, paraît constatée par de nombreuses observations; mais il n'en est pas de même de son innocuité sur l'organisme, surtout lorsqu'elle est donnée à de fortes doses. Long-temps rangée dans la classe des poisons végétaux, je crois qu'elle y doit encore garder cette place, et je suis, je l'avoue, du nombre des médecins prudens qui en ont constamment rejeté l'emploi dans leur pratique.

Je n'hésite donc pas à dire que dans les cas d'épuisement des forces, ou d'inertie complète de la matrice, l'application du forceps doit être préférée à l'ingestion dans l'économie animale de cette substance délétère, dont les effets souvent dangereux n'ont peut-être pas encore été suffisamment étudiés.

ERRATA.

Page 47, ligne 24, *lisez* vue, *au lieu de* vu.

Pag. 48, lign. 12, *lisez* Pronostics, *au lieu de* Prognostics.

Pag. 53, lig. 15, *lisez* les premières, *au lieu de* ces premières.

Pag. 137, lign. première, *lisez* de la matrice, *au lieu de* de matrice.

Pag. 150, lig. 7, *lisez* elle était accouchée, *au lieu de* elle avait accouché.

Pag. 292, lig. 32, *lisez* était accouchée, *au lieu de* avait accouché.

Pag. 293, lign. 16, *lisez* valse, *au lieu de* walse.

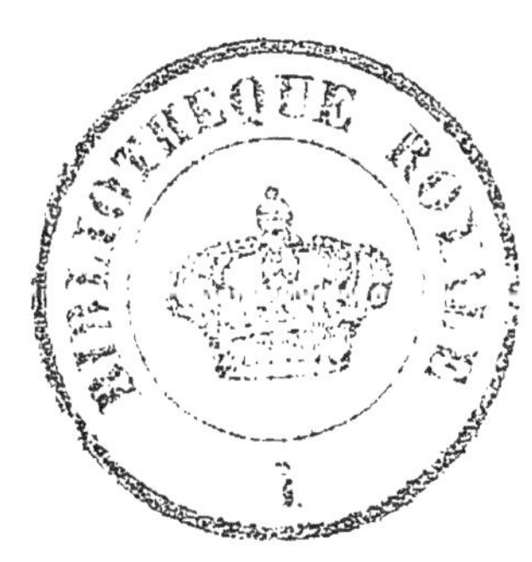

TABLE DES MATIÈRES.

FIN DE LA TABLE.

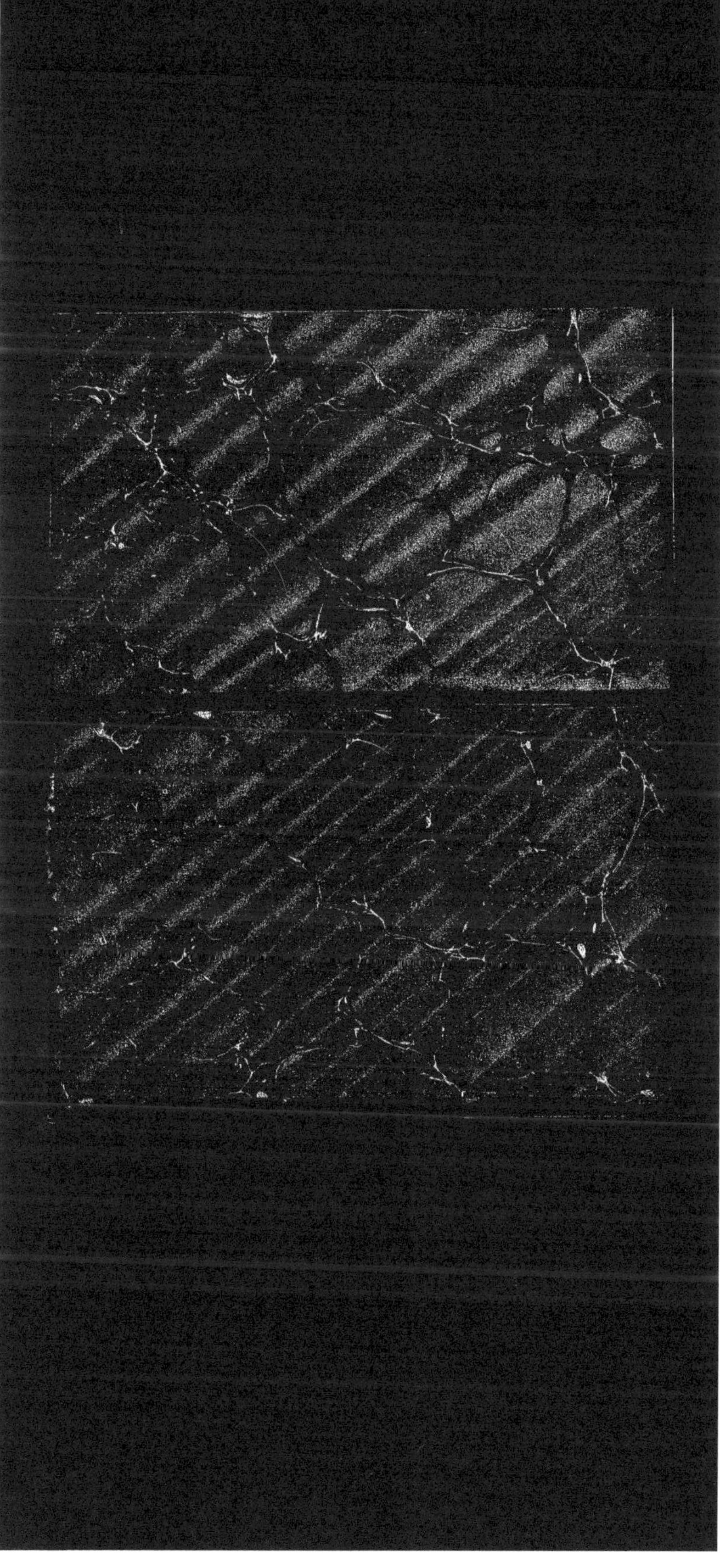

www.ingramcontent.com/pod-product-compliance
Ingram Content Group UK Ltd.
Pitfield, Milton Keynes, MK11 3LW, UK
UKHW012145240726
13966UKWH00001B/158

9 782011 754066